SACRAMENTO PUBLIC LIBRARY
828 "I" Street
Sacramento, CA 95814
04/20

D1617362

Cómo sobrevivir en un mundo sobremedicado

Cómo sobrevivir en un mundo sobremedicado

Busca la evidencia por ti mismo

Peter C. Gøtzsche

Traducción de Rosa Sanz

Rocaeditorial

Título original: *Survival in an overmedicated world: look up the evidence yourself*

© 2018, Peter C. Gøtzsche

Primera edición: noviembre de 2019

© de la traducción: 2019, Rosa Sanz
© de esta edición: 2019, Roca Editorial de Libros, S.L.
Av. Marquès de l'Argentera 17, pral.
08003 Barcelona
actualidad@rocaeditorial.com
www.rocalibros.com

Impreso por LIBERDÚPLEX, S. L. U.
Sant Llorenç d'Hortons (Barcelona)

ISBN: 9788417541552
Depósito legal: B. 22237-2019
Código IBIC: MBDC; VFB

Todos los derechos reservados. Esta publicación no puede ser reproducida, ni en todo ni en parte, ni registrada en o transmitida por, un sistema de recuperación de información, en ninguna forma ni por ningún medio, sea mecánico, fotoquímico, electrónico, magnético, electroóptico, por fotocopia, o cualquier otro, sin el permiso previo por escrito de la editorial.

RE41552

Índice

Advertencia: lee este libro bajo tu responsabilidad

El objetivo de este libro es servir de guía para ayudarte a transitar por el proceloso y a veces contradictorio mundo de los diagnósticos y los tratamientos. La información que se brinda en él no sustituye la consulta con profesionales sanitarios cualificados, pero te prepara para que puedas hablar de tus problemas de salud con conocimiento de causa. Mis recomendaciones se basan en mis propias opiniones, mientras que otros facultativos pueden pensar de otra manera. Por lo tanto, puesto que no pretendo sustituir a tu médico ni a otros terapeutas, declino toda responsabilidad sobre lo que decidas hacer, sea cual sea el resultado.

1

Introducción

«Nunca le preguntes a un peluquero si te hace falta un corte de pelo.» Todo el mundo habrá oído esta expresión o alguna parecida. Sin embargo, permitimos que nuestros médicos nos sometan a diversas pruebas y tratamientos que pueden beneficiarlos a ellos. El campo de la salud está plagado de conflictos de interés económico, y aunque no sea tu médico el que se enriquezca de manera directa, existen otras razones para mantenerse alerta. Aun con las mejores intenciones, los galenos emplean muchos tratamientos que no funcionan, y como todos los tratamientos les hacen daño a algunos pacientes, está claro que los médicos perjudican a mucha gente.

Siendo así, no nos queda más remedio que protegernos de estos daños, que pueden estar causados por los medicamentos, pero también por infecciones, intervenciones quirúrgicas, hierbas chinas, electrochoques, pruebas diagnósticas y el ingreso en hospitales (lugares peligrosos por los muchos errores que se cometen en ellos).

Este libro pretende ser una guía de autoayuda con la que encontrar los datos más fiables sobre las pruebas y los tratamientos médicos. Está escrito para todo el mundo, incluso para los médicos y otros profesionales sanitarios que, al igual que los pacientes, pueden sentirse perdidos a la hora de buscar respuestas a las preguntas más frecuentes.

No obstante, sería imposible que un libro abordara todas las cuestiones de la salud. Así pues, he decidido centrarme en unas cuantas enfermedades comunes y otras que son fácilmente curables, pero que pueden resultar mortales si se dejan sin tratar. También hablaré de los medicamentos asesinos, los cuales acaban con la vida de muchas personas que no necesitaban tomarlos.

Este libro no es un tratado sobre enfermedades. Está diseñado para hacerte ganar la confianza necesaria con la que encontrar respuestas a tus propias preguntas. Así tendrás una ventaja cuando hables con los médicos y otros profesionales sanitarios, y te ayudará a rechazar algunos de los métodos de diagnóstico y tratamiento que te propongan. Por ejemplo, cuando creas que no van a dar resultado, que son demasiado arriesgados, o ambas cosas.

Uno no aprende a jugar al ajedrez, al fútbol o al tenis leyendo libros; hay que practicar. En este caso, se trata de que practiques con los muchos ejemplos que hallarás en este libro, buscándolos en Internet. Es posible que, solo con cambiar un poco los criterios de búsqueda, vayas mejorando poco a poco y te des cuenta de que las respuestas suelen ser sorprendentemente fáciles y rápidas de encontrar. Por eso, te pido que tomes notas y que uses un rotulador, para que localices con rapidez lo que te haga falta para refrescar la memoria más adelante.

Cuando lo hayas leído, vuelve a mirar tus apuntes y subrayados. Pido disculpas por ser tan profesoral, pero ello se debe a que tengo algo de experiencia en el mundo académico: dos carreras completas, Biología y Medicina.

Cuando enfermamos, podemos hacer mucho más por nosotros mismos si estamos informados sobre qué opciones aceptar y cuáles rechazar. Al participar en la toma de decisiones, y hacerlo lo mejor posible, seremos capaces de afrontar cualquier situación con más tranquilidad, incluidos los resultados definitivos, ya sean buenos o malos. Hasta es posible que te ayude a sobrevivir y a vivir mejor evitando intervenciones que podrían poner en peligro tu salud. Espero sinceramente que mi libro contribuya a ello.

Algunos pacientes prefieren que sean sus médicos quienes tomen las decisiones. Suele ser así porque confían en ellos. Sin embargo, otros lo hacen porque creen que no pueden contribuir en el proceso. Yo no estoy de acuerdo. Según mi experiencia, los pacientes pueden y deben contribuir mucho, por su propio bien.

Les deseo suerte a los pacientes que dejan todas las decisiones en manos de sus médicos, pues la van a necesitar. Los médicos cometen numerosos errores de juicio, a menudo porque son ignorantes y emplean demasiados medicamentos. Vivimos en un mundo tan sobrediagnosticado y sobretratado que, en los países más ricos, constituyen la tercera causa de muerte después de las enfermedades cardiacas y del cáncer. Existen varios estudios independientes realizados en Europa y Estados Unidos que así lo demuestran.[1-9] También se ha descubierto que los errores médicos, como los debidos al uso de medicamentos y a otros motivos, representan la tercera causa de muerte en el mundo incluso si contamos solo los fallecimientos en los hospitales,[10] la mayoría de los cuales son evitables.

Todas esas muertes evitables son una catástrofe sanitaria, una de las más grandes que hemos sufrido, y mucho peor que ninguna desde la pandemia gripal de 1918 durante la Primera Guerra Mundial. Sin embargo, la plaga de muertes yatrógenas es mucho más fácil de tratar que el resto de las pandemias que hemos visto (incluidas las enfermedades infecciosas), porque podemos combatirla empleando los medicamentos con más mesura. Y, aun así, nadie hace nada para ponerle coto: las muertes siguen aumentando cada año. Nunca he entendido por qué se dedican tantos recursos a la prevención y el tratamiento de las cardiopatías y el cáncer, y tan poco en prevenir las muertes por medicamentos. Ese fue uno de los motivos más importantes para que escribiera este libro.

Doy ejemplos de mis propias enfermedades, y de mi familia y amigos, porque creo que serán útiles para entender cómo hemos acabado todos en el mismo barco. Además, nos ayudan a comprender lo importante que es responsabilizarse de nuestras enfermedades —nuestra propia salud y nuestra vida— recordando hacer preguntas cruciales antes de que sea demasiado tarde. Varios de estos ejemplos están relacionados con las tres causas principales de mortalidad: los medicamentos, las cardiopatías y el cáncer.

Por suerte, en los últimos años, han surgido diversas iniciativas en contra de la epidemia medicamentosa que nos afecta. Sin embargo, ninguna de ellas procede de las instituciones que supuestamente deberían protegernos. Nuestras agencias reguladoras y las autoridades sanitarias han publicado alguna advertencia de vez en cuando, pero no han hecho nada significativo para reducir el número de víctimas. De hecho, las agencias reguladoras de los medicamentos forman parte del problema. Aprueban demasiados productos peligrosos y tardan demasiado en retirar los peores del mercado.[11] Las numerosas advertencias que se incluyen en los prospectos sirven de poco porque los médicos suelen ignorar la composición de los medicamentos que recetan.[11]

No obstante, son muchos los individuos —investigadores y editores de revistas médicas, sobre todo— a los que debemos dar gracias por crear iniciativas que logran cambiar las cosas. Una de ellas es la Conferencia para la Prevención del Sobrediagnóstico que se celebra cada año. La primera edición tuvo lugar en la ciudad estadounidense de Dartmouth (New Hampshire) en 2013. El lema de la reunión fue: «Reduzcamos los riesgos del sobretratamiento».

Como se explica en la declaración de la conferencia: «Un sobrediagnóstico es un diagnóstico innecesario. Puede suceder cuando se detecta y se trata una enfermedad asintomática que no habría producido síntomas durante la vida del paciente, y cuando se asigna una etiqueta diagnóstica a síntomas o experiencias que perjudican al paciente más de lo que lo benefician. Aunque cueste creerlo, cada vez surgen más pruebas científicas que apuntan a un sobrediagnóstico de diversas afecciones, desde el asma al cáncer de mama, de la hipertensión a la osteopenia. Hay debates encarnizados dentro de distintas especialidades, desde la psiquiatría a la nefrología, sobre si se han estirado demasiado los límites para definir la enfermedad, y si hay demasiadas personas a las que se ha convertido en pacientes sin necesidad».

En 2002, la revista *British Medical Journal* (BMJ) publicó un monográfico titulado «¿Demasiados fármacos?», que incluía artículos sobre la medicalización del nacimiento, el sexo y la muerte. En el editorial inicial se cuestionaba si los médicos serían capaces de convertirse en pioneros de la desmedicalización, devolverle la potestad a los pacientes, resistirse al mercadeo de las enfermedades y exigir una distribución global de los tratamientos eficaces más justa. Una década después, cuando las cifras de sobremedicación y sobrediagnóstico habían aumentado, la BMJ volvió a anunciar la misma campaña, pero esta vez omitió los signos de interrogación.[12]

Otra iniciativa similar es la campaña *Choosing Wisely* (Elegir con cabeza), impulsada por una coalición de especialistas estadounidenses para combatir el mal uso y abuso de las pruebas médicas.

El sobrediagnóstico es una práctica común, y se trata de una cuestión importante porque, después de asignar una etiqueta a alguien, se produce una serie de consecuencias médicas, sociales y económicas, algunas de las cuales son permanentes. Las etiquetas médicas y los tratamientos consiguientes pasan una factura emocional y financiera, a la vez que incrementan los costes del sistema sanitario.[12]

Hay un mundo de diferencia entre ser una persona libre, independiente y sana, y ser un paciente. Por eso debemos luchar por nuestra libertad —también en el sentido médico— antes de que desaparezca.

Los médicos saben mucho de recetar medicamentos, pero poco o nada de cuándo parar. El hecho de que casi nunca detengan los tratamientos con fármacos y tiendan a renovar las recetas de manera indefinida no debería sorprendernos. Todos sabemos lo que significa recetar, pero su antónimo —desrecetar— no empezó a usarse en los textos científicos hasta 2012. Una búsqueda en la base de datos PubMed dio como resultado 213 artículos en los que se incluía el término «desrecetar», y 36.198 en los que aparecía «recetar». Es decir, ciento setenta veces más.

Hay que tener en cuenta que cuando se mencionan búsquedas en este libro, debe entenderse que se realizaron en fechas e idiomas concretos, por lo que es lógico que los resultados varíen si se repiten. Llevé a cabo mis búsquedas entre julio y octubre de 2017, pero no apunté los días exactos. Las fechas solo se indican en los artículos científicos. En la mayoría de las bases de datos, las búsquedas pueden limitarse a periodos específicos, por ejemplo, para analizar los textos introducidos antes del 13 de octubre de 2017, de tal modo que puedan reproducirse los resultados con precisión.

He discutido con médicos que le quitan importancia al número de muertes medicamentosas porque hay tratamientos, como los del cáncer, que conllevan un riesgo notorio de muerte prematura, aunque aumentan la supervivencia general. Otras medicinas, dicen, mejoran la calidad de vida, por lo que merece la pena tomarlas pese a que sean mortales para algunas personas, como es el caso de los fármacos antirreumáticos modificadores de la enfermedad.

Aunque relevantes, estos argumentos no logran explicar las numerosas muertes que provocamos. Casi todas se producen a causa de medicamentos que muchos pacientes no necesitan en realidad, como aquellos para combatir el dolor físico o emocional,[11,13] de los que hablaré más adelante.

No cabe duda de que los médicos tienen buenas intenciones y quieren ayudar a sus pacientes en la medida de sus posibilidades. Sin embargo, hay muchas cosas que los médicos ignoran o no saben ver, por lo que son incapaces de hacer algo al respecto o aprender de ello.

Una de las mayores dificultades a la que se enfrentan médicos y pacientes a la hora de escoger los métodos de diagnóstico y tratamiento que aseguren los mejores resultados radica en el hecho de que la literatura científica suele ser de poca calidad y bastante sesgada. Por muchas pruebas que haya en contra, los médicos tienden a creerse todo lo que se publica. Por lo tanto, creen que los diagnósticos son mucho más fiables —y los tratamientos más eficaces y con menos secuelas— de lo que realmente son.

En este libro hablaré de todas estas cuestiones, tanto desde un punto de vista teórico como aplicado a enfermedades concretas.

Además del lamentable estado de la investigación sanitaria, otro importante motivo por el que usamos demasiados fármacos es la experiencia clínica, que suele resultar engañosa. Examinar a muchos pacientes te hace ser mejor médico, pero también es un arma de doble filo. Cada médico tiene sus métodos preferidos —medicamentos, normalmente—, y sabe que la mayoría de sus pacientes mejoran con ellos, por lo que achacan la mejoría a los tratamientos recetados. A este tipo de conocimiento lo llamamos «experiencia sin control», porque no hay grupos de control con los que comparar los resultados. Incluso en los tiempos de Hipócrates se sabía que la experiencia clínica puede ser falaz, y parece no haber límite en la cantidad de tratamientos absurdos, y a menudo dañinos, que han empleado los médicos a lo largo de la historia.[14]

Nuestras experiencias personales ejercen un poderoso influjo en nosotros, y tendemos a no pensar en cuál habría sido el curso de una enfermedad sin tratar. Nos decimos unos a otros lo que creemos que nos ha ayudado y recomendamos los mismos tratamientos a nuestros amigos. Observamos este fenómeno en la televisión, donde los periodistas llevan a pacientes que se han curado, por ejemplo, de un cáncer, y utilizan su caso como prueba de que los tratamientos funcionan. En realidad, puede que se trate de un tipo de cáncer que lleve aparejada una esperanza de vida de un año, pero a ese paciente en concreto se le diagnosticó cinco años antes. Y aunque eso sirva para convencer a la mayoría de la gente, no convencerá a quien sepa algo sobre la biología de los tumores. El paciente que aparece en un estudio de televisión no es como un deportista de élite que de pronto puede lanzar una jabalina cuatrocientos metros, en lugar de ochenta, gracias a algún fármaco milagroso para mejorar el rendimiento. Una jabalina siempre será una jabalina, pero el cáncer no siempre tiene por qué ser cáncer, ya que el diagnóstico puede ser erróneo. Y aunque sea correcto, el cáncer es una enfermedad heterogénea, por lo que algunas personas sobrevivirán muy por encima de la media. Por otro lado, también sabemos que algunos tipos de cáncer, incluido el de mama, pueden remitir de manera espontánea y desaparecer sin tratamiento,[15,16] cosa que los periodistas de la tele pueden ignorar. No obstante, lo cierto es que deberían hacer los deberes y preguntar a los expertos en la materia, en vez de propagar noticias que lleven a confusión.

Los medios de comunicación no son una fuente fiable de información. Se dedican a vender periódicos y a atraer oyentes y espectadores. Un truco habitual consiste en escribir artículos sobre enfermedades que podríamos padecer sin que lo sepamos. Un periódico danés estuvo tres meses publicando noticias sobre las enfermedades de los daneses, por lo que dedujeron que cada danés tenía una media de dos enfermedades.[17] De hecho, la cosa es mucho peor de lo que parece, porque los periodistas buscaron «lo que sufren los daneses», lo que significa que se pasaron por alto numerosos «males». También se trata de un problema semántico. Por ejemplo, no se puede sufrir una enfermedad que no tenga síntomas. Es decir, no se sufre por tener un leve aumento de la tensión arterial, de la glucemia (la cantidad de azúcar en la sangre) o del colesterol. Estos trastornos ni siquiera son enfermedades, sino factores de riesgo, que algunos médicos, pagados por la industria farmacéutica, han tildado de «anómalos».

El criterio para distinguir la normalidad de la anormalidad y la necesidad de fármacos se ha reducido hasta unos límites insostenibles. Según las directrices europeas sobre las enfermedades cardiovasculares, el 86% de los varones noruegos tiene un alto riesgo de padecer problemas cardiacos a partir de los cuarenta años,[18] a pesar de que el pueblo noruego es uno de los más longevos del mundo. En otro estudio, se descubrió que la mitad de los noruegos tenía un nivel de colesterol o tensión arterial por encima del límite recomendado antes de los veinticuatro años, lo que no deja de ser una barbaridad, además de falso.[19]

Los médicos no pueden aprender de lo que no pueden ver. Los fármacos de venta con receta matan aproximadamente a doscientas mil personas al año en Estados Unidos, y a unas tres mil trescientas en Dinamarca,[11] veinte veces más que las muertes por accidentes de tráfico. La mitad de las víctimas toman sus medicamentos como se les receta; en el caso de la otra mitad, se producen errores como sobredosis, interacciones medicamentosas y empleo de fármacos contraindicados. Los médicos casi nunca se dan cuenta de que algunos de sus pacientes mueren a causa de los medicamentos que ellos mismos les han recetado. Es algo tan habitual que cada médico general mata a una media de un paciente al año.[20] Así pues, si ejerce durante treinta y cinco años, un médico matará a unos treinta y cinco pacientes. Además, la gran mayoría de estos fármacos asesinos los recetan los médicos de familia. Los más culpables son los AINE (antiinflamatorios no esteroideos como el ibuprofeno)[11] y los psicofármacos.[13] Su consumo es muy elevado en la medicina general: los AINE y los antidepresivos se utilizan treinta y ocho y setenta y seis veces más que en los hospitales, respectivamente.[21] Por lo tanto, mi cálculo de una muerte al año por médico general parece bastante razonable.

La causa de casi todas estas muertes es invisible para los médicos, de modo que también lo es para los mismos pacientes, la sociedad y las autoridades sanitarias. Cuando un paciente muere por culpa de un AINE, puede que el fármaco le provocara una úlcera estomacal o un ataque al corazón, cosa que podría haber sucedido sin tomar el tratamiento. La causa más frecuente de mortalidad debida a los antidepresivos y otras sustancias psicoactivas está relacionada con las pérdidas de equilibrio.[13] Entre los pacientes ancianos que sufren caídas y se rompen la cadera, uno de cada cinco morirá en menos de un año. Sin embargo, sus médicos no achacarán el fallecimiento a los fármacos, ya que hay muchos ancianos que no los toman y les ocurre lo mismo.

Casi todos los medicamentos comunes pueden afectar al cerebro y provocar caídas. Por ello, los medicamentos para la hipertensión deben administrarse con precaución a las personas mayores.

Cuando el barco zozobra y te caes por la borda, ya es demasiado tarde para arrepentirse de no haber aprendido a nadar. Todos enfermamos de vez en cuando, y en ocasiones es necesario tomar decisiones rápidas, aunque estemos asustados y no pensemos con claridad. Puede que no seamos capaces de hacer las preguntas correctas a nuestro médico, o a nosotros mismos. No obstante, podremos hacerlo si adquirimos la experiencia y los hábitos necesarios. Por eso hay que aprender mientras aún estemos sanos, en vez de esperar a «caernos del barco», por decirlo de alguna manera.

Como ya señalé, no solo recomiendo leer este libro con atención, sino también entrar en Internet y buscar los ejemplos que aquí se comentan. Es muy importante romper esa barrera mental de que «es demasiado difícil». Después de unas cuantas veces, te darás cuenta de que es posible reunir información con la que tomar decisiones fundadas. Cuanto más practiques, mejores serán los resultados. Así pues, ensaya también con otros ejemplos, incluidas tus propias enfermedades, y sigue intentándolo hasta que obtengas mejores resultados. Tras un tiempo, notarás que dominas aquello que creías imposible.

Hay muchos ejemplos que sirven para empezar. A la gente le interesa el tema de la salud, y pueden surgir multitud de cuestiones relacionadas, hasta cuando estás cenando entre amigos. Si tienes alguna duda, diles que intentarás encontrar la respuesta antes de que volváis a veros. Quizá los impresiones tanto que te pregunten cómo pueden hacerlo ellos mismos. Entre todos podremos mejorar nuestro estado de salud e incluso disfrutar más de las cenas. Cuando la gente tiene opiniones tajantes, aunque encontradas, como suele ocurrir, es posible que la conversación vaya a la deriva. Sin embargo, si alguien dice que lo va a consultar, puede que se calmen los ánimos. Yo lo hago a veces en el mismo momento, durante el café. No obstante, he de admitir que encontrar las respuestas con rapidez requiere práctica.

Me encantaría que los políticos investigaran más en Internet, sobre temas de salud y de otro tipo. Cuando no se ponen de acuerdo, suele ser porque no se molestan en buscar las pruebas, ya que sus sentimientos e ideología pesan más que los hechos. Por desgracia, sucede igual con muchos médicos, incluidos los más influyentes, a los que se da en llamar «líderes de opinión». Demasiado a menudo —sobre todo si están a sueldo de la industria farmacéutica—,[11,13] estos transmiten sus opiniones sobre los medicamentos y otras intervenciones a sus colegas, opiniones que son erróneas y contrarias a los datos fehacientes de los que se dispone. Incluso es posible que defiendan sus falsas creencias con más fuerza al enfrentarse a pruebas irrefutables de lo contrario.[22] Sin duda, se trata de un rasgo curioso de la psicología humana.

La gente es plenamente consciente de lo necesario que es el pensamiento crítico. En una encuesta, dos tercios de los adultos británicos se mostraron de acuerdo con la afirmación de que los ensayos clínicos de la industria farmacéutica suelen estar sesgados con el objetivo de arrojar resultados positivos.[23] En general, solo un tercio de la población confía en los datos de los estudios médicos, mientras que dos tercios confían en lo que les dicen sus amistades y familiares sobre los fármacos que utilizan.

Pues bien: será mejor que no lo hagan. Tus amigos y familiares extraen sus conocimientos a partir de la experiencia personal, lo que resulta poco fiable, o de los médicos, también poco fiables, o de los periódicos, las revistas, la televisión y la radio, igualmente poco fiables. No se pueden tomar atajos. Cada uno debe buscar las pruebas por sí mismo.

El pensamiento utilitarista en la sanidad

La sanidad pública pretende ofrecer la mejor atención al mayor número posible de personas. En el contexto de la ética médica, a esto se le llama «utilitarismo». En un ensayo aleatorizado, si una intervención produce menos muertes que en el grupo de control —cuyos participantes pueden no haber recibido tratamiento alguno—, lo más probable es que los políticos aplaudan los resultados y recomienden dicha intervención.

Lo más lógico sería pensar que todo el mundo debería someterse a esa intervención, pero la realidad casi nunca es tan sencilla.

Los programas de la sanidad pública se centran cada vez más en la prevención de enfermedades. Sin embargo, aunque parezca razonable, eso quiere decir que las posibilidades de que las personas concretas se beneficien de esa intervención son escasas. Por lo tanto, rechazarlas acaba siendo lo más sensato, ya que todas las intervenciones pueden provocar daños.

Hay que hacerse muchas preguntas. ¿Qué significa un 25% menos de mortalidad? Muchos lo interpretan como que unos cuantos afortunados no perderán la vida a causa de una enfermedad determinada. Sin embargo, puede que la muerte solo se haya pospuesto, y que esas personas mueran igualmente a causa de la enfermedad, solo que un poco más tarde. Es lo que ocurre, por ejemplo, con la gran mayoría de las quimioterapias contra el cáncer, aunque sus efectos siguen gozando de una enorme popularidad, a pesar de sus efectos indeseables. Volveré a retomar este tema en el capítulo 10.

¿Cuándo se produce ese supuesto beneficio sobre la mortalidad? Hay una enorme diferencia entre prolongar la vida de los niños y la de los ancianos que podrían fallecer pronto por otras razones, en unas condiciones tan pésimas que hacen que no merezca la pena vivir.

¿Cuál es la probabilidad de contraer una enfermedad y morir a consecuencia de ella? Si se trata de una enfermedad rara, puede que la probabilidad de beneficiarse de un tratamiento sea tan ínfima que muchas personas prefieran abstenerse.

Las campañas de salud pública suelen callarse estas cuestiones con una intención propagandística. No obstante, transformar a individuos sanos en pacientes conlleva un precio. Sentirse libre, feliz y sano, sin estar sometido al consumo de medicamentos, tiene un valor incalculable. Despojar a la gente de estos privilegios para convertirlos en pacientes ansiosos necesitados de atención sanitaria, y de visitas al hospital, resulta más perjudicial que otra cosa.

Por último, las ventajas y los inconvenientes de las intervenciones médicas no se miden todas según la misma escala, y las decisiones sobre su idoneidad son por tanto subjetivas. Además, no es algo que deberían decidir las autoridades, sino cada persona. No obstante, solo podremos hacerlo si estamos bien informados y si la información con la que contamos es veraz.

Esta subjetividad se hace patente si nos fijamos en las muertes por accidentes de tráfico. Estas se redujeron de manera notable tras la imposición de límites de velocidad, pero ¿hasta dónde deberíamos bajarlos? Si limitamos la velocidad de todos los vehículos a un máximo de treinta kilómetros por hora, podríamos disminuir los accidentes aún más, pero una propuesta así jamás contaría con la aprobación de la sociedad. La imposición de los límites de velocidad es completamente arbitraria, y también lo son los límites de lo que consideramos «normal» en el campo de la salud. Por desgracia, quienes redactan las guías clínicas suelen ser personas demasiado cercanas a la industria farmacéutica, como también lo son quienes llevan a cabo los ensayos clínicos que proporcionan las bases sobre las que se sustentan dichas directrices.[11,13]

Si el médico te dice que debes medicarte indefinidamente porque tienes la tensión, el colesterol o la glucemia demasiado altos, o porque la densidad de tus huesos es demasiado baja, será mejor que le hagas una serie de preguntas críticas antes de hacerle caso. Puede que te convenga más no tomar nada, o probar algo distinto a los fármacos. Volveré a abordar este tema más adelante.

La salud pública no es tu salud

En un pasado no muy lejano, la sanidad era una cuestión entre médico y paciente. Los médicos hacían lo posible por adaptar los tratamientos a las circunstancias personales de cada cual. Ahora lo siguen haciendo, pero se ha vuelto más difícil.

El sistema antiguo tenía la ventaja de ser más flexible, pero eso también suponía una desventaja. Cada médico trataba a pacientes similares de modo distinto según sus preferencias, prejuicios y experiencias personales, y según si recibía o no a los representantes de los laboratorios. A veces recetaban fármacos peligrosamente anticuados porque se negaban a actualizarse, como, por ejemplo, el cloranfenicol, un medicamento que provoca pérdida de médula ósea, con un alto grado de mortalidad.

Antes de la llegada de los ordenadores, las actividades de los médicos estaban sometidas a poco control. En la actualidad, los datos de los tratamientos recetados ayudan a las autoridades a detectar el comportamiento inadecuado de quienes, por ejemplo, emplean demasiados tranquilizantes u opioides, lo que les permite tomar las medidas oportunas.

Aunque este sea un hecho positivo, ahora se produce el caso contrario. Tenemos una infinidad de guías clínicas largas y complicadas que les dicen a los médicos lo que deben hacer. Los médicos jóvenes, en general, se sienten obligados a cumplirlas, a pesar de que las circunstancias de los pacientes indiquen lo contrario.

En realidad, es imposible adherirse a todas esas guías. Un estudio realizado en 2003 por el Grupo de Trabajo de Servicios Preventivos de Estados Unidos estimó que los médicos de familia necesitarían las veinticuatro horas del día para ofrecer todos los servicios preventivos recomendados por las autoridades.[24] Por lo tanto, al atender a los sanos, no les quedaría tiempo para los enfermos. Además, este estudio solo contemplaba la guía de una organización, cuando existen muchas más.

Los médicos pueden dejar de lado las guías clínicas si incluyen las razones para ello en la historia clínica de los pacientes, aunque pocos están preparados para hacerlo. Siempre es más fácil cumplir con lo establecido que crearse problemas con los colegas de profesión. A mí me sucedió solo dos años después de obtener el título de Medicina, cuando le diagnostiqué una diabetes leve de tipo 2 a un anciano ingresado por otras causas.[11] Me di cuenta de que la práctica habitual consistía en recetar tolbutamida, pero como el único ensayo amplio con tolbutamida había tenido que suspenderse antes de tiempo debido a un exceso de muertes por episodios cardiovasculares, y como los pacientes más afectados eran los que tomaron más medicamento, decidí no usarlo.

Tras leer mi informe, mi superior me llamó para echarme la bronca por desoír las recomendaciones de los endocrinólogos. Yo le expliqué que estaba mejor informado acerca de ese medicamento que ellos, porque no solo había leído los resultados del ensayo, sino también todos los artículos, las cartas posteriores y un libro entero dedicado a la cuestión. Dicho ensayo se había llevado a cabo de modo independiente, sin la participación de la industria farmacéutica, y generó un intenso debate entre los profesionales del sector. En aquel momento, no me cupo duda alguna de quién tenía la razón, y sigo sin dudarlo. No debemos usar medicamentos contra la diabetes que aumenten la mortalidad, y, de hecho, recientemente ha habido varios escándalos relacionados con otros fármacos.[11]

2

Cómo plantear preguntas y encontrar respuestas

Cuando la gente se pone enferma y se recupera, intentamos descubrir por qué, para ayudar a otros que sufran la misma enfermedad. Y cuando vemos a personas triunfadoras, intentamos descubrir a qué se debe su éxito e imitar sus comportamientos. Las anécdotas desempeñan un papel muy importante en nuestra vida cotidiana, y seguimos dándoles pábulo y creyendo en ellas, a pesar de que muchas hayan resultado ser falsas. Con todo, las anécdotas nos han servido para sobrevivir de manera colectiva a lo largo de nuestra evolución como especie.

Un ejemplo de lo crédula que puede ser la gente: el nadador Mark Spitz ganó siete medallas de oro en los Juegos Olímpicos de Múnich de 1972,[1] llevando bigote en una época en la que todos los nadadores se rasuraban el cuerpo entero. Un entrenador ruso le preguntó si el bigote no le hacía ir más lento, a lo que este le respondió: «No, de hecho, desvía el agua de mi boca, eleva mis cuartos traseros y me hace tener forma de bala, por lo que nado más rápido». Al año siguiente, todos los nadadores rusos lucían un frondoso mostacho. Lo cierto es que Spitz se dejó bigote porque un entrenador universitario se lo había prohibido. En un principio pensaba afeitárselo antes de los Juegos, pero al final decidió conservarlo porque todo el mundo hablaba de él.

Recibimos más consejos sobre salud de nuestros amigos y familiares que de ninguna otra fuente, a pesar de que muy pocos de esos consejos son útiles, si nos basamos en las pruebas fehacientes. Por desgracia, podría decirse lo mismo de los médicos y otros profesionales sanitarios. Por ejemplo, la mayoría de los médicos solo sabe de medicamentos lo que les cuenta la industria farmacéutica, una información que es errónea en su mayor parte.[2,3] Necesitamos fuentes de información que sean más fiables.

Durante los últimos treinta años se ha producido una revolución de la recopilación y difusión de información. Al principio de mi carrera, ni siquiera tenía un ordenador. Los manuscritos de los artículos científicos se escribían y reescribían a máquina. Para reducir el engorro, se cortaban y pegaban trozos de frases en otras páginas. Y cuando recibías la revisión paritaria y los comentarios de los editores, comenzabas la ardua tarea de volver a mecanografiarlo todo.

Ahora contamos con Google y la Wikipedia para buscar información general, que de hecho son mis recursos favoritos. Sin embargo, debo indicar que no me han pagado para que lo diga, y que existen otros motores de búsqueda aparte de Google, aunque no estoy familiarizado con ellos. Para consultar la efectividad de diagnósticos y tratamientos, la Biblioteca Cochrane y PubMed me parecen las fuentes más útiles. El tema de las fuentes es un tanto árido, así que daré algunos ejemplos de preguntas clínicas importantes antes de entrar de lleno en la cuestión.

Intentaré explicar cada paso detalladamente para que puedas hacerlo tú mismo y resolver tus propias dudas. Demasiado a menudo olvidamos los pasos de búsqueda intermedios, sobre todo si seguimos las guías de los expertos, ya que estos expertos creen que dichos pasos son tan obvios que no hace falta incluirlos. Así pues, cuando estamos en A consultando C, pero no logramos encontrar B, terminamos por rendirnos.

El dolor de espalda

La formulación de preguntas es un arte que requiere práctica. Cuando tenemos problemas de salud, tendemos a pensar en líneas generales, como «¿Qué puedo hacer con mi dolor de espalda?». No obstante, antes de buscar las posibles respuestas, debemos tener en cuenta una serie de factores:

- ¿Qué ha provocado el dolor de espalda?
- ¿Hay algún método de diagnóstico que pueda serme útil?
- ¿Está mejorando o empeorando?
- ¿Es un dolor nuevo (agudo) o lleva así mucho tiempo (crónico)?
- ¿Cómo de grave es? ¿Puedo vivir con ello?
- ¿Cuál es el pronóstico?
- ¿Qué tratamientos existen?
- ¿Cuáles son las ventajas y los riesgos de los tratamientos?

Al llegar a este punto, suele resultar útil leer información general sobre el problema. Si no hablas inglés, puedes buscar en Google Translate (translate.google.com) cómo se dice «dolor de espalda» en ese y otros idiomas, por ejemplo: *back pain* en inglés, *mal di schiena* en italiano, *mal au dos* en francés y *Rückenschmerzen* en alemán. Luego vuelve a Google (google.com) y busca «Wikipedia dolor de espalda». Allí encontrarás un artículo relativamente extenso.[4] Habrá que suponer que lo escrito es fiable en general, pero podemos comprobar cada punto, y hasta las referencias que lo avalan.

El dolor puede darse en cualquier parte de la espalda, pero digamos que lo que te duele es la parte baja (lumbalgia), que es lo más habitual. Podrás leer que el dolor de espalda genérico suele originarse en los tejidos blandos, como los músculos, los tendones y los ligamentos.

Esta información ya es importante de por sí. Muchas de las personas que sufren dolor de espalda visitan a quiroprácticos o médicos que les manipulan la columna vertebral. Sin embargo, si tu dolor no tiene nada que ver con las pequeñas desviaciones vertebrales de la columna —llamadas subluxaciones—, podrás beneficiarte poco de sus tratamientos. Volveré a abordar este tema en el capítulo 13, sobre la medicina alternativa.

El dolor de espalda casi nunca será incapacitante de manera permanente, y la mayoría de los casos de hernia de disco y estenosis tienen un resultado parecido al cabo de un año de reposo que cuando se siguen tratamientos con inyecciones y/o que las intervenciones quirúrgicas. ¡Ajá! Acabas de descubrir que si tienes una hernia de disco, casi siempre será mejor que te niegues a operarte. Mala suerte para quienes se ganan la vida operando espaldas, pero mejor para ti. Como ya dije, no le preguntes al peluquero si te hace falta un corte de pelo, y no le preguntes al cirujano si te hace falta operarte la espalda. La mayoría de las operaciones de espalda que se llevan a cabo en Estados Unidos no deberían haberse realizado. En los años noventa, los republicanos trataron de cerrar la Agencia para la Investigación y Calidad del Cuidado de la Salud después de que los cirujanos se indignaran ante su descubrimiento de que el reposo y los analgésicos daban tan buen resultado como una operación.[5]

Si acudes a la consulta de un cirujano, busca siempre una segunda opinión de alguien que no sea cirujano e investiga las pruebas existentes. A diferencia de los medicamentos, las intervenciones quirúrgicas son irreversibles.

Según la Wikipedia, el pronóstico es bueno. En la mayoría de los casos, el dolor de espalda remite de manera natural al cabo de unas semanas. Alrededor del 98% de los pacientes con dolor de espalda sufre un dolor agudo idiopático sin que exista una enfermedad preexistente grave. En el resto de los casos, podemos encontrar la presencia de cánceres metastásicos e infecciones importantes. ¿Significa eso que habría que hacerles una TAC (tomografía axial computerizada) a todos los pacientes con dolor de espalda por si tuvieran cáncer o infección? No. Casi todo el mundo tendrá un dolor de espalda en algún momento de su vida, y no podemos examinar al conjunto de la población en busca de cada una de las posibles causas de ese dolor. Sería terriblemente caro, se produciría una enorme cantidad de falsos positivos y se haría mucho daño. Los TAC comportan el riesgo de provocar cáncer y conllevar un montón de tratamientos inútiles a causa de falsos positivos que también pueden resultar perjudiciales. Por lo tanto, las pruebas más minuciosas solo deberán llevarse a cabo cuando haya una sospecha razonable de que existe una enfermedad grave. Puedes leer más sobre este asunto en el artículo de la Wikipedia.

El dolor de espalda puede extenderse hacia brazos y piernas e incluir hormigueo sin causa aparente (parestesia), debilidad y entumecimiento, que son síntomas de disfunción neurológica a causa de una hernia de disco. Si la situación persiste, o si hay muestras de incontinencia urinaria o intestinal, se trataría de un cuadro grave que exigiría un ingreso inmediato.

El texto de la Wikipedia nos dice que los rayos X y otras técnicas de imagen no son útiles. También afirma que dos de las afecciones que suelen relacionarse con el dolor de espalda (la hernia de disco lumbar y la discopatía degenerativa) pueden ser menos frecuentes entre quienes sufren dolor de espalda que entre la población general.

Como explicaré en el capítulo 13, los quiroprácticos les hacen radiografías a sus pacientes asegurándoles que pueden localizar el origen de sus problemas, pero no debemos creerles.

¿Qué hay del tratamiento? Llegados a este punto crucial, te recomiendo que no confíes en la Wikipedia. Las publicaciones médicas son demasiado delicadas para dejarlas en manos de los voluntarios de la Wikipedia. Estos voluntarios rara vez están bien formados para evaluar estudios clínicos y revisiones sistemáticas, de modo que no poseen los conocimientos para poder explicar las virtudes y las desventajas de los tratamientos. Para ello, es mejor consultar revisiones de alta calidad, como las de la organización Cochrane.

En una revisión sistemática se emplean métodos concretos para encontrar y valorar de manera crítica todos los artículos relevantes sobre un tema. Si existe más de un artículo sobre algún tema determinado, los resultados suelen combinarse estadísticamente en un metaanálisis.

El texto de la Wikipedia sobre el dolor de espalda ejemplifica la cuestión, ya que nos advierte en contra de sus propias recomendaciones: «Esta sección necesita referencias médicas que aparezcan en una publicación acreditada o depende demasiado de fuentes primarias. Por favor, revisa el contenido del artículo y añade las referencias apropiadas si puedes. El material sin fuentes fiables puede ser cuestionado y eliminado» (enero de 2016).

Sin duda se trata de un comentario pertinente, dado que la mayor parte de la información que ofrece es incorrecta, como el uso de tratamientos con frío y calor (que no funcionan), relajantes musculares (también conocidos como benzodiacepinas, una sustancia peligrosa, ya que muchas personas se hacen adictas a ella), antiinflamatorios no esteroideos (los AINE, peligrosos porque provocan muchas muertes), masajes y manipulación (ineficaces, como veremos en el capítulo 13).

La Wikipedia nos dice que el ejercicio puede ser efectivo, pero solo deberá realizarse bajo la supervisión de profesionales sanitarios colegiados. Jamás había visto tal recomendación antes, ni creo que haya un buen motivo para que la gente con dolor de espalda no pueda ejercitarse sin ser supervisada.

También es un tanto extraño cuando en el artículo se comenta lo siguiente: «En un estudio con ochenta pacientes se descubrió que el magnesio puede serle útil a quienes padecen dolores de espalda crónicos». ¿Un estudio? ¿Hay otros estudios que alcancen otras conclusiones? ¿Cuál es la probabilidad de que el magnesio sea beneficioso para el dolor de espalda? Alrededor de cero. ¿Por qué razón iba a ejercer algún efecto en el dolor de espalda un ion metálico que ya está muy presente en nuestro cuerpo?

Cuando la probabilidad *a priori* de que algo funcione es muy baja, debemos exigir datos extremadamente convincentes de que funciona. Eso es algo que no encontraremos en un único estudio con ochenta pacientes, donde el riego de fraude es más elevado que la probabilidad de que el magnesio cure el dolor de espalda. No te molestes en consultar estudios como este. Aun así, y solo por curiosidad, yo miré el resumen en PubMed (más adelante explicaré cómo buscar estudios en PubMed).

La verdad es que lo que encontré era muy curioso.[6] Los ochenta pacientes del estudio fueron tratados con anticonvulsivos, antidepresivos y analgésicos comunes, es decir, con al menos tres tipos distintos de medicamentos. Esa clase de cócteles pueden llevar a determinadas personas al suicidio (véanse los capítulos 8 y 9). Si esa es la costumbre en Egipto, donde se hizo el estudio, es una costumbre que deben abandonar. Cuarenta pacientes recibieron magnesio y otros cuarenta recibieron un placebo. En el grupo con magnesio, los pacientes experimentaron una reducción importante del dolor: los valores iniciales descendieron de 7,5 a 4,7 a lo largo de seis meses. ¿No te parece que hay algo que no cuadra?

Hacemos estudios aleatorizados para comparar un grupo con otro, pero el resumen solo nos dice qué sucedió con uno de los grupos. Informar únicamente de los resultados de uno de los dos grupos aleatorizados es totalmente engañoso. Lo habitual es que los pacientes de ambos grupos mejoren con el tiempo porque entran en los estudios cuando tienen más dolor de lo normal.

Luego hice clic en el enlace para descargar el informe completo desde PubMed. Existía una diferencia significativa entre los grupos con magnesio y placebo a los seis meses (P = 0,03), con un valor de 7,2 en el grupo con placebo. Sin embargo, a las dos semanas, el dolor descendió de 7,5 a 3,4 en el grupo con magnesio, y de 7,4 a 3,6 en el grupo con placebo, lo que es prácticamente lo mismo (P = 0,28, por lo que el magnesio no tuvo efecto alguno). ¿Por qué volvió el dolor a los valores iniciales en el grupo con placebo, pero no con el magnesio? No tiene ningún sentido. En estas circunstancias, un valor de P de 0,03 a los seis meses no justifica el uso del magnesio para el dolor crónico de espalda. Así pues, no leí el artículo entero, sino que busqué «magnesio lumbalgia» en PubMed, donde aparecen los detalles de la búsqueda [*Search details*] en la parte derecha de la pantalla.

Yo marco siempre estas opciones:

> («magnesio» [MeSH Terms] OR «magnesio»[All Fields]) AND («lumbalgia» [MeSH Terms]) OR («lumbalgia» [All Fields] OR «dolor de espalda» [All Fields]).

La búsqueda arrojó quince resultados, ninguno de los cuales estaba relacionado con el magnesio, aparte del estudio egipcio. Dudo mucho que volvamos a oír hablar del magnesio para curar la lumbalgia.

Vamos a explicar un poco qué es eso del valor de P. Por ejemplo, P = 0,03 quiere decir que, si un tratamiento no es mejor que el tratamiento con el que se compara, obtendremos por azar la diferencia observada (o una aún mayor) en tres de cada cien estudios. Si P < 0,05, decimos que el resultado posee significado estadístico y que es probable que no se deba a la casualidad. Sin embargo, la bibliografía médica está plagada de valores de P significativos que no debemos creernos. Puesto que muy pocos de los tratamientos estudiados son mejores que los comparativos, resulta que la mayoría de los valores de

P significativos son engañosos desde un punto de vista matemático. Siendo pragmáticos, la verdad es todavía peor. Tanto la industria farmacéutica como los investigadores científicos son muy hábiles en lo que los estadounidenses llaman «torturar los datos hasta que confiesen». La manipulación de los datos es una práctica muy común, lo que significa que la mayor parte de los valores de P significativos que se indican en los resúmenes de los estudios son engañosos.[7] Incluso en los artículos completos, muchos de los valores de P significativos son poco fiables. De hecho, es más probable que las afirmaciones de los estudios sean falsas a que sean verdaderas.[8] Por lo tanto, no te dejes impresionar solo porque un valor de P sea inferior al 0,05.

El artículo de la Wikipedia recomienda la psicoterapia cognitiva, la relajación, un cambio de actitud y una atención más profunda a las causas psicológicas o emocionales del dolor. Según se indica, los dolores del aparato locomotor suelen ser provocados, empeorados o exacerbados al menos en parte por los disgustos emocionales de los pacientes.

Yo también creo que la actitud del paciente resulta determinante. Algunos hacemos caso omiso del dolor y lo aceptamos como una parte más de la vida, mientras que otros se obsesionan con él. Ese es uno de los motivos por los que algunos pacientes que se quejan de dolores no podrán mejorar jamás a base de ningún tratamiento. Por mucho que lo intentemos, siempre dirán que no les sirve de nada. Además, entre este tipo de clientela encontramos un elevado número de adictos a los opioides y otros medicamentos. Las denominadas clínicas del dolor pueden hacer mucho daño porque atiborran a la gente de fármacos sin fundamento, en lugar de darse cuenta de que muchos no necesitan medicarse, sino recibir psicoterapia. Y después, si eso no funciona, puede que sea el momento de rendirse. Los médicos no pueden ayudar a todo el mundo, y hay determinados pacientes con dolores crónicos que sin duda tienen problemas psiquiátricos. Todos los médicos nos hemos encontrado con alguien así en algún momento.

Los médicos son buenos vendedores; demasiado buenos incluso. A menudo afirman cosas como: «Este medicamento le curará el dolor de espalda», «No tiene efectos secundarios» o «Este nuevo producto para la artritis no le causará problemas estomacales». Por eso hay que estar muy alerta y preguntar (al menos a uno mismo): «¿Cómo me ayudará y hasta qué punto?». La mayoría de los beneficios de los fármacos son mínimos y no merecen la pena si tenemos en cuenta su precio, tanto monetario como en lo referente a las reacciones adversas. Lo más probable es que tu médico no pueda responder con autoridad a tus preguntas, y esa es la razón por la que deberás aprender a encontrar los datos por tus medios. Te aseguro que no existen medicamentos para la artritis que no causen problemas estomacales, como úlceras sangrantes. Si el dolor de espalda te incapacita tanto que has pensado en tomar pastillas, te conviene saber si es cierto lo que afirman tantos médicos: que los antiinflamatorios no esteroideos (los AINE) son mejores que el paracetamol.

Las búsquedas más sencillas a menudo nos llevan a resultados muy útiles. En este caso, busqué «AINE paracetamol dolor de espalda» en Google. Aunque no añadí el término «Cochrane», como suelo hacer, la segunda entrada de la primera página parecía ser una revisión Cochrane relevante. Una de las funciones más prácticas de Google es que te permite ver los resúmenes de los artículos sin tener que abrir los enlaces:

> Agentes antiinflamatorios no esteroides para el dolor lumbar | Cochrane
> *www.cochranelibrary.com/es/cdsr/doi/10.1002/14651858.CD000396.pub3/full/es*23 de enero, 2008 - *Agentes antiinflamatorios no esteroides para el dolor lumbar*. En los pacientes con ciática aguda, no se encontró diferencia en los efectos entre los AINE y el placebo. Los revisores también encontraron que los AINE no son más eficaces que otros fármacos (paracetamol, analgésicos narcóticos y relajantes musculares).

Como ves, es posible reunir la información necesaria para

tomar una decisión en cuestión de segundos. El dolor es un mercado lucrativo, y los estudios que comparan los AINE con el paracetamol —un medicamento antiguo y económico cuya patente venció tiempo atrás— suelen estar patrocinados, dirigidos, analizados y publicados por farmacéuticas que venden AINE. Además, es probable que los estudios que demuestran la superioridad del paracetamol no lleguen a ver la luz nunca. Teniendo en cuenta el trato de favor que reciben los AINE, es hasta chocante que la revisión Cochrane no diga que son mejores que el paracetamol.

Si lees la revisión,[9] verás que los autores afirman lo siguiente en sus conclusiones: «Las pruebas de los sesenta y cinco ensayos incluidos en esta revisión indican que los AINE son eficaces para el alivio sintomático a corto plazo en los pacientes con dolor lumbar crónico y agudo sin ciática. Sin embargo, los tamaños del efecto son pequeños». Sabiendo como sabemos que estos medicamentos son muy peligrosos y se cobran numerosas vidas,[2] será mejor evitar las sustancias que ejerzan un efecto limitado sobre el dolor, por mucho que las farmacéuticas patrocinen estudios ensalzando sus virtudes.

Las guías clínicas

Los médicos suelen adherirse a una serie de protocolos diagnósticos y terapéuticos que aplican de forma sistemática, pero al paciente más le vale andarse con ojo, sea cual sea la procedencia de dichas guías. Aunque las hayan escrito asociaciones profesionales, organismos oficiales, las autoridades sanitarias o la mismísima Organización Mundial de la Salud, ¡ten mucho cuidado! Yo no las leo casi nunca, porque son engañosas y no reflejan las pruebas más fiables de las que se dispone, sino los prejuicios y conflictos de intereses económicos de sus autores o patrocinadores, quienes pueden ser políticos con opiniones marcadas y buen olfato para saber lo que quieren oír los votantes. Aunque las guías sean razonablemente buenas, es posible que pasen por alto la mala calidad de los estudios en los que se basan.

En cuestión de salud, ser idealista y honrado (dar datos exactos, llamar a las cosas por su nombre) no resulta nada fácil. He visto muchas buenas iniciativas, tanto a favor de los pacientes como de los contribuyentes, que se han suprimido o han recibido un recorte drástico a su financiación porque sus impulsores «no se portaban bien». En el fondo no importa que sus actividades ahorren una gran cantidad de capital a su país. De hecho, si es así, el riesgo de desaparición será aún mayor porque querrá decir que han hecho frente a poderosos intereses financieros y políticos. He conocido a auténticos pioneros en Canadá, Estados Unidos, Gran Bretaña, Dinamarca, los Países Bajos, Alemania y Australia, cuyas iniciativas fueron paralizadas o mutiladas.

El Centro Nórdico Cochrane, que ayudé a fundar hace veinticinco años, también se ha visto en peligro en numerosas ocasiones. En 2001 recibí un patrocinio permanente por parte del Gobierno danés, una inversión que supuso un ahorro de miles de millones de coronas danesas. Tres de nuestras revisiones le ahorraron al contribuyente más de quinientos millones de coronas danesas al año durante muchos años (unas cien veces nuestro presupuesto anual).[10] Estas revisiones analizaban el cribado del cáncer de mama con mamografías (2001),[11] el tratamiento con la enzima antitripsina α1 en pacientes con neumopatías (enfermedades pulmonares) y deficiencia de esta enzima (2010),[12] y los reconocimientos médicos generales.[13] El Consejo de Salud danés nos pidió que hiciéramos la revisión sobre detección con mamografías, y el Comité Sanitario del Parlamento solicitó la revisión sobre neumopatías. La revisión de los reconocimientos médicos fue idea nuestra.

En los tres casos, nuestros descubrimientos fueron bastante negativos, tuvieron consecuencias políticas directas y pusieron en peligro los intereses de grupos poderosos. A lo largo de los años, la Sociedad Danesa contra el Cáncer y la Asociación Danesa de Industrias Farmacéuticas han tratado de convencer a los sucesivos ministros de Sanidad de que debían cerrar el Centro Nórdico Cochrane. Ante ello, mi estrategia se ha basado en tres pilares: mantener una buena relación con los representantes sanitarios del Parlamento, demostrar la utilidad de nuestras investigaciones y ser muy visibles en los medios. Sin embargo, ni siquiera así está asegurado el éxito. Cuando acabamos la revisión sobre los reconocimientos médicos en 2011, pedí una reunión con la ministra, quien decidió en el acto cancelar los planes del nuevo Gobierno de implantar chequeos regulares en Dinamarca. No obstante, esa misma ministra amenazó con destituirme de mi puesto como director del Centro Nórdico Cochrane solo dos años después.[3] ¿Por qué? Pues porque publiqué un artículo en el periódico acerca de los diez mitos más perjudiciales para los pacientes psiquiátricos, en el que llegaba a la conclusión de que lo mejor sería eliminar todos los psicofármacos del mercado. Los médicos son incapaces de gestionarlos de manera segura, y su disponibilidad resulta más dañina que beneficiosa. También dije que la psiquiatría debía esforzarse por emplear la menor cantidad posible de psicofármacos, durante el menor tiempo posible, o no emplearlos en absoluto. El artículo estaba en danés, pero también se publicó en inglés.[14]

Mi artículo provocó poco revuelo hasta dos meses más tarde, cuando la Asociación Psiquiátrica Danesa inició una campaña de desprestigio contra mi persona que estuvo a punto de lograr su objetivo. En ese momento se desató un vendaval de injurias en los medios que no fue más que una caza de brujas.[3] La ministra había reaccionado. En tales situaciones, la verdad se vuelve irrelevante, incluido el hecho de que los psiquiatras y médicos de familia causan graves daños a sus pacientes y hasta acaban con la vida de muchos de ellos por el uso de fármacos psicotrópicos.[3] Sin duda, matar al mensajero es mucho más fácil que cambiar el sistema. Aun así, un año después, en 2015, publiqué un libro entero dedicado a la psiquiatría, en el que demostraba con pruebas minuciosas lo perniciosa que es esta especialidad médica.[3] En esa ocasión no recibí amenazas, sino un gran apoyo por parte de muchos pacientes y sus organizaciones, e incluso de algunos psiquiatras. De hecho, me nominaron como «Danés del Año» y acabé entre los diez primeros clasificados. También me nombraron protector danés del Movimiento Escuchando Voces, y un cineasta hizo un documental acerca de mí y de lo que deseaba lograr en el campo de la psiquiatría,[15] *Diagnosing Psychiatry*.

Como ha quedado claro, el público tiene opiniones divergentes sobre mi persona. Los periodistas suelen preguntarme si tengo muchos enemigos, y yo les respondo que sí, pero también les hablo de las amistades que he forjado, algunas de las cuales son más valiosas para mí de lo que había creído posible.

Las guías clínicas están llenas de «buenas intenciones», pero se preocupan demasiado poco por los riesgos de las intervenciones que proponen. A los médicos y otros «bienhechores», les cuesta mucho aceptar que sus esfuerzos no dan resultado, y más aún aceptar que no tienen nada que ofrecer a sus pacientes o a la población sana. No les gusta reconocer que a veces pueden resultar innecesarios, y que en otras solo causan daños cuando intervienen. Hay ocasiones en las que es mejor dejar que la naturaleza siga su curso.

En la Antigüedad, se llamaba *horror vacui* (en latín) o *kenophobia* (en griego) a un fenómeno similar que se produce en el terreno del arte, y que significa «miedo al vacío». Esta ansiedad llevaba a llenar cada espacio y superficie de una obra con multitud de detalles. Hoy en día, podemos observar el miedo al vacío en los médicos que atiborran a sus pacientes de pastillas, pero en ninguna otra especialidad es tan terrorífico el panorama como en la psiquiatría[3] (véase el capítulo 8). Quizá debería aclarar que no siento ningún rencor personal en contra de los psiquiatras, que nunca he tenido problemas psiquiátricos y que tampoco he recibido atención psiquiátrica.

Se ha escrito en abundancia acerca de las guías clínicas y su falibilidad. Ahora ofreceré un par de ejemplos.

El cribado del cáncer de próstata

El miedo generalizado que tienen los médicos a decir un simple «No» puede devenir en recomendaciones absurdas. Al buscar en Google «psa guidelines» [guía clínica antígeno prostático específico], el primer resultado fue una noticia de la cadena CNBC:

> Nueva guía clínica para la detección del cáncer de próstata. Las nuevas recomendaciones para la determinación del antígeno prostático específico (PSA) indican que los varones entre 55 y 69 años deberán «tomar la decisión de realizarse las pruebas de manera individual en compañía de su médico». La versión preliminar de la guía clínica sustituye la recomendación generalizada que se hizo en 2012 de no practicar pruebas de detección rutinarias a cualquier edad.

Suele suceder así. Aunque haya pruebas evidentes de que una intervención no funciona, o, como en este caso, de que es más perjudicial que beneficiosa, siempre hay individuos poderosos que siguen presionando hasta que consiguen lo que quieren. Los médicos tendemos a olvidar la más famosa de las citas atribuidas a Hipócrates: «Lo primero es no hacer daño». Si aún ejerciera la medicina, jamás consentiría llevar a cabo el análisis de PSA a una persona sana. La incidencia del cáncer de próstata aumenta con la edad, de modo que el 60% de los varones mayores de sesenta años tendrán cáncer. La detección y el tratamiento de todos estos casos provocarían grandes perjuicios al convertir a miles de hombres en impotentes e incontinentes. Puesto que no podemos distinguir entre los cánceres benignos —la inmensa mayoría— y los malignos, los tratamos todos. Por ese motivo, no deberíamos hacer análisis del antígeno prostático específico a quienes carezcan de síntomas.

Si buscas «psa cochrane» en Google, encontrarás la revisión Cochrane.[16] El resumen indica que el cribado no disminuye significativamente la mortalidad específica por cáncer de próstata u otras causas según un metaanálisis de cinco ensayos clínicos. El público ya está advertido de los peligros del sobrediagnóstico, el sobretratamiento y los daños derivados de los tratamientos, pero los autores de la revisión dicen que «Los hombres deben ser informados sobre estos datos y sobre los acontecimientos adversos antes de decidir si se someten a pruebas de detección del cáncer de próstata». En mi opinión, parece que en esta frase los autores han confundido la palabra «hombres» con la palabra «médicos». No son los hombres quienes escogen los tratamientos que más les gustan. No se puede ir a un hospital y exigir una TAC. Son los médicos quienes deciden si realizarán o no la prueba del cáncer de próstata, y los hombres pueden aceptar o declinar la oferta. Sin embargo, los médicos no deberían ofrecer ninguna prueba del cáncer de próstata.

Los ácaros del polvo y el asma

A mediados de los años noventa, mi grupo de investigación culminó una exhaustiva revisión de las intervenciones químicas y físicas contra los alérgenos de los ácaros del polvo, tras lo que descubrieron que estas no ejercían efecto alguno en los pacientes con asma. Llevamos a cabo un trabajo muy minucioso. Un miembro de nuestro grupo era especialista en neumopatías y había realizado más ensayos que todos los demás. Yo defendía una teoría relativa al sesgo existente en los ensayos clínicos y muchos de los problemas estadísticos presentes en los metaanálisis publicados. A pesar de que se trataba de un grupo de profesionales serios y consolidados, Paul Jones, el editor del Grupo Cochrane de Vías Respiratorias, nos dijo que debía tener la plena certeza de que los datos que obteníamos de cada ensayo individual eran correctos. Así pues, nos pidió que volviéramos a repasar los resultados al completo. Incluso tuvimos que desplazarnos a las oficinas del grupo en Londres para consultar al equipo editorial mientras lo hacíamos. Todo aquel trabajo fue una pérdida de tiempo que no cambió nuestros resultados en absoluto.

Aquella maniobra tan poco habitual retrasó considerablemente la publicación de nuestra revisión. Más tarde supe que por esas fechas se había concedido una subvención de 728.678 libras esterlinas para hacer otro ensayo similar a los que habíamos analizado, pero mucho más amplio.[17] Si nuestra revisión se hubiera publicado en ese momento, es casi seguro que no habría recibido esos fondos.

Nuestros descubrimientos no fueron bien recibidos. Después de aprobar su publicación en 1998, el editor modificó el resumen sin avisarnos, de modo que resultaba engañoso y favorecía el empleo de las intervenciones. Nos dimos cuenta de ello por casualidad y nos quejamos al respecto. Al cabo de unos años, cuando actualizamos la revisión con la adición de nuevos ensayos, el editor volvió a cambiar el resumen, otra vez sin nuestro permiso. No es así como debe comportarse un editor de Cochrane, ni ningún editor, pero al menos me alegra decir que esa persona ya no trabaja para el grupo, aunque su salida no tuvo nada que ver con su falta de ética editorial.

Esto fue lo que ocurrió. La primera vez, en 1999, en el número 1 de la Biblioteca Cochrane, la conclusión que aparecía en el resumen decía:

> Conclusiones: los métodos físicos y químicos actuales para reducir la exposición a los alérgenos del ácaro del polvo doméstico parecen ser ineficaces y no se pueden recomendar para disminuir los síntomas de asma en las personas sensibles a los ácaros del polvo doméstico.

En el número 2, la conclusión fue:

> Conclusiones de los autores: no hay pruebas suficientes que demuestren que los métodos físicos y químicos actuales para reducir la exposición a los alérgenos del ácaro del polvo doméstico sean eficaces para disminuir los síntomas de asma en las personas sensibles a los ácaros del polvo doméstico. [Este resumen se ha preparado de modo centralizado.]

Puesto que los autores éramos nosotros, puedo asegurar que esas no fueron nuestras conclusiones. El enunciado «no hay pruebas suficientes que demuestren» sugiere que, si hubiera más pruebas (por ejemplo, el extenso ensayo planeado en el Reino Unido), no habríamos pasado por alto un efecto positivo, como explicamos en detalle en la exposición del artículo.

Publicamos la versión más reciente de nuestra revisión en 2011 (aunque la fecha oficial sea de 2008, porque solo se añadió un nuevo ensayo en la actualización de 2011).[18] Seguía sin haber muestras de que las intervenciones produjeran efecto alguno, y el extenso ensayo llevado a cabo en el Reino Unido no afectó en nada nuestros resultados.

En 2007, el editor jefe de *Allergy* estaba tan harto de que los especialistas hicieran caso omiso de nuestra revisión Cochrane a la hora de redactar guías clínicas que recomendaban intervenciones inútiles contra los ácaros que nos pidió permiso para publicarla en su revista. Ni que decir tiene que aceptamos la propuesta.[19] Le preocupaban especialmente las directrices de la nueva guía para el asma de los institutos nacionales de la salud (NIH) estadounidenses.[20] *The Lancet* las describía como «rigurosas y factuales». Sin embargo, como le expliqué en una carta al editor de *The Lancet*,[21] y también en *Allergy*,[22] sus recomendaciones para combatir el ácaro del polvo doméstico eran en realidad incorrectas.

La guía del NIH estadounidense era un mamotreto de cuatrocientas cuarenta páginas. Lo primero que pensé fue que jamás lograría encontrar tiempo para leerlo entero. El grupo de expertos que la firmaba recomendaba diversas intervenciones (como cubrir los colchones con fundas impermeables antialérgicas), y citaba hasta diez artículos que las respaldaban. No obstante, uno de ellos era un editorial, otro una revisión no sistemática, otro un estudio del tipo «antes y después» sin grupo de control, y otro trataba sobre la rinitis. Excluimos de nuestra revisión otra de las fuentes porque solo una parte de los pacientes tenían alergia a los ácaros, y no se proporcionaban los resultados finales de ese grupo. Otro artículo resultaba irrelevante dado que incluía diversos procedimientos y alérgenos. Al final quedaron cinco artículos, ¡y ninguno de ellos probaba los efectos de las fundas de colchón!

¿Y qué dijeron esos expertos acerca de nuestra revisión sistemática, que ya era bastante conocida y también se había publicado en la BMJ nueve años antes?[23] Ni media palabra. ¡Si no puedes con el enemigo, haz como si no existiera! Tras el apartado sobre los ácaros del polvo había cientos de referencias, todas ellas de aspecto impresionante y fundamentado, cosa que no eran en lo más mínimo.

En nuestro artículo para *Allergy*, mencionábamos un informe conjunto de los grupos de expertos de la Academia Europea de Alergia e Inmunología Clínica y la Academia Estadounidense de Alergia, Asma e Inmunología,[24] donde se enumeraban varias medidas que podían reducir la exposición a los ácaros, como las fundas de colchón, almohada y colcha impermeables. Aunque no se trate de un error de por sí, resulta engañoso porque el texto no decía nada sobre la falta de efecto clínico de tales medidas. Estas pautas aparecieron en la *Journal of the American Medical Association* (JAMA), en la que se afirmaba que estaban basadas en las evidencias, con la siguiente declaración de uno de sus autores: «Nos hemos esforzado para que estas recomendaciones se sustenten en hechos probados, intentando evitar las meras opiniones como base».[25]

Tras leerlo, escribí una carta a la revista para señalar que los expertos no se habían esforzado lo suficiente, ya que las tres referencias que respaldaban sus recomendaciones para controlar el ácaro del polvo doméstico eran improcedentes. También dije que habíamos descubierto que el efecto medio de dichos procedimientos sobre el flujo espiratorio máximo (FEM, el indicador más común en los ensayos sobre el asma) era exactamente cero, con un intervalo de confianza muy reducido. La JAMA se negó a publicar mi carta.

No deberíamos persuadir a los pacientes para que gasten su tiempo y su dinero en medidas inútiles como aspiradoras carísimas, fundas de colchón, limpieza obsesiva, filtros de aire y retirada de alfombras. Lo más deprimente de todo es que los expertos en alergias deberían saber que esas prácticas no son eficaces contra los ácaros, porque la posible reducción del número de alérgenos es demasiado pequeña.[19]

Aun así, las guías y las revisiones de artículos que recomendaban dichos procedimientos siguieron proliferando por el mundo. Las autoridades sanitarias y las asociaciones de pacientes continuaban haciendo lo mismo. Nuestra estupefacción fue tal que publicamos un artículo sobre lo engañosas que eran las revisiones narrativas de los artículos sobre los ácaros del polvo doméstico escritas por los especialistas en asma. La novela *De ratones y hombres*, de John Steinbeck, nos inspiró para titularlo «De ácaros y hombres».[26] Estas revisiones suelen recomendar diversos métodos supuestamente eficaces, pero aportan referencias muy seleccionadas y sesgadas. En setenta de esas revisiones, el ensayo más citado contaba con solo siete pacientes por grupo, por lo que el significado estadístico que proclamaba era probablemente erróneo, y ni siquiera indicaba sus resultados clínicos. Las recomendaciones solían basarse en estudios no aleatorizados, de los que el más citado incluía solo a diez pacientes por grupo, aunque alardease de sus fantásticos resultados. Por el contrario, nuestra revisión Cochrane consideraba cincuenta y cinco ensayos aleatorizados y a 3.121 pacientes.

Puede que los ácaros del polvo doméstico no te interesen en lo más mínimo, pero espero que hayas disfrutado de la anécdota. Es un ejemplo de cómo todos podemos equivocarnos y seguir haciéndolo a sabiendas, en contra de los hechos científicos inapelables.

En 2013, una encuesta reveló que la mayoría de los pediatras italianos recomendaban el uso de fundas de colchón y aspiradoras especiales, el lavado semanal a altas temperaturas y la retirada de alfombras y moquetas.[27] Los autores (dos alergólogos) hicieron críticas injustificadas de nuestro trabajo, y llegaron a la conclusión de que la mejor estrategia consistía en implementar todas las medidas preventivas, «de acuerdo con las principales guías clínicas y la práctica habitual de la gran mayoría de los especialistas». A pesar de que reconocían la imposibilidad de erradicar los ácaros de los hogares, puesto que siempre pueden entrar desde el exterior,[28] este hecho probado no ejerció efecto alguno en sus recomendaciones.

A fin de ver si la situación era igual de mala en todas partes, busqué en Google «guía clínica ácaro del polvo» restringiendo la búsqueda al último año a través del apartado «Herramientas». El segundo enlace me llevó a la página de la conocida Clínica Mayo de Estados Unidos. El texto era de mayo de 2017, pero también un completo horror, con recomendaciones aún más fútiles y costosas que las de la encuesta italiana. Además, no indicaba referencia alguna. Y sin referencias, no hay transparencia.

La ONG Asthma UK (asthma.org.uk) hace las cosas como es debido. En palabras de su director: «Si tiene crisis asmáticas a causa de los ácaros del polvo, lo mejor que puede hacer para reducir los síntomas es controlar su enfermedad y asegurarse de que esté bien tratada, ya que, de este modo, será menos probable que reaccione a los excrementos de ácaro cuando entre en contacto con ellos, dado que son imposibles de evitar».

Muy cierto. Sin embargo, la misma organización cedió a la tentación de divulgar falsas esperanzas: «En un estudio reciente, se descubrió que los niños que usaban fundas antiácaros de colchón, colcha y almohada tenían menos probabilidades de ser hospitalizados por crisis asmáticas, pero solo si están entre los tres y los diez años, residen en viviendas sin fumadores y son únicamente alérgicos a los ácaros (y no a los animales o al polen, por ejemplo). Hará falta llevar a cabo más investigaciones para tener la certeza de que puedan servir de ayuda, y hasta qué punto».

¡Nada de eso! No hace falta investigar más. No hay más referencias a ese «estudio reciente» ni se indica que fuera aleatorizado. Otra falta de transparencia. Además, se nos presenta el resultado de un subgrupo, pero no el resultado general. Todo lo anterior debería ponernos la mosca detrás de la oreja. Te lo ruego, no prestes atención a esta clase de mensajes irresponsables. Se usaron fundas de colchón en al menos veintiséis de los estudios analizados en nuestra revisión para Cochrane, pero no sirven de nada, por motivos bastante evidentes.

Clasificación de pruebas por grado de fiabilidad

Muchas de las fuentes de información nos dicen lo que tenemos que hacer. No obstante, antes de seguir sus recomendaciones, debemos clasificarlas según su grado de credibilidad científica. Para ello, es habitual emplear el sistema GRADE.

La fiabilidad de las pruebas científicas suele entenderse en términos de calidad. Ante todo, depende del riesgo de que los estudios de los que proceden presenten algún tipo de sesgo. Los más fiables son los estudios aleatorizados, en los que los pacientes se reparten al azar en dos o más grupos que reciben un tratamiento diferente, y después se comparan los resultados. Técnicamente, ha de utilizarse una tabla de números aleatorios, lo que puede hacerse de varias maneras. Una de las mejores consiste en hacer uso de una oficina central de aleatorización, a la que los médicos mandan los datos de los pacientes que deseen incluir en el ensayo. Si un paciente cumple los requisitos, se le asigna un número aleatorio haciendo clic desde un ordenador, que lo introduce en uno de los grupos. La inclusión en un grupo es definitiva y no puede ser alterada por los médicos, aunque cambien de opinión y crean que un paciente recibiría un mejor tratamiento en otro grupo. A este proceso se le llama «aleatorización enmascarada».

En ocasiones se usan tablas de números aleatorios para crear una serie de sobres sellados y numerados. Así, si un paciente es el decimoquinto en entrar en un estudio, el investigador abrirá el sobre número 15, donde pondrá el tratamiento que deberá recibir. Por desgracia, hay personas que (a menudo con buena intención) hacen trampas para saltarse el método, lo que invalida los estudios sin saberlo. Por ejemplo, un investigador que vea a tres pacientes un mismo día puede abrir los sobres antes de que estos lleguen y después asignar los números correspondientes a quienes considere más adecuados para un tratamiento determinado. Ese es el motivo de que ya no se use mucho el método de los sobres.

Si no se respeta la aleatorización enmascarada, la posibilidad de que haya sesgo será muy elevada, a menos que el resultado final sea objetivo, como la muerte. De hecho, se han hecho estudios que demuestran cuánto pueden exagerarse los resultados cuando las evaluaciones no son a ciegas. En ensayos sobre distintas enfermedades en los que había un observador con acceso a todos los datos y otro sin ellos, los efectos de los resultados en escala binaria (por ejemplo, si había mejoría o no) se sobrestimaban una media del 36% (riesgo relativo) cuando los evaluaba el observador con todos los datos.[29] En otro estudio similar, donde se emplearon escalas de valoración como la gravedad de la depresión, el efecto se sobrestimaba una media del 68%.[30]

Puesto que los medicamentos producen efectos secundarios, los supuestos estudios con enmascaramiento doble (o doble ciego), que cuentan con un grupo de control al que se le administra un placebo, rara vez son a ciegas de verdad. Tanto los médicos como los pacientes pueden adivinar si el tratamiento contiene una sustancia activa o no basándose en la presencia o ausencia de sus efectos secundarios característicos. Lamentablemente, este es un detalle que no se suele tener en cuenta a la hora de clasificar la fiabilidad de los hallazgos científicos. Lo habitual es que los estudios reciban una puntuación alta por el mero hecho de pretender emplear un enmascaramiento doble, pero no debería ser así.

Quienes no han llevado a cabo ensayos aleatorizados ignoran lo mucho que pueden torcerse (y se tuercen) las cosas, aunque se basen en un protocolo cuidadosamente redactado. Hay pacientes que abandonan el estudio antes de tiempo porque sufren reacciones adversas o porque no aprecian cambios, y otros que reciben tratamientos adicionales a pesar de que el protocolo lo prohíba. La regla general es que la aleatorización debe respetarse, asegurándose de que los grupos sean comparables. De este modo, pase lo que pase, los pacientes se analizan en el grupo al que fueron asignados, aunque no reciban el tratamiento adecuado. Es lo que denominamos «análisis por intención de tratar». Si solo se contempla a los pacientes que hacen lo que se les dice hasta la última visita, se le llama análisis por protocolo. Estos pueden tener grandes fallos porque los grupos dejan de ser comparables.

Los mejores ensayos son aquellos en los que se ocultan hasta los datos del análisis, dado que es habitual ir perdiendo pacientes y resultados durante el seguimiento, amén de existir otros problemas que exigen una toma de decisiones que pueden ser parciales.

Luego está el problema del sesgo de publicación, lo que significa que los resultados positivos tienen más posibilidades de ser publicados que los negativos. Este es otro riesgo que debemos tener en cuenta. Si un ensayo es muy amplio, se publica casi siempre, sean cuales sean sus resultados; uno de los motivos por el que los estudios grandes son más fiables que los reducidos. Además, sus resultados también son más precisos. Si un tratamiento es el doble de eficaz que otro, es posible que diez de los cuarenta pacientes de un grupo tuvieran una mejoría frente a cinco de cuarenta del otro grupo. Eso nos da un cociente de riesgos (CR) de 2, con un intervalo de confianza (IC) del 95% que oscila entre el 0,75 y el 5,33. Si llevas a cabo varios ensayos, con cuarenta pacientes en cada uno de sus grupos, obtendrás unos resultados diferentes. Sin embargo, si te basas en un único ensayo, podrás tener una seguridad del 95% de que el verdadero CR está entre 0,75 y 5,33. Si el ensayo fuera más amplio, y hubieran mejorado mil de los cuatro mil pacientes de un grupo y quinientos de los cuatro mil de otro, el CR seguiría siendo de 2, pero el IC del 95% sería pequeño porque iría de 1,81 a 2,21. En tal caso, quedaría más claro que un tratamiento es el doble de eficaz que otro.

También es conveniente fijarse en cómo varían los resultados de un estudio a otro. Si son muy dispares, es posible que algunos datos sean poco fiables. En general, los estudios pequeños suelen ser problemáticos y es mejor omitirlos.

La última cuestión que habría que abordar es si los pacientes, los métodos y los resultados de los ensayos son lo bastante similares a los nuestros para dejarnos guiar por ellos.

Existen muchos tipos de estudios sin aleatorizar, a los que solemos denominar colectivamente como estudios de observación, puesto que se observa lo que sucede sin interferir en nada. En los estudios de cohortes, se realiza un seguimiento de distintos grupos durante un periodo determinado. Si el tratamiento se comienza o se suspende durante ese plazo, se considera como la práctica clínica habitual.[32] También es posible que se incluya una cohorte sin tratamiento para comparar. Estos estudios son mucho menos fiables que los aleatorizados porque los participantes de cada cohorte varían desde el primer momento. Puesto que existen toda clase de motivos para recibir tratamientos distintos, cualquier diferencia entre los resultados deberá interpretarse con cautela.

Cuando no pueden llevarse a cabo estudios aleatorizados, los estudios de cohortes pueden ser la alternativa. Son útiles para complementar los ensayos aleatorizados, muchas veces demasiado reducidos o cortos para identificar daños poco comunes o de lento desarrollo. También nos ayudan a esclarecer las ventajas y los riesgos de nuevos tratamientos que emplean de manera rutinaria otros médicos menos instruidos. Por poner un ejemplo, es posible que los facultativos que tienen menos formación realicen peor las laparoscopias (una cirugía a través de una pequeña incisión), y que un estudio de cohortes demuestre que, en algunos casos, estas provocan más daños que una operación tradicional. Del mismo modo, los estudios de cohortes nos permiten analizar a pacientes que no suelen incluirse en los estudios aleatorizados más controlados, como los ancianos con diversas enfermedades y tratamientos. Por último, estos estudios tienen la capacidad de generar hipótesis interesantes que pueden ponerse a prueba en ensayos aleatorizados.

Aún menos fiables que los estudios de cohortes son los estudios de casos y testigos, en los que se selecciona un número de casos y testigos (muestra que se excluye de un análisis experimental, para que sirva de referencia en la evaluación de resultados de la parte analizada) para después calcular si la exposición a un supuesto agente causal es más común entre los casos que entre los testigos.[32] Suele emplearse este sistema para detectar daños poco frecuentes, que de otro modo solo podrían identificarse con cohortes muy numerosas. Si, por ejemplo, los niños que padecen cierta anomalía cardiaca rara tienen madres que tomaron un medicamento determinado durante el embarazo con una frecuencia mucho mayor que las madres de los niños sanos, podríamos sospechar que tal medicamento fue el causante de dicha anomalía.

En la investigación sanitaria hay espacio para todas las clases de estudio. No obstante, si se emplean con el objetivo equivocado, las cosas pueden ponerse muy feas. Un ejemplo bien conocido es el del cribado con mamografía. Los profesionales favorables a estas pruebas suelen emplear métodos erróneos para convencer a los demás de que reducen sustancialmente la mortalidad del cáncer de mama. Lo que sucede es que creen a pies juntillas los resultados de los estudios de casos y testigos,[33] a pesar de que la mayoría de los expertos opinan que no son fiables para determinar los efectos del cribado. Un ensayo aleatorizado realizado en Malmoe demostró que tales estudios introducían un sesgo tremendo en sus conclusiones. Al analizar los datos de modo aleatorizado como es debido, la reducción de la mortalidad del cáncer de mama era del 4%, pero, al analizarlos en un estudio de casos y testigos (comparando la mortalidad de los participantes con la de los no participantes del grupo con cribado), la reducción de la mortalidad ascendía hasta el 58%.[34]

Hay veces en que los efectos de los estudios de observación son tan grandes que no cabe duda de que sean reales, como el hecho de que el tabaco provoca cáncer de pulmón, cardiopatías y bronquitis crónica. Por grandes efectos me refiero a enormes, no solo a reducir la mortalidad del cáncer de mama por la mitad como en el ejemplo anterior. Un estudio de cohortes de 34.439 médicos ingleses a los que se les hizo un seguimiento durante cincuenta años demostró que los fumadores morían una media de diez años antes que los que no habían fumado nunca.[35] Ese es un gran efecto.

Si quieres saber por qué son tan importantes los ensayos aleatorizados, existe un libro sumamente aleccionador al respecto, que puede descargarse gratis en catorce idiomas.[36]

También puedes consultar el apartado «Los consejos dietéticos de las autoridades» del capítulo 11, donde se discuten las limitaciones de los estudios de observación como base para emitir recomendaciones de salud pública.

Los conflictos de interés

El área de la atención sanitaria está tan plagada de conflictos de intereses y tan corrompida por el dinero de la industria que es probable que sea el sector más viciado de nuestra sociedad.[2] El fraude a gran escala es mucho más común que en cualquier otra línea de negocio, y el modelo empresarial se acerca al crimen organizado: generalizado, costoso y mortal.[2,3]

Por todo ello, debemos desconfiar por definición de las organizaciones y los individuos que trabajan para la industria. Unas veces tienen razón y otras no, pero el problema es que casi nunca lo sabremos hasta que busquemos las pruebas por nosotros mismos.

Lo que ha quedado muy claro es que debemos desconfiar de nuestras autoridades sanitarias. Si hubieran hecho bien su labor, los medicamentos no serían la tercera causa de muerte en el mundo, ni habría una porción elevada de la población que ha quedado incapacitada física o mentalmente, que ha perdido la vida o que ha sufrido daños permanentes por culpa de unos psicofármacos que no sirven para casi nada.[3]

Los organismos que gozaban de prestigio en el pasado lo han perdido por sacrificar los mismos principios que se lo concedieron en primer lugar.

Por ejemplo, los centros para el control y la prevención de enfermedades (CDC) de Estados Unidos incluyen el siguiente aviso legal en sus recomendaciones: «Los CDC, nuestros coordinadores y expertos declaran que no tienen ningún interés financiero ni ningún otro tipo de relación con los fabricantes de productos comerciales… Los CDC no aceptan contribuciones económicas».[37] La imagen de los CDC como guardianes independientes de la salud pública les ha granjeado un enorme respeto. Sin embargo, a pesar de ese aviso, los CDC reciben millones de dólares en regalos y patrocinios de la industria —tanto de manera directa como indirecta—, y varias de sus acciones y recomendaciones recientes han suscitado dudas acerca de las fuentes científicas que citan, las guías clínicas que publican y los fondos que se embolsan.[36] Así sucedió, por ejemplo, en el caso de la hepatitis C.

El tratamiento de la hepatitis C

Las donaciones que reciben los CDC suelen destinarse a proyectos concretos. En 2012, Genentech donó seiscientos mil dólares a la Fundación CDC para promover la detección y el tratamiento del virus de la hepatitis.[37] Genentech y su empresa matriz Roche fabrican productos para hacer la prueba de la hepatitis C y tratarla. Ese mismo año, los CDC recomendaron un cribado del virus de la hepatitis C de toda la población nacida entre 1945 y 1965, pese a que las fuentes científicas en las que se basaban eran cuestionables.[37] Dos años antes, los CDC formaron una coalición para apoyar la investigación, el diagnóstico y el tratamiento de la hepatitis C, que recibió sesenta y dos millones de dólares en donaciones por parte de empresas que se dedican a la fabricación de pruebas y medicamentos para la infección de la hepatitis C. Más adelante se descubrió que nueve de los treinta y cuatro miembros del equipo externo que redacta y revisa las nuevas recomendaciones de los CDC mantenían vínculos financieros con estas empresas.[37]

El sofosbuvir, un medicamento que se utiliza para el tratamiento de la hepatitis C, cuesta más de ochenta y cuatro mil dólares por ciclo.[37] Ante algo así, cabe preguntarse si tanto el cribado como el fármaco surten el efecto anunciado, ya que si el sofosbuvir no vale ese dineral, la cuestión del cribado se vuelve irrelevante. Empecemos por el efecto del medicamento.

Si buscas en Google «sofosbuvir cochrane», verás que el primer resultado es una revisión Cochrane sobre el sofosbuvir y otros medicamentos similares.[38] Sin embargo, cuando hice la búsqueda por primera vez, el puesto de honor lo ocupaba el resumen de una revisión sistemática de 2014,[39] en la que se decía que los autores habían recopilado una serie de estudios de la Biblioteca Cochrane para su análisis. Por desgracia, aunque parecía prometedor, perdí rápidamente el interés cuando vi que todos los autores eran chinos, y ya se sabe que el fraude en la investigación médica es muy habitual en China.[40,41] En 2016 se llevó a cabo una revisión de 1.622 medicamentos nuevos que habían sido enviados al registro de la Administración de Alimentos y Medicamentos china, y cuya conclusión fue que se debería haber rechazado el 81% de las solicitudes por contener datos clínicos inventados, erróneos o inadecuados.[41] Al parecer, en uno de los casos, el personal que recogió los datos no estaba contratado todavía. Otro estudio descubrió que solo el 7% de una muestra de 3.137 ensayos publicados en revistas chinas estaba aleatorizado de verdad, aunque todos se describían así.[42]

No tenemos que descartar todos los artículos chinos por el mero hecho de serlo, pero sí que nos conviene estar ojo avizor cuando nos encontremos con uno. Los autores de esa revisión en particular no hacían distinción alguna entre los ensayos aleatorizados y los estudios de observación. Por ejemplo, en el resumen decían: «Un ensayo y trece grupos de tratamiento/cohortes de siete estudios…». La conclusión era que el sofosbuvir resultaba «efectivo y seguro», una muletilla de la industria que hace que pare de leer en seco.

El siguiente enlace era una revisión sistemática de JAMA, también de 2014.[43] No obstante, por el resumen parecía más una guía de tratamiento que una revisión sistemática, puesto que había un número sorprendentemente bajo de datos, sin intervalos de confianza ni valores de P. En la última frase se afirmaba: «Además de aumentar el cribado del VHC, como proponen las últimas directrices de los centros para el control y la prevención de enfermedades, la aparición de nuevos procedimientos puede llevar al tratamiento de muchas más personas con infección crónica del VHC».

Los autores se refieren al cribado, que no es una recomendación basada en la evidencia (como se explica más abajo), y se congratulan de que ello conduzca al tratamiento de muchas más personas con unos medicamentos tan caros que pondrían en peligro la economía de muchas naciones —incluidos los países europeos más ricos— si se optara por tratar a todos los infectados por VHC.

Esa fue la gota que colmó el vaso. Aquello no era más que un reluciente panfleto destinado a los inversores y a los fabricantes de esos fármacos. Es más, el resultado era una respuesta virológica constante, algo que tampoco nos interesa que ocurra. Lo que queremos es reducir la aparición de la cirrosis hepática y el cáncer de hígado, y disminuir el número de muertes. La respuesta virológica es un marcador indirecto, y no podemos saber si un descenso de la concentración vírica en sangre tendrá los efectos deseados que importan a los pacientes. Algunos antibióticos pueden producir un resultado positivo en la caja de Petri de un laboratorio, aunque los pacientes sigan muriendo. También sabemos que podemos erradicar el paludismo de la sangre, pero la enfermedad puede retornar al cabo de los años a causa de parásitos que se ocultan en el hígado.

La revisión Cochrane sobre el sofosbuvir y otros medicamentos similares tiene 757 páginas, pero es posible que nos baste con leer el resumen.[38] Los autores incluyeron 138 ensayos (25.232 pacientes) y descubrieron una respuesta virológica constante. No pudieron confirmar ni refutar ningún efecto de trascendencia clínica de los medicamentos porque la mayoría de los ensayos tenían una duración a corto plazo. Además, consideraron que todos los ensayos y resultados presentaban un riesgo alto de sesgo, lo que hace suponer que se sobrestimaron los beneficios y se subestimaron los daños. Sin embargo, no había información suficiente para confirmar que los medicamentos redujeran el riesgo relativo de reacciones adversas graves un 20% en comparación con el placebo.

Evidentemente, así no se puede justificar el cribado de la hepatitis C. Pero si buscamos «cribado hepatitis c» en Google, encontraremos varias recomendaciones positivas, incluida la de los CDC, en primer lugar. Los enlaces siguientes son guías clínicas del Grupo de Trabajo de Servicios Preventivos de Estados Unidos (una entidad de prestigio hasta hace poco, cuando empezaron a recomendar procedimientos bastante extraños sin base científica, como el cribado de la depresión, comentado en el capítulo 7), el Grupo de Trabajo de Medicina Preventiva Canadiense y la Organización Mundial de la Salud. Nos bastan unos segundos para descubrir cuál es la postura de los canadienses: «Una revisión sistemática no halló pruebas de la eficacia del cribado del VHC entre la población adulta sin síntomas. El grupo de trabajo recomienda que no se lleve a cabo el cribado del VHC en los canadienses adultos sin síntomas».

¿Qué hay de las otras dos organizaciones? El último enlace de la primera página de Google era el siguiente:

> ¿Está justificado el cribado generalizado de la hepatitis C? | BMJ
> www.bmj.com/content/350/bmj.g7809
> RL Koretz, 2015. Citado por 29. Artículos relacionados
> 13 de enero de 2015: Varias organizaciones han recomendado ampliar las pruebas de *cribado* para detectar la infección de la *hepatitis* C. A Ronald Koretz y sus colegas les preocupa...

¡Ajá! Koretz está preocupado, igual que los canadienses e igual que yo. Siento debilidad por la BMJ, que para mí es la mejor revista médica del mundo. Además, conozco a Koretz, a quien he visto en numerosas ocasiones. Es un investigador minucioso y un gran pensador.

El enlace lleva a PubMed, pero no al artículo completo de la BMJ. Sin embargo, si buscas en Google «350:g7809» (el volumen y la primera página del artículo), o solo «g7809», lo encontrarás disponible en la revista.[44]

Los autores explican que tanto los CDC como la Organización Mundial de la Salud y el Grupo de Trabajo de Servicios Preventivos de Estados Unidos recomiendan un cribado sistemático, lo que según la Ley de Protección al Paciente y Cuidado de Salud Asequible obliga a las aseguradoras a ofrecer el procedimiento de modo gratuito. Esto constituye una imprudencia médica y un desperdicio de dinero tremendo. El estado de Nueva York llegó a aprobar una ley por la que era obligatorio que los hospitales ofrecieran las pruebas a toda la población nacida entre 1945 y 1965. No olvidemos que esto ocurre en un país en el que la gente muere porque no puede costearse la atención sanitaria, en el que muchos carecen de seguro médico, y en el que el presidente Donald Trump y la mayoría de los republicanos quieren desmantelar la reforma sanitaria de Obama. Lo que allí está pasando resulta pasmoso a más no poder.

Se ha dicho que el cribado sistemático es una oportunidad para salvar miles de vidas en todo el mundo. Sus defensores suelen citar la considerable prevalencia de la hepatitis C, la carga económica de las insuficiencias hepáticas crónicas y la disponibilidad de tratamientos aparentemente efectivos.[44] Sin embargo, dado que la mayoría de los infectados no llega a presentar síntomas y morirá por otras causas, los supuestos beneficios para los enfermos terminales de hepatitis C no parecen justificar los daños del tratamiento sin ningún beneficio creíble a cambio para el resto.

Tal como imaginaba, Koretz y sus colegas informaron de que a veces puede aparecer ARN vírico en los tejidos, aunque no esté presente en la sangre, lo cual es uno de los muchos motivos de que la respuesta virológica constante sea un indicador poco fiable de la realidad. Pues bien, se calcula que al menos ciento veinticinco millones de personas padecen la infección activa en el mundo, y tratarlos a todos con un ciclo de sofosbuvir (algunos pacientes necesitan más de uno) costaría diez trillones de dólares, lo que vendría a ser la mitad del producto interior bruto de Estados Unidos.

La Asociación Estadounidense para el Estudio de las Enfermedades Hepáticas quiere «que todos los infectados del VHC sean tratados para prevenir las complicaciones de la que es una enfermedad curable» (quinto enlace de los resultados de búsqueda de Google).[45] ¿Quién va a pagar por ello? ¿Y dónde están las pruebas de que los antivíricos sean curativos? No existe ninguna. Esta parte de mi libro versa sobre los conflictos de intereses, y, como ya habrás adivinado, estos autores que criticaron la revisión Cochrane y quieren tratar a toda la población que tenga el menor indicio de presencia vírica en sangre mantienen numerosos vínculos económicos con los fabricantes de medicamentos antivíricos.

Y, sin embargo, todavía se acepta por norma que individuos a sueldo de las farmacéuticas formen parte de los comités que recomiendan los medicamentos, los productos sanitarios y las pruebas diagnósticas que comercializan las mismas farmacéuticas. El nivel de corrupción de la industria sanitaria ha alcanzado unas cotas impensables.[2] Hoy en día, por fin se conocen estos conflictos de intereses, pero se sigue creyendo que no pasa nada mientras declaren su larga lista de benefactores farmacéuticos. No es así. Uno no es menos corrupto por declararlo. El dinero compra opiniones, lo que a menudo sucede de manera inconsciente. Sigue el rastro del dinero y podrás explicarte muchos de los misterios de la industria.

Como se ha demostrado una y otra vez, los médicos que están a sueldo de las farmacéuticas tienden a mostrar opiniones irracionales acerca de los medicamentos, prefiriendo fármacos caros antes que las alternativas más baratas, y fármacos antes que otras opciones.[2] Por lo tanto, antes de leer cualquier texto médico, nos conviene descubrir si sus autores poseen intereses que supongan un conflicto. Estos suelen aparecer al final del artículo, justo antes de las referencias, aunque hay revistas que omiten estas advertencias, mientras que otras dirigen a sus lectores a los sitios web de las mismas revistas. En numerosas ocasiones, no he sido capaz de encontrarlas, algo que parece hecho a propósito, ya que las revistas tienen mucho que ganar vendiendo reimpresiones de ensayos fraudulentos, o revisiones de productos y medicamentos que pecan de lo mismo. Si los autores están relacionados con los fármacos que describen, rara vez merecerán la pena sus textos.

También hay que leer los agradecimientos, pues pueden revelar que los artículos están patrocinados por empresas farmacéuticas, o que un artículo determinado no fue escrito por ninguno de sus supuestos autores. Cuando se agradece la «colaboración» o la «asesoría técnica» de alguien, suele significar que fue esa persona quien escribió el artículo. Y cuando solo se agradece su «ayuda», puedes estar seguro de que fue por algo más que preparar el café de los atareados investigadores que analizaron los datos. La autoría fantasma es una de las lacras de la salud pública, puesto que engaña a los médicos respecto a los beneficios y los daños de los fármacos.[2] Por otro lado, constituye un fraude porque hace creer que los artículos en cuestión fueron escritos por profesionales de prestigio. Estos textos elaborados por terceros se citan después en materiales promocionales y en otros artículos de autoría fantasma como si aportaran una verificación independiente de las aparentes virtudes de los medicamentos descritos. Lo cierto es que puede que haya más artículos escritos por estos «negros» que los escritos por profesionales independientes.[2]

La dificultad de publicar críticas negativas

Los editores de muchas revistas especializadas son médicos con muchos intereses económicos en la industria farmacéutica, tanto personales como en lo relativo a la publicidad y las ventas de ejemplares. Como es lógico, algo así no favorece la publicación de artículos o cartas negativas que señalan los errores fatales y la manipulación de los ensayos clínicos. Hay que ser especialmente cauto cuando los artículos aparecen en revistas que llevan el nombre de alguna enfermedad, como la revista *Cancer*, perteneciente a la Sociedad Estadounidense contra el Cáncer. Si las publicaciones hablan mal de los productos de la industria farmacéutica, los ingresos por publicidad y ventas disminuyen.

Antes, los autores de al menos un artículo indexado en PubMed tenían derecho a publicar comentarios sobre los resúmenes incluidos en la misma página, una prestación a la que se daba en llamar PubMed Commons. De esta manera, se podía sortear parcialmente la censura editorial y advertir a los lectores de los datos poco fidedignos.

Un ejemplo: en un metaanálisis de datos de ensayos clínicos de la *JAMA Psychiatry* se afirmaba que los neurolépticos (también llamados antipsicóticos, aunque sea un término engañoso ya que no curan las psicosis) reducían la mortalidad total de la esquizofrenia en más de un 50%, así como el número de suicidios.[46] Pues bien, yo expliqué por qué el metaanálisis contenía errores de bulto, y señalé que los resultados no casaban nada bien con el hecho de que las personas con esquizofrenia fallecen unos veinte años antes que los demás porque casi todas ellas reciben neurolépticos. Muchas sufren aumentos de peso excesivos y diabetes a causa de unos medicamentos que acortan su vida en gran medida. Además, un metaanálisis en el que se estudiaba a la población geriátrica reveló que aquellos que recibían neurolépticos tenían una tasa de mortalidad del doble que aquellos que recibían un placebo. Al hacer un análisis correcto de los mismos datos, descubrí que los neurolépticos aumentaban tanto la mortalidad total como los suicidios en comparación con los placebos.

Tras escribir una crítica, PubMed indicaba en la parte superior que había un comentario publicado: «Consulte los comentarios de PubMed Commons más abajo».

Todo el mundo puede mandar críticas de las revisiones Cochrane haciendo clic en «Comentar esta revisión» en el lado derecho de la versión completa de cada revisión. Si es pertinente, el comentario aparecerá publicado con la respuesta del autor en el apartado «Leer los comentarios sobre esta revisión». Si el comentario señala errores o declaraciones engañosas, es posible que se revise y se actualice el texto. De este modo, todo el mundo puede mejorar los contenidos de Cochrane. Esta revisión externa y constante es mucho mejor que la revisión tradicional que solo incluye a unas cuantas personas.

Sin embargo, el conflicto de intereses económicos no es el único que importa, pues también existen los intereses académicos. Los títulos de las revistas pueden darnos indicios. Resulta poco probable que el trimestral *Journal of Medical Screening* [Revista de Cribado Médico] publique opiniones contrarias a los cribados, y bastante probable que sí acepte los artículos que le dicen a su público lo que quiere oír, aunque los datos sean erróneos. A eso exactamente se dedica esta revista. Es algo tremendo.[47]

Tal vez pienses que la información que proporcionan las asociaciones de pacientes es veraz, pero tampoco lo es. Muchas de ellas están patrocinadas por la industria, pero no creen hacer daño alguno con ello.[2] A veces son las mismas farmacéuticas las que fundan asociaciones de pacientes en secreto. Por lo tanto, siempre hay que averiguar de dónde proceden los fondos antes de empezar a leer.

Incluso las asociaciones supuestamente independientes y de confianza suelen abandonar sus ideales con el tiempo, a menudo por las presiones políticas que ejerce la industria.

Los conflictos de interés están tan extendidos que hasta la Colaboración Cochrane se ha visto envuelta en esa clase de problemas. De acuerdo con sus normas, las revisiones Cochrane deben evitar los conflictos de intereses relacionados con el patrocinio comercial, y estar dirigidas por individuos u organizaciones independientes e imparciales.[48] Por consiguiente, no se aceptan las revisiones subvencionadas por la industria farmacéutica. Sin embargo, lo cierto es que se puede ser autor de una de estas revisiones, aunque se haya recibido apoyo económico de patrocinadores comerciales durante los últimos tres años, siempre que dichos autores sean minoría. Sin duda, tal práctica supone un gran inconveniente porque no podemos fiarnos de lo que digan esas personas. Es una de las cuestiones que traté de abordar cuando entré en la Junta de Gobierno de Cochrane, pero, aunque el resto de la junta convino conmigo en que debían revisarse las normas, mi propuesta terminó quedándose en el aire.

La prestigiosa revista francesa *La Revue Prescrire* pretende ofrecer información imparcial, aunque, a diferencia de lo que sucede en Cochrane, sus editores, autores y contribuidores son profesionales sanitarios sin participación en conflictos de intereses. En julio de 2016, la Sociedad Internacional de Boletines de Medicamentos adoptó la misma política, que aplicó a todas sus revistas asociadas. Esa es la actitud a la que todos deberíamos aspirar, aunque no es el caso de la *New England Journal of Medicine*, sobre la que trata el siguiente ejemplo.

El efecto de los inhaladores de esteroides en los fumadores

Digamos que eres un fumador con problemas pulmonares, lo que en la jerga médica se denomina «bronquitis crónica» o «enfermedad pulmonar obstructiva crónica» (EPOC). Resulta que toses mucho y a veces sufres agravamientos que te llevan al hospital. Entonces, tu médico te recomienda encarecidamente que tomes un medicamento que consiste en salmeterol (un broncodilatador β_2 de acción prolongada) combinado con fluticasona (un corticoesteroide). Lo que tu médico no te cuenta es que hace poco lo visitó una bella representante de GlaxoSmithKline, quien le habló de las virtudes de dicho producto. También lo invitó como ponente a un futuro congreso sobre el asma en Hawái, todo a gastos pagados, incluido el campo de golf y un baño con tortugas marinas.

Aunque tú ya estabas tomando salmeterol, tu médico te convence para cambiar de medicación porque el nuevo producto reduce el riesgo de mortalidad, un tema que te preocupa bastante porque sabes que tu pronóstico es peor que el de tus amigos que no han fumado nunca.

Siempre hay que informarse bien antes de hacer una visita a la farmacia. Te aseguro que te llevarás más de una sorpresa si lo haces. Escribir «salmeterol fluticasona Cochrane» en Google te dirige a varias revisiones Cochrane. La primera compara un medicamento combinado con otro, así que no nos interesa. La siguiente tiene un titular prometedor: «¿Los esteroides inhalados aumentan el riesgo de neumonía en los pacientes con enfermedad pulmonar obstructiva crónica (EPOC)?».[49] Los autores, que analizaron cuarenta y tres estudios con más de treinta mil participantes, descubrieron que los esteroides (fluticasona y budesonida) aumentaban el número de neumonías graves que requieren el ingreso hospitalario. Durante el plazo de dieciocho meses, dieciocho pacientes más de cada mil tratados con fluticasona tuvieron que ser ingresados por neumonía. Asimismo indicaron que, en general, no hubo más muertes en los grupos con corticoesteroides inhalados que en los de control, y que las muertes relacionadas con la neumonía fueron demasiado escasas para establecer conclusiones.

Ahora ya sabes que la fluticasona y otros esteroides pueden provocar neumonía, y que las neumonías pueden ser mortales. También sabes, sin necesidad de leer la revisión entera, que, al contrario de lo que te dijo tu médico, los esteroides no reducen la mortalidad total. Y aunque tampoco se demostró que la aumentaran, no cabe duda de que lo habrían dicho si así fuera.

Por otro lado, el medicamento combinado era el doble de caro que la monoterapia con salmeterol. Siendo así, no tiene sentido malgastar dinero en un producto que no solo no cumple lo que promete, sino que además aumenta el riesgo de neumonía. Como es evidente, los esteroides debieron de producir un número mayor de neumonías aparte de aquellas tan graves que devinieron en hospitalización.

Ese es el objetivo de la medicina basada en la evidencia: hallar respuestas fiables a preguntas concretas. Aun así, indaguemos un poco más.

Las demás revisiones Cochrane de la primera página de Google trataban sobre el asma, y no sobre EPOC. Sin embargo, si añadimos la palabra «EPOC» a la búsqueda, encontramos un ensayo bastante extenso publicado en la *New England Journal of Medicine*.[50] Aunque el artículo completo se puede leer gratis, vamos a empezar por el resumen. El objetivo del ensayo era descubrir si el uso de corticoesteroides podía beneficiar a los pacientes con neumopatías. GlaxoSmithKline (GSK) asignó al azar a 6.184 pacientes entre los grupos de fluticasona y placebo, y volvió a asignarlos a todos al azar entre salmeterol y placebo. Así quedaron cuatro grupos: placebo, salmeterol, fluticasona y ambos fármacos en combinación. A este tipo de diseño se le llama factorial, y su principal ventaja radica en el hecho de que puede estudiarse el efecto de dos fármacos distintos, así como de su combinación, en un mismo ensayo. De ese modo, los investigadores analizan tres cuestiones distintas empleando una muestra de un tamaño que normalmente solo permitiría responder a una cuestión. Esta característica es la que los hace ser tan interesantes e informativos.

Tal como se afirma en el resumen: «En comparación con el grupo con placebo, el cociente de riesgos de muerte del grupo combinado era de 0,825 (intervalo de confianza [IC] del 95%: 0,681 a 1,002; P = 0,052, análisis ajustado a los datos provisionales)».

Si eso fuera cierto, tu médico tendría razón al recomendarte el medicamento combinado, porque reduce el riesgo de muerte. Este es precisamente el ensayo del que le hablaron, cuyo nombre es TORCH, acrónimo en inglés que significa «Hacia una revolución en la salud de la EPOC», ¡como si GSK ya conociera los resultados de antemano! Además, la representante también le dio una copia del artículo. Cuando les explico a los médicos los principios de la medicina basada en la evidencia, y les pregunto cómo pueden descubrir si un tratamiento determinado merece la pena, suelen responder que harían una búsqueda en PubMed. De esa manera, si encuentran un ensayo extenso publicado en la *New England Journal of Medicine*, creerán lo que diga solo por leer el resumen en PubMed.

Los artículos de esta revista se citan muchísimo más que los de otras publicaciones, y la mayoría de los médicos siente un gran respeto por ella. Por desgracia, la *New England Journal of Medicine* no es digna de tal respeto.[2]

En primer lugar, los ensayos pueden ser engañosos. Los ensayos con resultados impresionantes se publican en las revistas más prestigiosas, aunque sean auténticas aberraciones. ¿Qué pasa si otros ensayos no logran confirmar la reducción de la mortalidad? Ese es el motivo de que debamos buscar revisiones sistemáticas, ya que, como en el caso de la *New England Journal of Medicine*, podemos descubrir que no respaldan los datos que se anuncian a bombo y platillo en los artículos.

En segundo lugar, los resúmenes también suelen ser engañosos,[7] incluso los de esta revista, en esta misma ocasión. Los editores permitieron que GSK presentara un análisis totalmente inapropiado en el resumen, en el que solo se incluía a la mitad de los pacientes, invalidando así las cualidades del diseño factorial. Los resultados engañosos del resumen dan la impresión de que deberían emplearse los dos fármacos de la empresa.

En mi opinión, ese resumen es fraudulento. La palabra «fraude» significa «acción contraria a la verdad y a la rectitud, que perjudica a la persona contra quien se comete a fin de obtener beneficios económicos o personales». En Estados Unidos, el fraude contra los consumidores constituye un delito, pues consiste en llevar a cabo prácticas engañosas que producen pérdidas monetarias o de otro tipo durante el transcurso de transacciones comerciales aparentemente legítimas. Y eso es justo lo que está ocurriendo aquí. Al permitir que las farmacéuticas publiquen resúmenes engañosos, las revistas médicas aumentan sus ingresos con la venta de ejemplares y se convierten así en cómplices del fraude. Esa es una de las razones por las que abundan tanto los resúmenes engañosos en la literatura médica.

El artículo en sí no es mucho mejor. El análisis factorial correcto no aparece en ninguna de sus quince páginas, pese a que el protocolo publicado indicaba que se había realizado tal análisis durante el ensayo. El análisis correcto —ejecutado por otros investigadores— demuestra que la fluticasona no ejercía efecto alguno: cociente de riesgos de 1,00 (IC del 95%: 0,89 a 1,13; P = 0,99). [51,52] El efecto del medicamento combinado se debía enteramente al salmeterol, que reducía la mortalidad en un 19% (P = 0,004). Como esa era la sustancia que ya tomabas, no habría necesidad de pasarse a la combinación.

Aquí no nos enfrentamos a un único error que se pueda excusar, sino a que todo parece intencionado. Tanto GSK como AstraZeneca han llevado a cabo análisis equivocados en otros ensayos parecidos.[51]

Aparte del método anterior, las revisiones Cochrane también se pueden buscar desde cochranelibrary.com, *Browse* [Buscar por tema], *Lungs & Airways* [Pulmones y vías respiratorias]. Hay diecisiete revisiones en la categoría *Chronic Obstructive Pulmonary Disease (exacerbations)* [EPOC, agravamiento] y setenta y seis en *Chronic Obstructive Pulmonary Disease (stable)* [EPOC, estable].

En menos de cinco minutos podemos repasar los setenta y seis títulos y localizar la revisión Cochrane oportuna: *Combined corticosteroid and long-acting beta*$_2$*-agonist in one inhaler versus long-acting beta*$_2$*-agonists for chronic obstructive pulmonary disease*[53] [Corticosteroide y agonista ß$_2$ de acción prolongada combinados en un inhalador versus agonistas ß$_2$ de acción prolongada para la enfermedad pulmonar obstructiva crónica]. Lo único que tienes que saber es que el salmeterol es un agonista ß$_2$ de acción prolongada, cuyo significado encontrarás buscando «salmeterol» en Google. En general, antes de consultar los títulos de las revisiones Cochrane, lo primero será familiarizarse con las clases de fármacos que nos interesen. Las revisiones no suelen centrarse en un medicamento concreto, sino en su clase, de modo que deberemos saber cómo se llama.

Esta revisión en particular es bastante amplia. En ella se incluyeron catorce ensayos (11.794 personas) con EPOC grave. Según sus resultados, el combinado no dio muestras de reducir la mortalidad en mayor medida que la monoterapia. Tampoco hubo diferencias significativas en cuanto a agravamientos y hospitalizaciones, pero sí un mayor riesgo de neumonía. La calidad de vida, la valoración de los síntomas, el uso de medicación de rescate y el volumen espiratorio máximo en el primer segundo (VEMS, el volumen de aire que se expulsa durante el primer segundo de la espiración forzada) mejoraron más con el combinado que con la monoterapia, aunque los autores indican que las diferencias promedio parecían carecer de significado estadístico.

Los resúmenes también suelen ser demasiado positivos, así que si el resumen de una revisión Cochrane sobre ensayos patrocinados por farmacéuticas es bastante negativo, no valdrá la pena seguir leyendo. Por otro lado, cuando un resumen sea positivo, será preciso ejercer la prudencia e incluso leer el artículo entero.

Ahora ya tienes la certeza de que tu médico te dio un mal consejo. Además, la lectura del resto de los títulos esconde un aliciente adicional: ves que hay otras revisiones que pueden interesarte. Si le dedicas un poco de tiempo, es posible que no tardes en saber más cosas sobre estos medicamentos que tu propio médico.

Al final de esta historia se produce un giro inesperado. Puede que escogieras la revisión equivocada mientras buscabas entre los setenta y cinco títulos, dado que existe otra del mismo autor con un nombre parecido: *Combined corticosteroid and long-acting beta$_2$-agonist in one inhaler versus placebo for chronic obstructive pulmonary disease*[54] [Corticosteroide y agonista $ß_2$ de acción prolongada combinados en un inhalador versus placebo para la enfermedad pulmonar obstructiva crónica]. Esto nos demuestra el cuidado que hay tener para encontrar las revisiones con el comparador correcto.

Por desgracia, esa segunda revisión es engañosa, tal como advertí a los lectores a través de un comentario de PubMed Commons (ncbi.nlm.nih.gov/pubmed/24214176). Aún se puede ver que los moderadores eliminaron mi primer mensaje. ¿El motivo? Dije que el resultado principal del ensayo TORCH (la mortalidad total) se había analizado de modo fraudulento en la *New England Journal of Medicine*. Y, pese a ser cierto, PubMed Commons no permite que se hagan ese tipo de declaraciones. Según decían en sus directrices, difíciles de encontrar en su momento y ahora extintas, los comentarios no podían contener acusaciones de falta de ética profesional (ncbi.nlm.nih.gov/pubmedcommons/help/guidelines/).

Mandé la misma crítica a la Biblioteca Cochrane, donde se publicó junto a la revisión con la respuesta de sus autores.[54] Como seguía siendo engañosa después de eso, escribí otra queja para pedirle al editor jefe que se corrigieran las afirmaciones tramposas. Lamentablemente, nada cambió tras este segundo intento.

El problema principal consistía en que los autores de la revisión insinuaban que el medicamento combinado reducía la tasa de mortalidad, aunque el esteroide no ejercía ningún efecto en ella. De hecho, se limitaron a replicar el engañoso valor de P = 0,052 de la mortalidad y recomendaban comparar el combinado con sus dos sustancias activas en próximos ensayos, pasando por alto que eso ya se había hecho, no solo en el ensayo TORCH, sino también en otros similares.[51,52]

3

Fuentes de información

Este capítulo no es muy ameno, pero hay que leerlo. Si te lo saltas ahora, será mejor que lo retomes más adelante.

Estas son las páginas que me resultan más útiles:

Google	google.com
Traductor de Google	translate.google.com
Wikipedia (inglés)	en.wikipedia.org
Biblioteca Cochrane (inglés)	cochranelibrary.com
Biblioteca Cochrane (castellano)	bibliotecacochrane.com
PubMed	ncbi.nlm.nih.gov/pubmed
Medicina Interna Basada en la Evidencia	empendium.com/manualmibe/manual

Si no sabes cómo se dice algún término en otros idiomas, siempre puedes buscarlo con el traductor de Google. Así pues, un resfriado común sería *common cold* en inglés, *rhume* en francés y *Erkältung* en alemán.

Los nombres de los fármacos

Los medicamentos suelen tener un nombre comercial diferente en cada país. Por ejemplo, tanto el Prozac como el Fontex (su nombre noruego) contienen fluoxetina, una sustancia activa para combatir la depresión y muchas otras enfermedades. La fluoxetina fue descubierta por una empresa estadounidense, Eli Lilly, que también la comercializa en Estados Unidos bajo el nombre de Sarafem, que ha sido aprobado por la Administración de Alimentos y Medicamentos (FDA por sus siglas en inglés) para el tratamiento del denominado trastorno disfórico premenstrual.[1] Sin embargo, en Europa se prohibió que se promocionara su uso para un trastorno que no constituye una enfermedad.

Las autoridades sanitarias aprueban los fármacos con demasiada facilidad,[1] lo que contribuye en gran medida a que estos constituyan la tercera causa de muerte en el mundo. Así pues, cuando un organismo público de cualquier país desaprueba un medicamento, el mensaje está muy claro: ¡no lo tomes!

Los nombres genéricos tienden a ser largos y difíciles de recordar, pero es necesario que te acostumbres a ellos. Imagina que fueras una mujer a la que su médico de familia le ha recetado Prozac para la ansiedad, y su ginecólogo, Sarafem para los trastornos menstruales. Si no prestaras atención al nombre genérico, tal vez no te dieras cuenta de que son el mismo medicamento y sufrieras una sobredosis, lo que aumenta el riesgo de suicidio, violencia y homicidio.[2]

De hecho, siempre será mejor que uses el nombre genérico incluso a la hora de hacer búsquedas.

El formato PICO

Como son tantas las cuestiones que debemos considerar, es buena idea seguir el formato PICO, abreviatura en inglés que se corresponde con las palabras «participantes, intervenciones, comparaciones y resultados» (*participants*, *interventions*, *comparisons* y *outcomes*).

- <u>Participantes</u>: me gustaría encontrar a personas tan parecidas a mí como sea posible, de modo que los resultados promedio puedan aplicarse a mi caso.
- <u>Intervenciones</u>: la gente suele hacer preguntas muy amplias, como «¿Cuáles son los mejores tratamientos para la lumbalgia?». Hay que acotar y reformular esa clase de preguntas, por ejemplo: «¿Es mejor hacer ejercicio que no hacerlo?».

- Comparaciones: ¿quiero comparar un tratamiento con la ausencia de tratamiento (placebo), o con otro tratamiento? ¿Quiero comparar un ciclo corto de tratamiento con uno de un año?
- Resultados: tanto médicos como pacientes deben tener en cuenta lo que pretenden conseguir. Por desgracia, se trata de un punto clave que se suele obviar, por lo que mucha gente continúa tomando tratamientos innecesarios.

Uno de mis colegas ingleses, el psiquiatra infantil Sami Timimi, emplea los psicofármacos con moderación. Cuando los padres van a verlo en busca de medicamentos para el trastorno por déficit de atención con hiperactividad (TDAH), él suele comenzar con la siguiente pregunta: «Si el fármaco diera resultado; ¿qué cambios esperarían que ocurrieran?». Es posible que los progenitores se sorprendan al oírlo, pero es importante esperar a que uno de ellos rompa el silencio y empiece a hablar de los cambios que tiene *in mente*. Esto ayuda a que Timimi entienda las áreas específicas que les preocupan. ¿Es la conducta en casa, la relación con los demás niños, el rendimiento académico en clase, la temeridad, u otra cosa? Después, quizá les responda que no existe fármaco alguno en el mundo que pueda modificar el comportamiento de su hijo. Al fin y al cabo, los medicamentos no toman decisiones, no tienen sueños y ambiciones, ni libre albedrío.

Como todos los psicofármacos, los medicamentos para el TDAH son bastante nocivos. Pueden producir efectos evidentes a corto plazo en cosas como aumentar la concentración durante las tareas aburridas, pero, como explica Timimi, parecen ser perjudiciales a largo plazo, y las ventajas iniciales terminan por desaparecer.[2] Al descubrir los temas concretos que inquietan a los padres, Timimi puede desviar su atención de los fármacos hacia medidas más selectivas, como el desarrollo de competencias parentales con las que tratar a los niños más «intensos». Así, los ayuda a comprender la ansiedad y el estrés que pueden sufrir sus hijos, o a que reciban una atención más estructurada en el colegio. También les recuerda que hay algo que está claro: los niños cambian al crecer, y muchos de los problemas que se achacan al TDAH (especialmente la hiperactividad y la impulsividad) tienden a disminuir y desaparecer durante la adolescencia.[2]

Google: google.com

Google es un recurso maravilloso, pese a que algunas de sus herramientas automáticas dificulten la comprensión de su funcionamiento. Puesto que optimiza las búsquedas, los mejores resultados se obtienen desde la propia cuenta de cada uno, aunque el usuario no haya buscado nada relacionado anteriormente. Esto oculta un motivo comercial, y es que les permite dirigir a sus usuarios hacia sitios web mediante anuncios personalizados.

Cada vez que entro en Google, la página me redirige a https://www.google.dk/?gws (y treinta y cinco caracteres más que te ahorro, ya que este código parece bastar para identificarme). De ese modo, llego directamente a la versión danesa de Google, como indica ese «dk». La verdad es que me fastidia no saber qué está haciendo un programa sin informarme de ello ni darme la opción de escoger otra cosa.

Por lo tanto, si intentas reproducir mis ejemplos desde tu propia cuenta, es muy posible que no encuentres los mismos resultados. Cuando digo que un artículo es el cuarto de la primera página de una búsqueda en Google, tal vez sea el sexto para ti. Incluso la fecha en que se hace puede alterar los resultados.

El menú «Configuración» ofrece opciones bastante interesantes. La «Configuración de búsqueda» te lleva hasta el «Historial de búsquedas», donde pone: «Solo tú puedes ver estos datos. Google protege tu privacidad y seguridad». Desde ahí puedes solicitar más información, que en mi caso fue un texto en danés que podía traducir al inglés si quería. Aquel texto me hizo recordar *1984*, la novela de George Orwell, cuya primera página nos advierte de que el Gran Hermano nos observa. En efecto, la obra maestra del inglés, publicada en 1949, se adelantó varias décadas a su tiempo. Estos son todos los datos que Google recopila acerca de ti:

- Las búsquedas que haces
- Los sitios web que visitas
- Los vídeos que ves
- Los anuncios que ves o en los que haces clic
- Tu ubicación
- La información de tu dispositivo
- Tu dirección IP y la información de las *cookies*

¿Acaso no es espeluznante? Se supone que Google no le vende nuestra información personal a nadie, pero ¿podemos estar seguros de verdad? Solo hay que pensar en que los estadounidenses espiaron el iPhone de la canciller alemana Angela Merkel.

Google puede sernos útil al autocompletar nuestras búsquedas. Por ejemplo, si escribimos «Barsalona», lo cambia a Barcelona porque el sistema de corrección ortográfica emplea datos de personas que han cometido el mismo error. Y si hemos buscado «vuelos Barcelona» antes, puede aparecernos la sugerencia antes incluso de que terminemos de escribir.

Por otro lado, si quieres acotar la búsqueda a las fechas más recientes, es fácil hacerlo desde las Herramientas.

Un problema común de las búsquedas es que, si contienen más de una palabra, los resultados dependerán de si las pones entre comillas. «Dolor de espalda» significa exactamente eso, y por lo tanto arrojará menos resultados que si escribes lo mismo sin comillas, lo que significa «dolor Y espalda». No obstante, lo normal será que no necesites usar las comillas muy a menudo.

Wikipedia: wikipedia.org

Los artículos de la Wikipedia están escritos por voluntarios. El control editorial queda en manos de los usuarios, que crean y gestionan el contenido. Todo el mundo puede contribuir, corregir y redactar cualquier página, sin olvidar que, según la legislación estadounidense, cada uno es responsable de sus contribuciones.

Por ejemplo, si buscas «dolor de espalda» y pinchas el botón «Editar» que está en la parte superior, te saldrá el siguiente mensaje: «No estás identificado con una cuenta de usuario. Si grabas los cambios, tu dirección IP quedará registrada públicamente en el historial de esta página. Para evitarlo, puedes crear una cuenta de usuario, lo cual tiene varias ventajas».

Cualquiera puede editar los artículos, y si seleccionas «Ver historial», podrás ver quiénes son los autores, qué cambios hicieron y en qué momento. En este caso, casi todos sus autores emplearon seudónimos, como «Doc James». A veces puedes hacer clic en ellos para saber quiénes son y hasta escribirles un correo electrónico. En este ejemplo de la Wikipedia en inglés, escogí un nombre al azar de entre toda la lista, que resultó ser el de un conocido: James Heilman, quien se describe a sí mismo como «Médico de urgencias canadiense». También dice que participa en la Wikipedia como voluntario, y que no acepta dinero ni honorarios por ello.

La gente joven ni se imagina lo que nos tocaba hacer en el pasado. Había que buscar la información en enciclopedias, y si no teníamos una en casa, solíamos rendirnos sin más.

Siendo así, cabe plantearse una cuestión: si la Wikipedia se basa en el trabajo de voluntarios que podrían tener intereses ocultos o prejuicios que quieran contagiar al resto de mundo, ¿podemos fiarnos de sus artículos? La *Enciclopedia Británica*, publicada por primera vez en 1768, es una fuente de información fiable digna del máximo respeto. Pues bien, la revista científica *Nature* publicó un estudio en el que se comparaban ambas enciclopedias.[3] Para ello escogieron artículos de los dos sitios web sobre diversos temas y los remitieron a expertos de cada campo para que dieran su opinión, pero sin saber de dónde provenía cada uno. Finalmente, la revista reunió cuarenta y dos revisiones utilizables de los expertos, tras lo que descubrieron que ocho de los artículos contenían errores graves, como faltas de comprensión generales de conceptos básicos, cuatro de cada una de las fuentes. La Wikipedia presentaba ciento sesenta y dos errores de facto, omisiones o declaraciones engañosas, mientras que la *Enciclopedia Británica* presentaba ciento veintitrés. Eso nos deja con cuatro errores por página de la Wikipedia, y tres por página de la *Británica*. No está nada mal para ser la obra de unos voluntarios, sobre todo si tenemos en cuenta que, cuanto más largos sean los artículos, más errores habrá (y los artículos de la Wikipedia suelen ser bastante largos). De hecho, la Wikipedia en inglés contiene sesenta palabras más que la *Enciclopedia Británica*.

La Biblioteca Cochrane: cochranelibrary.org

Me resulta difícil ser imparcial al hablar de la Biblioteca Cochrane, puesto que fui uno de los cofundadores de la Colaboración Cochrane en 1993 y director del Centro Nórdico Cochrane. No obstante, procuro mostrarme neutral y objetivo, y critico las revisiones Cochrane cuando tengo que hacerlo. Puedes encontrar ejemplos de ello en este libro y en otros que he escrito.[1,2]

Uno de los puntos fuertes de las revisiones Cochrane es que se basan en un protocolo publicado en la Biblioteca Cochrane y revisado por colaboradores externos. Si alguien descubre algún problema relacionado con el protocolo, puede dejar un comentario al respecto, lo que significa que tanto el protocolo como las revisiones son susceptibles de ir mejorando con el tiempo.

La Biblioteca Cochrane contiene revisiones sistemáticas sobre procedimientos sanitarios, no solo sobre los tratamientos, sino también acerca de la precisión de las pruebas diagnósticas. Además, estas revisiones se actualizan con regularidad y cuando se publican nuevas investigaciones afines. Actualmente, hay más de diez mil revisiones o protocolos completos y cincuenta y tres grupos de revisión que cubren todos los campos de la salud.

En el futuro también habrá revisiones de pronósticos, lo que permitirá que los pacientes sepan lo que será más probable que ocurra tras recibir un diagnóstico. Lo primero que les interesa saber es si su enfermedad es grave. También suelen preguntar si es posible que remita espontáneamente, es decir, sin tratamiento alguno, y cuánto tardaría en hacerlo.

Lo que es una aberración es que los médicos les digan a sus pacientes con cáncer u otras enfermedades graves que solo les quedan, por ejemplo, seis meses de vida. Desde un punto de vista ético, resulta censurable porque despoja al paciente de toda esperanza, ya que a nadie le complace recibir una sentencia de muerte con fecha de ejecución. Desde un punto de vista científico, también es censurable porque el tiempo de supervivencia puede variar mucho incluso entre pacientes en circunstancias similares. Por lo tanto, no es posible predecir con total certeza lo cerca que están de la muerte, ni los médicos deberían jugar a ser profetas. Por otro lado, puede que los diagnósticos sean erróneos y que algunos tipos de cáncer remitan por sí solos.[5,6]

La Colaboración Cochrane es una entidad sin ánimo de lucro, y casi todas sus revisiones las llevan a cabo voluntarios que no cobran por ello. Se parece a escribir artículos para la Wikipedia, pero mucho más laborioso.

Varios Gobiernos han comprado suscripciones nacionales a la Biblioteca Cochrane. Actualmente, la mitad de la población del mundo tiene acceso gratuito a sus revisiones, y todo el mundo puede acceder a ellas sin coste alguno un año después de su publicación.

Los resúmenes pueden consultarse gratis en PubMed, con enlaces a las revisiones completas. Además se ofrecen resúmenes especialmente preparados para los pacientes y legos en la materia, a los que en inglés (y en la jerga de Cochrane) se les suele llamar «resúmenes para consumidores» [«resúmenes en términos sencillos» en español], pese a ser una elección de palabras un tanto extraña. Lo cierto es que los pacientes no consumen nada; de hecho, son las enfermedades y los fármacos quienes los consumen a ellos, y «consunción» era como se denominaba antiguamente a la tuberculosis, que «devoraba» los tejidos de los enfermos. Cuando les preguntaron a los pacientes con cáncer de mama, problemas de próstata, fracturas y VIH cómo preferían que los llamaran, escogieron el término «pacientes» antes que consumidores, clientes, usuarios o cualquier otra cosa.[7] Muchas de las alternativas al vocablo «paciente» tienen unas connotaciones comerciales que algunos consideran cuestionables. El término «consumidores» se introdujo con la noble intención de empoderar a los pacientes, pero eso también se puede lograr sin llamarlos de una manera que rechazan y que resulta bastante engañosa. Los resúmenes de las revisiones Cochrane suelen ser más largas que los resúmenes para los pacientes, y se adhieren a una normativa científica de lo más estricta.

Los resúmenes en términos sencillos y los resúmenes de

Cochrane en general se traducen del inglés a muchos idiomas. Y como lo hacen voluntarios en su tiempo libre, las revisiones más importantes son las más traducidas. Si buscas en Google el título *Screening for breast cancer with mammography* y haces clic en el primer resultado, verás que la revisión se ha traducido al croata, neerlandés, francés, alemán, malayo, portugués, ruso, español y tamil.

Si vas a la página principal de la Colaboración Cochrane, cochrane.org, aparecen nueve idiomas en la parte superior. Si luego haces clic en la flechita, verás un total de diecisiete idiomas disponibles. El contenido de esa página, incluidos sus enlaces, se ha traducido a todos esos idiomas. Por ejemplo, si hablas francés y quieres informarte sobre el resfriado común, puedes abrir la página francesa, buscar el término «*rhume*» y ver una lista con todas las revisiones y resúmenes en francés en que aparezca. Sin embargo, si lo haces desde la página principal en inglés, no encontrarás nada.

El español es un caso especial. Gracias al Centro Cochrane Iberoamericano, existe la Biblioteca Cochrane Plus (www.bibliotecacochrane.com).[8]

Hay dos maneras de buscar revisiones desde la página principal de la Biblioteca Cochrane, cochranelibrary.com. Las búsquedas se hacen en la parte superior derecha. La opción de «Búsqueda avanzada» te ofrece la posibilidad de refinar tus búsquedas e incluso de guardarlas. La segunda manera consiste en hacer clic en «Revisiones Cochrane», a la izquierda de la pantalla, y consultar los títulos por tema, que es lo más útil (prueba a seleccionar «Cáncer»), o por grupo de revisión (más enfocado a los profesionales).

Los títulos de las revisiones Cochrane deben informar de los procedimientos analizados y del problema al que están dirigidos, por ejemplo: «Vitamina C para la prevención y el tratamiento del resfriado común».

Todas las revisiones Cochrane poseen un identificador único de referencia. De este modo, si te encuentras la referencia «Bjelakovic G, Nikolova D, Gluud LL, et al. *Antioxidant supplements for prevention of mortality in healthy partici-*

pants and patients with various diseases. Cochrane Database Syst Rev 2008;2:CD007176» en un artículo o sitio web y quieres leer el texto completo, puedes hacerlo usando la búsqueda avanzada y escribiendo «CD007176». Este método funciona también con Google, donde el identificador te lleva hasta PubMed (véase el siguiente apartado), y de ahí a la revisión Cochrane. Otra opción sería abrir la revisión directamente desde el tercer enlace de la página de Google.

PubMed: ncbi.nlm.nih.gov/pubmed

PubMed es un portal que da acceso a Medline, una enorme base de datos creada por la Biblioteca Nacional de Medicina de Estados Unidos, que contiene más de veintisiete millones de citas de artículos, además de revistas científicas y libros en línea. La lista de publicaciones de PubMed supera las treinta mil entradas. Las citas incluyen los resúmenes de los artículos y pueden mostrar enlaces a los textos completos en PubMed Central y otros sitios.

PubMed cuenta con más recursos útiles, lo que la convierte en uno de los mejores regalos que los estadounidenses le hicieron al mundo desde que permitieron el acceso gratuito a su base de datos en 1997. Antes de ese momento (y antes de que existiera PubMed), hacer búsquedas en Medline resultaba muy caro y complicado. Cuando fundamos el Centro Nórdico Cochrane en 1993, compré una suscripción a Medline a través de un proveedor suizo, lo que costaba unos dos mil dólares al año. Por desgracia, la inversión me sirvió de poco, ya que no fui capaz de aprender a usar el motor de búsqueda y siempre tenía que pedirle a alguno de nuestros bibliotecarios que me echara una mano.

Aunque existen otras bases de datos aparte de Medline, no te hace falta conocerlas. Este libro no pretende que te conviertas en investigador científico, sino mostrarte cuáles son las fuentes de información gratuitas a las que puedes acceder.

Si lees un artículo en el que se cita otro artículo que te interesa, normalmente podrás saber más mediante una rápida búsqueda en PubMed. Para ello solo tienes que escribir «PubMed» en Google o visitar ncbi.nlm.nih.gov/pubmed. En la página principal, debajo de *PubMed Tools* [Herramientas de PubMed], selecciona *Single Citation Matcher* [Buscador de citas únicas], introduce el año de publicación en el campo *Date* [fecha], la primera página del artículo en el campo *First Page* y añade algún dato más como el nombre de la revista o del primer autor. Cuando empieces a escribir el nombre de la revista, te aparecerán varias sugerencias para evitar las faltas de ortografía.

Por ejemplo, si quieres localizar el resumen de «Allen C, Glasziou P, Del Mar C. *Bed rest: a potentially harmful treatment needing more careful evaluation. Lancet* 1999;354:1229–33», puedes poner «1.999», «1.229» y «Allen» en los campos respectivos.

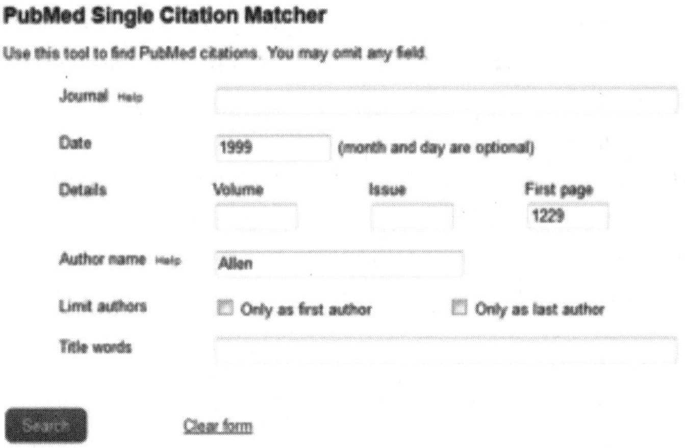

Así obtendrás una revisión sistemática bastante interesante, en la que se examinaron treinta y nueve ensayos sobre el reposo en cama para tratar quince enfermedades distintas (5.777 pacientes). En veinticuatro de los ensayos, el reposo en cama tras una intervención quirúrgica no produjo una mejoría significativa, mientras que en otros ocho hubo un empeoramiento importante después de determinados procedimientos (punción lumbar, anestesia intradural, radiculografía y cateterismo cardíaco). En quince de los ensayos en los que el reposo en cama era el tratamiento principal, no se observó ninguna mejoría reseñable, y en nueve hubo un empeoramiento significativo de ciertas dolencias (lumbalgia aguda, dolores de parto, hipertensión durante el embarazo, infarto de miocardio y hepatitis vírica aguda). En vista de esto, me da la sensación de que, sea cual sea nuestro problema, más nos vale pasar en la cama el menor tiempo posible. Hace no demasiado tiempo, se ordenaba reposo a quienes habían sufrido un ataque al corazón, para proteger el miocardio. Sin embargo, muchas de estas personas murieron a causa de neumonías y coágulos en las piernas que llegaron hasta los pulmones.

Por desgracia, no es raro que las referencias sean incorrectas. Puede haber errores en el año de publicación, en los números de página y hasta en el nombre de las revistas. Por eso, si no encuentras lo que buscas, quizá debas probar con otro método, como omitir los números de página o insertar una palabra del título en el campo correspondiente.

Las búsquedas de PubMed pueden ser muy complejas, con el empleo de corchetes y separadores como *AND*, *OR* y *NOT* (y, o, no), siempre en mayúsculas. Es posible que no te haga falta saberlo, pero aun así pondré un ejemplo valiéndome de nuestra revisión Cochrane, *Medidas de control del ácaro del polvo doméstico para el asma*, de la que ya se habló en el capítulo 2.[9] En este caso, la búsqueda de PubMed sería: (mite* AND asthma*) AND (random* OR control* OR blind*) [(ácaro* AND asm*) AND (aleatori* OR control* OR enmascara*)]. El asterisco (*) indica que deben incluirse todas las combinaciones de letras posteriores; es decir, tanto «asma» como «asmático», «aleatorio», «aleatorizado», etcétera.

Esta búsqueda tan amplia arroja la friolera de 2.191 resultados, así que si no estás llevando a cabo una investigación formal, sería mejor acotarla para que solo se muestren las revisiones sistemáticas. Para ello, selecciona *Customize* [Personalizar] debajo de *Article types* [Tipos de artículo] a la izquierda, y marca la casilla *Systematic reviews* de la lista. No olvides que PubMed recuerda las opciones que escojas, de manera que tendrás que desmarcarlas la próxima vez que busques otro tipo de artículos. Ahora, haz clic en *Show* [Mostrar]. ¿Qué sucede? Nada. El número de resultados sigue siendo el mismo, lo que se debe a un fallo de programación. Para que funcione correctamente, deberás hacer clic en *Systematic Reviews* a la izquierda. Entonces verás una marca de verificación (✓) y setenta y cuatro entradas.

Como mencioné antes, los resúmenes de PubMed suelen contener enlaces a los artículos completos, que a veces pueden leerse de forma gratuita. Si no, es posible que puedas consultarlos en las bibliotecas universitarias. Si tratas de abrir un artículo que no sea de libre acceso, se te pedirá que pagues una cuota a la biblioteca que esté suscrita a la revista, o a la propia editorial. Además, en PubMed encontrarás enlaces a artículos similares, cosa que no viene nada mal de vez en cuando.

El objetivo de este apartado es que aprendas algunas de las prestaciones que tiene PubMed, pero si lo que buscas son revisiones sistemáticas, será más fácil que lo hagas desde Google o desde la Biblioteca Cochrane.

Tratados de medicina

Los libros de medicina resultan útiles para recabar información general sobre enfermedades, pruebas diagnósticas y tratamientos. De hecho, hay algunos bastante buenos. Sin embargo, aunque es raro que se puedan leer sin pagar, el manual de *Medicina interna basada en la evidencia* es la excepción que confirma la regla (empendium.com/manualmibe/manual). Tal vez no encuentres lo que buscas porque todavía no está terminado, pero merece la pena intentarlo. Además, el proyecto solo acepta donaciones de personas ajenas a la industria farmacéutica, y emplea el sistema GRADE, que permite clasificar la calidad de las recomendaciones.

4

¿Es necesaria la prueba y correcto el diagnóstico?

«*El médico me dijo que tenía...*» Aunque lo dijera un médico, puede que estuviera equivocado. Los pacientes no suelen cuestionar los diagnósticos que reciben, y pese a que algunos médicos son conscientes de que los diagnósticos inciertos existen, la mayoría de ellos se muestran mucho más seguros de lo que deberían. Los estudios realizados han comprobado una y otra vez que se cometen bastantes más errores diagnósticos de lo que creen los médicos, sobre todo en psiquiatría.

Puesto que los diagnósticos tienden a conllevar un tratamiento, los errores pueden ser desastrosos. Si se trata a un paciente de algo que no tiene, lo más probable es que sufra algún daño.

Por otro lado, si no se diagnostican bien enfermedades graves como el paludismo, la meningitis y las infecciones por estreptococo, las consecuencias pueden ser trágicas.

A menudo es difícil dar con el diagnóstico correcto, pero hay ocasiones en las que no hace falta hacer ninguna prueba para saberlo. Cuando ejercía de reumatólogo, atendí a una paciente a la que le dolía todo el cuerpo, algo absolutamente demencial. Tras escuchar su historia, lo primero que le pregunté fue: «¿Cómo es su vida sexual?». Tal vez me pasé de atrevido por entrar así en sus intimidades, pero su reacción no dejó lugar a dudas. De pronto se echó a llorar, atónita porque hubiera dado en el clavo con el que era el peor aspecto de su vida. Después de eso, no tardamos en ponernos de acuerdo en que no necesitaba ver a un reumatólogo. No la examiné, ni pedí análisis de sangre u otras pruebas. Simplemente la escuché e indagué basándome en mis sospechas, cosa que la paciente agradeció, aunque no pudiera tratar yo su problema por salirse de mi campo.

Muchos médicos han tenido experiencias parecidas, especialmente los de familia, quienes suelen encontrarse ante síntomas difusos que no apuntan hacia un diagnóstico concreto. Si funciona bien, el sistema de médicos de familia resulta tremendamente valioso, puesto que conocen a sus pacientes y pueden llegar a entender sus síntomas difusos mucho mejor que los especialistas. Las quejas de estos pacientes están relacionadas con los problemas cotidianos que nos lanza la vida, por lo que no merece la pena realizar un montón de pruebas, dado que no son indicativos de ninguna enfermedad.

El exceso de pruebas puede ser muy perjudicial, ya que conduce al sobretratamiento. Cuando los médicos no conocen a sus pacientes, tienden a pedir demasiados procedimientos diagnósticos. Ya describí en otro medio las consecuencias de esta práctica,[1] cuyos efectos son evidentes en países como Estados Unidos, donde la figura del médico de familia es muy poco común, y donde lo principal no es la salud, sino la obtención de beneficios. El sistema sanitario de Estados Unidos es el más ineficaz del primer mundo, y sus habitantes tienen una esperanza de vida relativamente baja, a pesar de que se gastan casi el doble en salud que en otros países desarrollados (cálculo basado en el porcentaje de su producto interior bruto).

En 2008, un informe del Commonwealth Fund reveló que Estados Unidos ocupaban la última posición de entre diecinueve países industrializados en una serie de medidas sanitarias.[2] En él se vinculaba el problema a la escasez de médicos de atención primaria. Además, un estudio realizado en 3.075 condados estadounidenses descubrió que cada aumento del 20% en el número de médicos generales estaba relacionado con una reducción de la mortalidad total del 6%.[3]

El problema sanitario que padecen los estadounidenses no se debe únicamente a la desigualdad extrema y la pobreza generalizada. También se extiende a las personas con seguro médico, educación universitaria, mayores ingresos y hábitos saludables. Hasta cierto punto, es muy probable que sea el resultado de demasiadas pruebas, diagnósticos y tratamientos.

La situación se agrava en lo referente a la tasa de mortalidad por negligencias médicas. En diecinueve países industrializados, estas muertes se redujeron una media del 16% en cinco años, mientras que en Estados Unidos solo lo hicieron un 4%.[4] Por su parte, el Reino Unido empieza a parecerse peligrosamente a Estados Unidos, a medida que va privatizando la sanidad. Los británicos tienen una esperanza de vida con buena salud inferior a la de otros países europeos, y la prevalencia de las enfermedades e incapacidades crónicas se sitúa entre la de Estados Unidos y la del Viejo Continente.[5]

Encuentros con médicos

Teniendo en cuenta todo lo anterior, debería quedar claro que seguramente será mejor que no insistas a tu médico de familia para que te transfiera a otro especialista si no lo considera necesario.

Dado que los métodos diagnósticos suelen ser perjudiciales, harás bien en preguntar el motivo de que te hagan una prueba, sobre todo si te genera dudas. ¿Dicha prueba supondrá algún cambio en el pronóstico? ¿Recibirías el mismo tratamiento si no se realizara? En tal caso, la prueba serviría de poco. ¿No sería más recomendable esperar y ver, sin hacer pruebas, ya que nuestro problema no es tan grave y podría desaparecer por sí solo?

En una ocasión, un médico jefe me pidió que le practicara una biopsia de hígado a un alcohólico. Cuando indagué por qué, me dijo que si la prueba mostraba hígado graso o cirrosis hepática, era posible que el paciente se animara a dejar de beber. A mí me pareció muy aventurado pensar que una biopsia pudiera producir tal efecto, y me pregunté si habría evidencias que lo atestiguaran. Puesto que una biopsia en el hígado no es moco de pavo —como lo sería extraer sangre de una vena periférica—, opté por cumplir rigurosamente las directrices nacionales sobre el consentimiento informado, que indican que el paciente debe ser advertido de los riesgos de un tratamiento, más aún si son graves.

Así pues, empecé diciéndole que la biopsia podía ser dolorosa, aunque no sería un problema porque le administraríamos un anestésico similar a la morfina. Tras eso, el paciente comenzó a ponerse nervioso. Luego le expliqué que podía sufrir una hemorragia abdominal (uno de cada doscientos pacientes necesitan transfusiones), de modo que había preparado unas cuantas bolsas de sangre por si acaso. Entonces, el hombre estaba ya muy nervioso. Para terminar, le informé de que uno de cada cinco mil pacientes morían como resultado de una biopsia hepática. Silencio total. El señor no hizo ni una sola pregunta. Esto ocurrió hace muchos años, pero creo que fueron esas las cifras que empleé.

Aunque programamos la biopsia para esa misma tarde, nunca más volví a ver a ese paciente. Él hizo un discreto mutis por el foro, y yo sentí que había hecho lo que debía.

Cuando el sida era una enfermedad nueva y los pacientes llegaban al hospital en bastante mal estado, los médicos no sabían muy bien qué debían buscar. En aquella época se llevaron a cabo innumerables pruebas diagnósticas, y a mí se me ocurrió descubrir cuáles fueron las consecuencias terapéuticas revisando las voluminosas historias clínicas de los treinta y tres primeros pacientes que murieron en nuestra sección del hospital.[6] Una de las cosas en las que me fijé fue en que las numerosas biopsias hepáticas que se realizaron no sirvieron de nada. Resulta que muchos de los médicos que había entonces procedían de la sección de hepatología, así que estaban acostumbrados a ordenar el procedimiento.

Los médicos privados cobran según los servicios que presten, de modo que cuantas más pruebas soliciten, más cobrarán. A veces se benefician también de las pruebas externas, por ejemplo, si son dueños de sus propias instalaciones para realizar TAC o ecografías. Sé que cuesta hacer preguntas que puedan molestar a tu médico, pero lo primero debes ser tú. Al fin y al cabo, los médicos están para ayudarte. Si te piden una prueba que sospeches que es cara, pregunta antes cuánto cuesta, si existe alguna prueba más barata, y si gana algo por ella. Pregúntale también si recibe un sueldo u otras ventajas de la industria farmacéutica, si ha invertido en alguna empresa del ramo y si le visitan representantes comerciales. Si se avergüenza, se enfada o se pone a la defensiva, cambia de médico.

Hay muchas más cosas que puedes hacer.[1] En primer lugar, busca guías clínicas en Google (seguiré hablando de esto más adelante). Evita tomar los medicamentos que no sean absolutamente necesarios, cosa que rara vez ocurre. Recuerda que eres tú quien debe decidir si un medicamento es necesario, y no los médicos, que no sufrirán sus daños y que puede que los desconozcan.

Pregunta si hay otras opciones aparte de los medicamentos, y si te iría bien (o razonablemente bien) sin el tratamiento. Ten en cuenta que son muy pocos los pacientes que se benefician de los medicamentos que toman.[1] Si un medicamento ayuda un poco al 10% de los pacientes, algo muy habitual, significa que no ayuda a nueve de cada diez. Si un medicamento ayuda solo al 1%, lo que también es muy habitual porque tomamos demasiados fármacos para, por ejemplo, combatir leves aumentos de la tensión arterial, la glucemia y el colesterol, significa que no ayuda a noventa y nueve de cada cien.

Pregunta si hay algún medicamento más barato que el que te proponen. Los sobornos están a la orden del día, y es posible que, incluso en los países menos corruptos, los médicos cobren bajo mano por cada paciente al que le receten un fármaco caro.

Entiendo que pocas personas sanas y enfermas se sentirán preparadas para discutir con su médico, pero todo el mundo tiene derecho a hacer preguntas sencillas y razonables. Si te responden con un «Es lo que siempre hacemos en su situación», pregunta en qué datos se basan, aunque es poco probable que te den una explicación concluyente. Los médicos no suelen tener mucha idea acerca de las pruebas diagnósticas, y ninguna sobre cuán a menudo aciertan con los pacientes como tú. Aun así, me gustaría dejar claro que no lo digo por el mero hecho de criticar a mis colegas. A mí me pasa lo mismo. Lo cierto es que no se puede tener un conocimiento detallado de todo, especialmente en lo tocante a las pruebas diagnósticas.

Confianza ciega en los diagnósticos

Cuando las pruebas apuntan a un diagnóstico concreto, tendemos a confiar en que es correcto. Uno de los motivos es que a los médicos no se les da muy bien eso de enfrentarse a la incertidumbre. Sin embargo, los resultados de muchas pruebas son indeterminados, es decir, ni claramente negativos, ni claramente positivos. Así ocurre con el cáncer, aunque los médicos casi siempre les dicen a sus pacientes que lo tienen o que no lo tienen, pero nunca que no lo saben. Una vez le pregunté a un anatomopatólogo por qué ocurría así, y él me respondió que era porque los médicos no soportan la incertidumbre y son incapaces de basarse en los quizá.[7]

Este extremismo ha reforzado la idea equivocada de que las pruebas diagnósticas son, por lo general, inequívocas y precisas. Así, los pacientes (y muchos médicos) ignoran que los resultados de casi todas las pruebas se sitúan dentro de un espectro que va de estar indudablemente sano a indudablemente enfermo, entre el que existe una zona gris que puede ser bastante amplia.

Por esta razón, debemos decidir dónde trazar la línea de esa zona gris que separa a los enfermos de los sanos. No obstante, lo hagamos como lo hagamos, algunos de los supuestos enfermos estarán sanos en realidad, y viceversa. Por lo tanto, como no queremos pasar por alto un diagnóstico de cáncer, tendemos a ponerlo sobre la mesa, aunque la actividad celular sea moderada, a pesar de que en algunos casos no sea cancerosa y de que en otros remita sin intervención.

Si un paciente tiene pirosis (ardor de estómago) y la gastroscopia muestra una úlcera de duodeno (primera porción del intestino delgado), aceptamos el resultado y comenzamos el tratamiento. Pero ¿cuántas veces es incorrecto el diagnóstico? ¿Y cuán a menudo se pasan por alto las úlceras? Es difícil de saber, dado que no hay un criterio de referencia, aunque podemos hacernos una idea dejando que dos médicos practiquen por separado sendas gastroscopias al mismo paciente.

Precisamente, en un estudio de esas características, los médicos estuvieron de acuerdo en que no había presencia de úlceras en la mayoría de los pacientes examinados.[8] También coincidieron en que diez de los pacientes tenían úlcera. Sin embargo, en catorce casos, solo uno de ellos descubrió una úlcera existente. Por lo tanto, al examinar a los pacientes dos médicos en vez de uno, el número de resultados positivos fue más del doble. Por desgracia, es imposible saber cuántos de esos pacientes tenían úlcera de verdad, puesto que estas no son tan objetivas como cree la gente. Por ejemplo, las cicatrices de úlceras anteriores pueden dar la impresión de ser úlceras activas.

Esa clase de discrepancias son de lo más comunes en la medicina clínica, y el motivo de que se diga que los sanos son aquellos a los que no han visto los médicos suficientes.

En lo que respecta a los análisis clínicos, solemos considerar como límites normales al 95% de los resultados que se obtienen al examinar a un grupo amplio de personas sanas. De esta manera, el 2,5% de los sanos darán valores por debajo de lo normal, y otro 2,5%, por encima. En vista de ello, sería mejor llamarlos «intervalos de referencia».

Si a una persona sana se le hacen veinte análisis de sangre, suponiendo que todos sean independientes, la probabilidad de que aparezca al menos un resultado anómalo es de $1\text{-}0{,}95^{20} = 0{,}64$, o un 64%. Por consiguiente, podríamos decir que una persona normal sería aquella a la que no le han hecho las pruebas suficientes.

Siendo así, hacerse reconocimientos médicos regulares «para curarse en salud» no mejora gran cosa nuestra salud. De hecho, lo más seguro es que sea perjudicial. Intentaré explicarlo más detalladamente en el capítulo 7.

Si lo que queremos es enfermar a la gente, no hay nada tan destructivo como los cuestionarios. Pese a estar tan extendidos en el campo de la psiquiatría, sus preguntas son tan amplias y tan vagas que, si todos rellenáramos los cuestionarios suficientes, casi todo el mundo recibiría como mínimo un diagnóstico psiquiátrico.[9]

Para saber si una prueba diagnóstica determinada es buena o mala, lo mejor será organizar un ensayo clínico aleatorizado, en el que la mitad de los pacientes se hagan la prueba, y la otra mitad no. Puesto que tratamos a los pacientes a partir de lo que sabemos de ellos, lo más probable es que los dos grupos reciban tratamientos distintos, lo que es precisamente el *quid* de la cuestión. Por desgracia, son pocos los ensayos de este tipo que se llevan a cabo.

Por otro lado, las pruebas diagnósticas suelen estudiarse de manera distinta a los ensayos clínicos, algo que provoca una multitud de problemas que recaen fuera del ámbito de este libro. Se trata de un tema complicado, que seguramente no necesites conocer a fondo.

De todas formas, puede que no te venga mal una pequeña introducción a la materia. Uno de los métodos consiste en emplear cocientes de verosimilitudes. Por ejemplo, digamos que tienes sospechas de una enfermedad determinada a partir de los signos y síntomas que presenta un paciente. Esa sospecha se corresponde con una probabilidad subjetiva de que padezca dicha enfermedad, por lo que haces una prueba diagnóstica para comprobarlo. Si el resultado es positivo, el cociente de verosimilitud aumenta; si es negativo, disminuye. Seguimos hablando de probabilidades, pero no podemos dar por cierto que haya enfermedad o no.

La «probabilidad *a priori*» de tener una enfermedad siempre es importante. Si tienes fiebre y vives en Europa, la probabilidad de sufrir paludismo es ínfima, aunque podría ser considerable si te hallaras en alguna zona de África. Así las cosas, el resultado de una prueba diagnóstica deberá juzgarse en relación con las circunstancias de cada paciente. El paludismo es un caso especial porque lo que se puede ver a través del microscopio resulta sumamente revelador. Si hay parásitos en los glóbulos rojos, y has recibido la formación adecuada para detectarlos, sabrás que esa persona tiene paludismo aunque sea europea y no haya salido nunca del continente. Aun así, confiar completamente en un resultado positivo sigue siendo muy poco habitual.

En el capítulo 7 volveré a hablar sobre la importancia de la probabilidad *a priori* de sufrir una enfermedad en relación con los cribados, una cuestión que suele confundir a la gente. En efecto, ni los mismos médicos manejan bien los datos básicos.

Dolor torácico durante el ejercicio

En una ocasión, un abogado neoyorquino sufrió un dolor en el pecho mientras hacía ejercicio, así que consultó a su internista, quien le recomendó una prueba de esfuerzo o ergometría con ecocardiografía (ecografía del corazón).[10] Aunque no le detectaron ninguna anomalía, el susto se lo llevó cuando vio que el hospital cobraba ocho mil dólares por la broma. Pese a que contaba con un buen seguro médico, le pedían que desembolsara 2.000 dólares de su propio bolsillo en copago. Tras ver que otros centros cobraban entre 1.200 y 6.000 dólares por la misma prueba, se negó a pagar y, después de un largo proceso, el hospital retiró la demanda.

Los estadounidenses se sienten muy orgullosos de sus libertades, pero no cabe duda de que una de ellas es explotar el sufrimiento del prójimo tanto como deseen. Codicia hasta sus últimas consecuencias. Mientras tanto, la mitad de la población del mundo gana menos de cuatro mil dólares al año.

Cabe señalar que muchos médicos solicitan estas pruebas porque las consideran útiles de verdad, de modo que la pregunta crucial sería si lo fue en este caso. Todos los médicos saben que el dolor torácico es frecuente durante el ejercicio, lo que llamamos «angina de pecho». La angina se produce cuando llega al miocardio menos cantidad de sangre de lo normal, un síntoma que casi siempre acompaña a la ateroesclerosis coronaria. Así pues, aunque los resultados del abogado fueron normales, la causa más probable sería una angina de pecho, cuyos síntomas pueden aliviar los medicamentos. La mayoría de la gente ha oído hablar de la nitroglicerina, un ingrediente de la dinamita que también se emplea para tratar la angina de pecho. Las guías clínicas actuales recomiendan un bloqueante β o un antagonista del calcio como primer tratamiento. Encontrarás más información si buscas «tratamiento angina de pecho» en Google y consultas las directrices del Instituto Nacional de Salud y Excelencia Clínica del Reino Unido, o NICE por sus siglas en inglés.

Otra prueba habitual ante un dolor de pecho es la coronariografía, en la que se introduce un catéter por la arteria de la ingle hasta el corazón, al tiempo que se toman radiografías con contraste. Una vez que estaba comentando casos con unos compañeros estadounidenses, me hablaron de un paciente que sintió un dolor en el pecho mientras subía una cuesta corriendo, por lo que le practicaron una coronariografía. Cuando pregunté por qué no habían intervenido antes de hacer la prueba, me respondieron que, si tenía las arterias demasiado encogidas, podían insertar una o varias endoprótesis vasculares para ensancharlas.

Ello nos plantea toda una serie de preguntas interesantes: ¿cómo son de precisas las pruebas de esfuerzo para determinar la angina de pecho en un paciente? ¿Y las ecografías? ¿No se usan para otra cosa?

Yo diría que, sabiendo ya que es una angina (un dolor en el pecho durante el ejercicio), ¿para qué hacer la prueba de esfuerzo? El paciente ya hizo la suya propia al correr; así pues, ¿qué sentido tiene repetirla en la cinta andadora o en la bicicleta estática del hospital? Además, si el resultado fuera negativo, sería un falso negativo, porque ya sabemos que el paciente sufrió una angina.

Las guías clínicas y los sitios web de las asociaciones profesionales suelen ser un buen punto de partida para descubrir la explicación de las intervenciones médicas. Al buscar «angina de pecho» en Google, encuentro su descripción en la página de la Asociación Estadounidense del Corazón.[11] Acerca de la prueba de esfuerzo mediante ejercicio, indican que «puede mostrar si la irrigación sanguínea del miocardio es insuficiente», cosa que se observa en el electrocardiograma (ECG) mientras se hace la prueba. Por otra parte, ¿qué probabilidades hay de que el dolor de pecho estuviera provocado por otras causas? Muy pocas.

Después busqué «prueba esfuerzo ejercicio Cochrane» y me salió un enlace a una revisión Cochrane, pero el resumen decía que era sobre el cribado de pacientes con insuficiencia renal crónica (IRC) para determinar el riesgo de arteriopatía coronaria, un tema que no nos interesa.

Otro de los enlaces parecía más prometedor: una revisión sistemática con metaanálisis de estudios sobre la precisión de las pruebas de esfuerzo en la detección de arteriopatías coronarias. [12] ¡Perfecto! Los autores incluyeron ensayos en los que se investigó «una muestra representativa de pacientes mayores de dieciocho años con síntomas indicativos de arteriopatía coronaria (como dolor de pecho o disnea) o sin síntomas y con factores de riesgo coronario (por ejemplo, diabetes sacarina o hipertensión)».

El enlace de Google me llevó al apartado de los métodos

utilizados para el artículo, pero no era el original, sino una copia publicada en Medscape. Si haces clic en el apartado «Resumen e introducción», se te pide que te registres gratis para poder leerlo.

No es que esto sea difícil, pero hay una manera más rápida: retroceder hasta el apartado de métodos, donde aparece la referencia completa en la parte superior. Luego, abre una nueva ventana en el navegador y ve a PubMed, ncbi.nlm.nih.gov/pubmed, *PubMed Tools* y *Single Citation Matcher*. Ahora rellena algunos datos del artículo, como *Int J Clin Pract* en el campo *Single Citation Matcher*, 2012 en el de la fecha, y 477 en *First Page*. Acto seguido selecciona *Search*, y aparecerá el resumen.

A veces cuesta saber cuándo parar. ¿Es suficiente con leer el resumen? Algunos son engañosos, pero otros merecen la pena, así que echemos un vistazo.

«ANTECEDENTES: las pruebas de esfuerzo nos ofrecen un modo no invasivo y menos costoso de estratificar los riesgos antes de practicar una coronariografía, lo que puede evitarse ante un resultado negativo». De momento, pinta bien.

En el apartado de «Métodos y resultados», los autores señalan que hicieron una revisión sistemática de la bibliografía para determinar la precisión diagnóstica de las pruebas de esfuerzo en la detección de las arteriopatías coronarias, tomando la angiografía como criterio de referencia. Como vemos, la cosa no hace más que mejorar.

Se incluyeron treinta y cuatro estudios con 3.352 participantes, una muestra bastante elevada para un análisis de precisión diagnóstica. Los autores concluyeron que la ecocardiografía daba mejores resultados en la bicicleta estática que en la cinta, y que ambas superaban al ECG tanto en bicicleta como en cinta, lo que demostraron empleando un cociente de verosimilitudes. Así, un cociente de verosimilitudes de 11 en la eco con bicicleta quiere decir que las personas con arteriopatías coronarias tienen 11 veces más posibilidades de dar un resultado positivo que las que no la padecen. Por el contrario, un cociente negativo de 0,2 significa que las personas con arteriopatías tienen una probabilidad cinco veces menor de dar un resultado negativo que quienes sí las padecen.

El enlace al artículo completo se encuentra a la derecha del resumen de PubMed y puede accederse a él libremente. Ahora bien, lo que debemos preguntarnos es lo siguiente: ¿los participantes de los estudios eran similares al abogado (o a nosotros)? Ya has podido ver que no en el apartado de métodos de Medscape, dado que algunos no presentaban síntomas de angina de pecho, sino factores de riesgo coronario.

Hay más motivos por los que esta revisión de calidad no nos da las respuestas que buscamos. En el resumen, los autores deducen que la prueba de esfuerzo resulta más útil para excluir las arteriopatías que para confirmarlas, lo que indica que algunos pacientes podrían ahorrarse la angiografía, que es un procedimiento más caro. Sin embargo, en el mismo artículo, también afirman lo contrario, es decir, que la prueba de esfuerzo podría ser más útil para confirmar las arteriopatías que para excluir las angiografías. Entonces, ¿en qué quedamos?

A pesar de estos problemas, creo que llegaremos a una conclusión más clara si leemos el artículo completo. Los autores dicen que los criterios de referencia y las pruebas solo se ocultaron en ocho de los treinta y cuatro estudios, y, como la mayor precaución que hay que tener al hacer un estudio es enmascarar los datos, existe un riesgo grave de sesgo con el objetivo de arrojar resultados deseables para la sociedad. Siendo así, es muy posible que se exagerara la precisión de las pruebas. De todos modos, el cociente de verosimilitudes tan impresionante no lo es tanto si examinamos las cifras más comprensibles. La media de la prevalencia de la arteriopatía coronaria en varones era de un 62% en los estudios, de tal forma que el riesgo de padecerla es del 62% antes de hacerse la prueba. Un resultado positivo incrementaba el riesgo hasta el 82%, y uno negativo lo disminuía hasta el 37%. Además, nuestro paciente no pertenece al grupo del 62% con arteriopatía, sino al grupo en el que casi todos la padecen. Por lo tanto, un resultado positivo no nos informa de nada que no sepamos.

En la exposición del artículo, los autores describen un estudio estadounidense en el que el 41% de los pacientes con resultado positivo en las pruebas de esfuerzo daban muestras de arteriopatía coronaria según la angiografía, mientras que el 35% de aquellos a los que no se le hicieron pruebas tenían arteriopatía. Este resultado tan deprimente nos indica que las pruebas de esfuerzo no serían un buen método de cribado, es decir, durante los reconocimientos médicos regulares.

Los autores añadieron que es necesario mejorar la estratificación de riesgos antes de practicar una angiografía, y puede que lo sea. No obstante, quizá deberían haber llegado a la conclusión de que las pruebas de esfuerzo no son útiles. En realidad, intentan evitar este dictamen tan poco edificante diciendo que hay que mejorar una cosa u otra, o que es necesario realizar más investigaciones, una de las frases más trilladas de la literatura médica. En muchas ocasiones, no hace falta investigar más, sino que los médicos se atrevan a extraer conclusiones acordes con los resultados obtenidos.

En el fondo, la pregunta crucial sería si existen ensayos comparativos entre pacientes con angina de pecho tratados sin pruebas de esfuerzo ni angiografías y pacientes a los que se les practicaron las pruebas antes del tratamiento. Solo así podríamos conseguir las respuestas que necesitamos.

Para ello, deberíamos buscar el término «prueba de esfuerzo» en PubMed, sin olvidar las comillas. Al hacerlo sin ellas, aparecieron 89.087 entradas, frente a 1.251 con ellas. Luego pinché en el tipo de artículo a la izquierda, seleccioné *Customize* y marqué las casillas *Randomized, Controlled Trial* y *Systematic Reviews,* desmarqué las demás e hice clic en *Show,* en *Randomized Controlled Trial* y en *Systematic Reviews* para que se vieran las marcas de verificación (✓).

Siguiendo estos pasos, me salieron ciento cinco títulos que tardé unos seis minutos en ojear. La mayoría de ellos versaban sobre el tratamiento con fármacos, y ni uno solo resultaba relevante para el asunto que nos ocupa.

Dado que las revisiones Cochrane están indexadas en PubMed, es muy poco probable que se me escapara algo por no hacer la búsqueda desde la Biblioteca Cochrane. De todos modos, por el bien del ejemplo, entré en cochranelibrary.com, seleccioné «Revisiones Cochrane», «Buscar revisiones» (CDSR) y el tema «Corazón y sistema circulatorio». Así salieron cincuenta y siete revisiones en la categoría Isquemia miocárdica / enfermedad coronaria, que puede repasarse en menos de cinco minutos. Al abrir la categoría, aparecieron siete revisiones sobre angina de pecho, suficientes para lo que nos interesa. Bajo el tema «Corazón y sistema circulatorio» había también otra categoría, «Dolor torácico no específico», que no se corresponde con nuestro caso porque el abogado/paciente sufrió un dolor específico.

De repente, nos hemos quedado sin respuestas claras. Tal vez esté simplificando demasiado —a fin de cuentas, no soy cardiólogo—, pero, después de todo, creo que no merece la pena seguir indagando. Aún considero que no es necesario hacer más pruebas a los pacientes con síntomas de angina de pecho como nuestro abogado. Más vale tratarles la angina de pecho y ahorrarnos los ocho mil dólares de cada procedimiento.

Ahora contaré mi propia historia, la cual nos sirve de ejemplo de lo difícil que es emitir diagnósticos y lo complicado que puede ser el ejercicio de la medicina.

En 2010, cuando tenía sesenta años, era capaz de correr cinco kilómetros bastante rápido. En una ocasión, noté una sensación extraña y desagradable que me hizo parar a los cuatro kilómetros. Como nunca había tenido problemas cardiacos ni factores de riesgo, me sorprendió que me pasara algo así. Seguí corriendo tras un breve descanso, pero tuve que parar de nuevo porque me dio arritmia y la misma sensación extraña de antes.

Al cabo de unos días, un colega me practicó un ecocardiograma en reposo, que salió normal. Sin embargo, los síntomas reaparecieron al volver a correr, con unas doscientas pulsaciones rápidas y regulares e irregulares tras unos dos kilómetros, que logré bajar disminuyendo la velocidad. De esa manera, pude evitar más problemas durante el resto de la carrera. No obstante, la situación empeoró unos meses más tarde. A veces era tan grave que tenía que volver andando a casa porque me daban arritmias en cuanto empezaba a correr. Aunque no llegué a sentir dolor, notaba aquella sensación extraña, lo que describí anteriormente como disnea, y que es uno de los síntomas de la angina de pecho.

Al final decidí que necesitaba un examen. La observación cardiaca mientras dormía mostró taquicardia sinusal ocasional, una posible fibrilación auricular y salvas de taquicardia ventricular de cuatro latidos, lo que me preocupó un poco. La prueba de esfuerzo era claramente positiva, incluso poniendo la cinta a una velocidad bastante baja, sin correr mucho y sin síntomas. En ese momento, no sabía lo poco fiables que eran estas pruebas. A causa de mi formación y el tiempo que ejercí en una unidad de cuidados intensivos coronarios, daba por hecho que serían dignas de crédito.

A pesar de haber practicado deporte durante muchos años y de carecer de factores de riesgo, me quedé convencido de que padecía una cardiopatía coronaria. Entonces me recomendaron tomar una pequeña dosis diaria de aspirina, pero me negué a hacerlo tras investigar por mi cuenta.

¿Cómo se sabe si debes aceptar la aspirina o rechazarla? Te pido que lo pienses un poco y lo intentes antes de seguir leyendo. No te daré la «solución» hasta más adelante.

Dado que mis síntomas, los resultados de la observación cardiaca y las pruebas de esfuerzo se complementaban a la perfección, a nadie le cupo duda de que sufría una cardiopatía coronaria, una de las causas de muerte más comunes.

Me llevó un tiempo acostumbrarme a mi nueva situación. Consulté varias revisiones para saber cuánto había aumentado mi riesgo de morir, lo que podría parecer un tanto masoquista, pero tengo el hábito de querer saber todo lo que pueda. Sentí que me alejaba de mi actitud optimista y relajada ante la vida, al tiempo que me encaminaba hacia la antecámara de la muerte. Esa fue mi impresión hasta que me adapté.

En esos días, me ingresaron junto a un joven que tenía un bloqueo arterial debido a una enfermedad hereditaria, y cuyo padre había muerto muy joven. Me dio mucha pena por él, y también una poca por mí mismo. Por lo visto, aquellos eran mis nuevos compañeros. Una de las desventajas de que te hospitalicen es que dejas de estar en compañía de gente sana: todo el mundo está enfermo. Indudablemente, deberíamos pasar el menor tiempo posible en hospitales, porque no viene nada bien para aumentar la confianza en mejorar.

Al día siguiente iban a colocar una o dos endoprótesis en mis maltrechas arterias. Todavía me cuesta creer que dijera que sí. Todo ocurrió muy rápido, y apenas tuve tiempo para pensar. Yo ya sabía —al contrario que mucha gente— que las operaciones de derivación coronaria (o baipás) no prolongan la vida, sino que simplemente tratan los síntomas. Supuse que ocurriría lo mismo con las endoprótesis, y no me gustaba la idea de que metieran tubos por las arterias. Además, mi dolencia era menor y, por ejemplo, no tenía problemas para jugar al tenis. Podía dejar de correr y dar vueltas en bicicleta.

Así pues, ¿por qué acepté sin rechistar la implantación de las endoprótesis? La verdad es que no lo sé. Ahora pienso que debería haber comprobado las pruebas por mí mismo.

Y allí estaba yo, tumbado en una camilla con un catéter en la ingle, resignado a mi sino. Iba a abandonar mi maravilloso mundo de libertad para entrar en el país de la enfermedad y la dependencia, destinado a morir pronto. La vida no volvería a ser igual.

Entonces, el cardiólogo dijo: «Enciende la pantalla para que Peter pueda mirarse las arterias», y lo que vi me dejó de piedra. Estaban totalmente lisas, sin indicio alguno de arterioesclerosis. Por el aspecto que tenían, podían haber pertenecido a uno de mis alumnos de Medicina.

¿Qué demonios estaba pasando? Mi cardiólogo dijo que se había tratado de un falso positivo y me recomendó que siguiera corriendo lo que me permitieran los síntomas. Yo estuve de acuerdo, pero también le pedí que me explicara por qué me había sometido a semejante tormento. Fue incapaz de hacerlo. Como sabíamos ambos, en determinadas circunstancias poco comunes, la gente puede sufrir espasmos en las arterias. Pensé que podía ser mi caso, pero dado que no hubo arritmias durante las pruebas de esfuerzo positivas, no pudo ser eso. Quizá no lo sepa nunca.

Todavía sigo corriendo (más que antes), a veces ocho kilómetros al día, y acompañado de mi mujer, que ha hecho medias maratones. Yo soy demasiado vago para correr tanto. Cuando vamos muy deprisa y noto una arritmia incómoda en el pecho, me detengo unos segundos. Sin embargo, mi vida es mucho mejor ahora que en 2010, lo que demuestra que no siempre vamos cuesta abajo, sino que en ocasiones se puede remontar.

Los buenos médicos se vuelven más humildes con el tiempo porque se dan cuenta de que no todos los pacientes se corresponden con lo que leyeron en sus libros de texto. Por el contrario, los malos médicos son cada vez más arrogantes. Yo tuve la suerte de que me atendieran buenos médicos.

¿Llegaste a buscar los efectos de la aspirina? ¿Encontraste algo útil? No es tarea fácil. Como la aspirina sirve para tantas cosas, debemos centrarnos en las cardiopatías. ¿Se usa para tratar o para prevenir? Yo diría que para prevenir, porque reduce la coagulación de la sangre, que es lo que se recomienda a quienes han sufrido ataques al corazón.

Puedes probar a buscar «aspirina corazón Cochrane» en Google. Si escribes «aspirina infarto Cochrane», las dos primeras entradas serán las mismas.

El primer enlace te lleva a una revisión Cochrane sobre la aspirina como método principal de prevención de la arteriopatía coronaria,[13] lo que no está relacionado con mi caso, porque yo creía que ya la padecía. Sin embargo, lo que la gente quiere saber normalmente es cómo evitar los infartos, así que tal vez sea interesante después de todo. Al final, resulta que no es más que el protocolo de una revisión Cochrane. Puesto que tiene fecha de 2004, la revisión tuvo que haberse finalizado y publicado hace mucho tiempo. (Así pues, le mando un mensaje al grupo editorial que aparece bajo el título de la revisión [Cochrane Heart Group] para pedir que eliminen el protocolo desfasado de la Biblioteca Cochrane.)

Suele ser útil leer el apartado «Antecedentes» (o Introducción) de las revisiones, porque nos informa de lo que la gente cree habitualmente sobre la cuestión y nos aporta referencias que podrían resolver nuestras dudas. El protocolo dice que dos metaanálisis demostraron que el uso de la aspirina como método de prevención principal reducía de manera significativa todos los episodios cardiovasculares agudos entre un 13 y un 15%, y los infartos de miocardio (ataques al corazón), entre un 30 y un 32%. Pero también señala que la aspirina puede provocar efectos adversos graves, como hemorragias digestivas y cerebrales. Por lo tanto, las guías clínicas advierten que la aspirina solo debe recomendarse a los varones con riesgo alto, y yo no lo era.

La siguiente entrada de Google enlazaba a una revisión en la que se comparaba la monoterapia con aspirina frente a la combinación de aspirina y otro fármaco para prevenir las enfermedades cardiovasculares.[14] Esto tampoco venía al caso porque no queremos saber los efectos de la aspirina frente a un placebo. Sin embargo, solo tardamos unos minutos en leer los antecedentes, donde pone que un metaanálisis demostró que la reducción del riesgo relativo de muerte, infarto de miocardio e ictus es de aproximadamente un 20%, y que la protección con antiagregantes plaquetarios (aspirina) para pacientes con riesgo alto de episodios cardiovasculares sigue siendo insatisfactoria en términos absolutos.

Aunque yo tenía riesgo de sufrir accidentes cardiovasculares, pensaba que no era muy alto. Si tomaba aspirina y me caía de la bici, o si tropezaba con una raíz mientras corría por el bosque y me golpeaba la cabeza, la cosa podría haberse puesto muy fea, ya que el ácido acetilsalicílico puede producir hemorragias cerebrales.

Otras personas podrían haber llegado a la misma conclusión que yo, pero este ejemplo sirve para ilustrar la importancia de no tratar a todo el mundo de la misma manera, cosa que suelen recomendar las guías clínicas.

Una de las preguntas más importantes que hay que hacerse es: «¿Me parezco a los pacientes de esta revisión?». ¿Acaso no existe un ensayo que compare la aspirina con un placebo en pacientes como yo? No un ensayo sobre pacientes que no hayan tenido angina de pecho (prevención primaria), ni sobre pacientes que hayan tenido ataques al corazón y otros problemas similares, sino algo a medio camino.

Si buscas «*aspirin angina*» en PubMed, la página lo corrige por «*aspirin AND angina*» (2.273 entradas). Al limitar la búsqueda a ensayos clínicos y revisiones sistemáticas, salen 631 entradas. Siguen siendo muchas, pero se les puede echar un ojo a lo largo de un día. Si solo seleccionamos las revisiones sistemáticas (marcando la casilla de ensayos clínicos para borrarlos), nos quedamos con 122 entradas. Ahora, haz clic en *Most Recent* [más recientes] en la parte superior para ordenar los resultados. Las primeras entradas van sobre temas poco pertinentes como pacientes diabéticos, pero podemos acotar la búsqueda para incluir únicamente los títulos en los que aparezca la palabra «aspirina»: «*aspirin AND angina[ti]*». Como has visto, PubMed cuenta con varias herramientas bastante útiles. De esta manera, obtenemos veinticuatro enlaces, la mayoría sobre anginas de pecho inestables. Si quieres eliminarlos, puedes hacerlo escribiendo «*aspirin AND angina[ti] NOT "unstable angina"*», lo que nos deja con tres documentos (dos revisiones descriptivas y una guía clínica), que por desgracia no nos interesan.

¿Mi angina de pecho era estable o inestable? Una búsqueda en Google nos ofrece la respuesta. El primer enlace conducía al sitio web de la Asociación Estadounidense del Corazón. Así pues, lo que tenía era angina estable. Sentía dolor o incomodidad al forzar más el corazón, pero no ocurría por sorpresa, los episodios solían ser similares, normalmente breves (de no más de cinco minutos), y se me pasaban con reposo o medicación. Es algo que puede ocurrir al correr y que se quita descansando, tomando nitroglicerina o las dos cosas.

En ese momento, me pregunté por qué el cardiólogo quiso colocarme unas endoprótesis cuando mi problema era tan leve y manejable. No le veía ningún sentido, y si hubiera hecho los deberes, me habría negado a aceptarlo.

Todavía nos queda una cuestión por resolver: ¿las endoprótesis alargan la vida? Para saberlo, solo tuve que hacer una búsqueda sencilla en la Biblioteca Cochrane. Las endoprótesis se pueden implantar en diversas partes del cuerpo, como en las vías biliares, pero enseguida revisé los cincuenta y ocho títulos que aparecieron. Uno de los estudios comparaba dos tipos de endoprótesis. Me leí los antecedentes:[15] los efectos adversos asociados a la angioplastia coronaria percutánea incluyen la muerte; complicaciones arteriales como perforaciones, embolizaciones distales (entrada de masas intravasculares que pueden obstruir los capilares) o trombosis de las endoprótesis; infarto de miocardio, hemorragia o infección de la vía de entrada; hemorragia abdominal; ictus e insuficiencia renal aguda. ¡Madre de Dios! Iba a exponerme a todos esos riesgos sin un buen motivo.

De acuerdo, pero, al menos, ¿las endoprótesis alargan la vida de quienes las necesitan? Es difícil de saber, porque los numerosos ensayos realizados las comparan con otros tratamientos, como las derivaciones coronarias o las angioplastias con globo, pero no con no hacer nada. ¿Cómo se busca información sobre no hacer nada? No resulta sencillo. Al final decidí cortar con aquel nudo gordiano, lo que para mí siempre equivale a Google: «reducen la mortalidad las endoprótesis vasculares». Y funcionó. Un artículo del *New York Times* describía lo que necesitaba saber basándose en un metaanálisis reciente.[16]

Los investigadores revisaron ocho ensayos aleatorizados (7.229 pacientes), en los que se comparaba la angiografía coronaria percutánea (ACP) con el tratamiento médico habitual. Eureka. Recuerda: cuando no sepas cómo encontrar estudios sin placebo, añade las palabras normas asistenciales o tratamiento habitual.

Tres de los estudios incluían a pacientes estables tras un infarto de miocardio, y cinco a pacientes con angina estable o isquemia en las pruebas de esfuerzo.[17] Interesante. Por fin había dado con pacientes como yo.

> El tratamiento con bloqueantes β, inhibidores de la enzima convertidora de angiotensina (IECA), estatinas y aspirina diaria, que se corresponde con la práctica habitual, resulta tan eficaz como la implantación de endoprótesis vasculares para prevenir el dolor torácico, los ataques al corazón, la ACP y la muerte.[16]

Uno de los autores del metaanálisis afirmó que más de la mitad de los pacientes con cardiopatías estables recibían endoprótesis sin llegar a probar el tratamiento con fármacos. Según pensaban estos, el motivo debía de ser el interés económico.[17]

> En muchos hospitales, el servicio de cardiología genera el 40% de los ingresos totales, por lo que existe una presión tremenda para llevar a cabo el mayor número de procedimientos... Cuando se coloca una endoprótesis, todo el mundo está contento: el hospital gana más dinero, el médico gana más dinero, es positivo para todos menos para el sistema sanitario al completo, en el que se paga de más sin obtener mejores resultados a cambio.

El coste de la intervención va de los treinta mil a los cincuenta mil dólares, y en Estados Unidos se practican más de un millón cada año, lo que suma unos cuarenta mil millones anuales por algo innecesario que puede matar. El riesgo de muerte es de uno de cada mil.[16]

El doctor Harlan Krumholz, profesor de Cardiología en Yale que no participó en el estudio, dijo que sus resultados contenían una valiosa lección para los médicos que trataban a pacientes del corazón: «Cuando la gente tiene que tomar decisiones, es importante informar de que este procedimiento, salvo que se trate de una emergencia, no salva vidas ni evita los ataques al corazón... La gran mayoría de las personas que se someten a él tienen la esperanza de que las ayudará a vivir más. Esa creencia no se corresponde con los hechos».

La angina de pecho suele ser el síntoma que convence a médicos y pacientes de que el tratamiento con fármacos no es suficiente y es necesario implantar una endoprótesis. Sin embargo, en esta revisión, el 29% de las personas sometidas a una ACP seguían teniendo anginas de pecho, frente al 33% de quienes se medicaban, lo que supone una diferencia insignificante.[16] Uno de sus autores declaró que «los cardiólogos intervencionistas utilizan la analogía de una tubería atascada en una casa, una analogía horrorosa que los pacientes aceptan. En realidad, es simplista y errónea».

De acuerdo, pero ¿qué hay de aquellas personas que realmente necesitan una endoprótesis porque tienen las arterias muy bloqueadas? Pues resulta que los datos vuelven a ser decepcionantes. El primer ensayo controlado con placebo se publicó en noviembre de 2017.[18] Los investigadores les practicaron un cateterismo a doscientos participantes, pero solo implantaron endoprótesis a la mitad. Todos los pacientes sufrían estenosis grave de la válvula aórtica (≥70%). Por desgracia, el parámetro principal que emplearon para comparar ambos grupos era bastante ridículo: el tiempo que podían estar haciendo ejercicio. Y, sin embargo, ese resultado tan irrelevante es en el que se basan las autoridades tanto europeas como estadounidenses. Finalmente, se determinó que la implantación de endoprótesis vasculares no parecía ser beneficiosa. El tiempo de ejercicio aumentó un poco más en el grupo con endoprótesis, pero la diferencia de 16,6 segundos (IC del 95%: 8,9 a 42,0; P = 0,20) carecía de significado estadístico. Además, el tiempo de ejercicio medio antes de la intervención era de 510 segundos, u 8,5 minutos, el cual incrementó medio minuto en el grupo con endoprótesis, y un cuarto en el de placebo. ¿Y qué significa eso?

Lo que he explicado antes acerca de las pruebas de esfuerzo para el dolor torácico, aunque chocante, no es un ejemplo cuidadosamente seleccionado entre muchos. Leí la anécdota del abogado estadounidense unos días antes de decidirme a escribir este libro, y pensé que podía ser un caso interesante. Cuanto más específicas sean tus búsquedas, mejores serán y más probabilidades tendrás de encontrar respuestas a tus preguntas, o al menos tendrás más claro lo que deberás extrapolar de la información que obtengas.

No se trata ni mucho menos de una historia atípica. Los médicos emplean métodos diagnósticos de forma rutinaria, y casi nunca se plantean si dichos métodos han demostrado ser útiles, es decir, si influyen en la decisión terapéutica final, o si producen más beneficios que daños.

Ocurre lo mismo con muchos de los procedimientos médicos, como el de las endoprótesis vasculares de este caso. Sin embargo, puede que se deba a una cuestión de priorizar las ganancias antes que a los pacientes, o a lo que sea más cómodo para el personal, como se demuestra en el siguiente ejemplo.

Termómetros e infecciones adquiridas en el hospital

Hay veces en que se introducen nuevos métodos sin que haya lógica clínica que los sustente. Sucedió hace muchos años cuando en mi hospital se decidió dejar de usar los termómetros rectales de mercurio para usar termómetros orales en su lugar. El argumento que se esgrimió fue que eran más higiénicos para el personal y que no derramaban mercurio al romperse. A los pacientes se les toma la temperatura cada día porque es un dato que puede ayudar a diagnosticar las fases tempranas de las infecciones, que es cuando mejor se pueden curar, y hasta sirve para controlar si los antibióticos dan resultado.

Uno de los motivos para tomar la temperatura cada día se debe a que es muy frecuente adquirir infecciones en los hospitales. Si lo buscas en Google, una de las sugerencias que te aparecerán (en inglés) es «estadísticas infecciones adquiridas en el hospital 2016». Los Centros para el Control y la Prevención de Enfermedades de Estados Unidos publicaron un informe que afirmaba que alrededor de uno de cada veinticinco pacientes sufría al menos una infección nosocomial todos los días. También decía que estas infecciones, aunque graves, solían ser evitables. En términos sencillos: las infecciones hospitalarias matan a mucha gente.

En aquel momento, les pregunté a mis superiores si había pruebas que demostraran que los nuevos termómetros eran tan fiables como los antiguos. En realidad, nadie había investigado la cuestión, aunque ellos no lo creyeron. Tampoco se les ocurrió protestar porque personas que no eran médicos hubieran tomado una decisión que afectaba al hospital. A mí me dio la impresión de que nadie había analizado lo que era un asunto fundamental. La fiabilidad de las pruebas diagnósticas debe medirse en un entorno clínico, pero estos termómetros solo se habían probado en laboratorios. Los termómetros electrónicos orales daban resultados precisos y reproducibles al sumergirse en agua tibia, pero, en la práctica, no eran nada fidedignos en comparación con los rectales, algo que se demostró en 1991.[19]

Volví a plantear la cuestión cuando los termómetros orales se sustituyeron por dispositivos electrónicos para tomar la temperatura a través del oído. Algún tiempo después, uno de mis colegas realizó por fin el estudio que yo tanto había reclamado,[20] en el que se comparaba el termómetro infrarrojo a través del tímpano con el termómetro electrónico rectal en ciento veintiún pacientes ingresados en un ala geriátrica. El 5% de las diferencias era mayor de un grado, lo que significa que habría que descartar los termómetros de oído. Ocho años más tarde, una revisión sistemática demostró que los termómetros infrarrojos de oído no lograban diagnosticar la fiebre en una tercera parte de los niños con temperaturas rectales a partir de los 38 °C.[21] Esa revisión se publicó en 2006. Sin embargo, en mi hospital, y creo que en otros hospitales de Dinamarca, se siguen empleando los termómetros de oído.

Esta historia y la anterior sobre la angina de pecho sirven para explicar que, tanto en cuestiones triviales como cruciales, a menudo traicionamos los principios básicos de la medicina basada en la evidencia. El ejemplo del mercurio ha perdido relevancia puesto que ahora tenemos termómetros rectales sin mercurio, pero durante más de treinta años hemos utilizado termómetros defectuosos a pesar de que las infecciones hospitalarias suponen un riesgo elevado de muerte. Si buscas en Google «muertes infecciones adquiridas en el hospital», encontrarás un informe que dice que cada año afectan al 5-10% de los pacientes de Estados Unidos, lo que resulta en noventa mil muertes y unos veinte mil millones de dólares en gastos sanitarios. Teniendo en cuenta el alto coste en vidas y los carísimos aparatos tecnológicos que hay en nuestros hospitales, el no querer saber la temperatura corporal de los pacientes parece un auténtico disparate.

Cribado con tiras reactivas urinarias

Otra cosa que me molestaba cuando empecé a estudiar Medicina eran las tiras reactivas. No entendía por qué a todos los pacientes recién ingresados los obligaban a miccionar, aunque no tuvieran síntomas de enfermedades urinarias, solo para que las enfermeras pudieran usar las tiras reactivas. Estas sirven para hacer pruebas de sangre, glucosa, proteínas, glóbulos blancos y nitrito en la orina, lo que puede ayudar a detectar diabetes, infecciones asintomáticas de la vejiga, cáncer de vejiga e insuficiencia renal crónica. Sin embargo, todos los procedimientos diagnósticos pueden terminar produciendo daños, y los resultados positivos pueden devenir en análisis adicionales, algunos de ellos invasivos, que conducen a tratamientos innecesarios, como las biopsias de riñón, cistoscopias, antibióticos superfluos, seguimiento a largo plazo de anomalías irrelevantes y malestar psicológico en individuos sanos.

Treinta años y millones de tiras reactivas más tarde, le propuse a uno de mis alumnos de doctorado que investigara el asunto. Aunque pedimos ayudas a diversos organismos públicos, nadie se interesó en financiar el proyecto, de modo que tuve que costearlo con el presupuesto del Centro Nórdico Cochrane.

Finalmente, publicamos una revisión con la siguiente conclusión: «No se hallaron pruebas para evaluar los efectos beneficiosos y perjudiciales del cribado con tiras reactivas urinarias, por lo cual aún no se conocen dichos efectos».[22] Si te apetece leerlo, solo tienes que buscar «tiras reactivas Cochrane» en Google.

Mi doctorando también consultó las recomendaciones de las autoridades sanitarias y de una selección de asociaciones de especialistas de nueve países.[23] Tras incluir sesenta y siete entidades, descubrió que no existían recomendaciones ni positivas ni negativas sobre el cribado con tiras reactivas en combinación con otros métodos. Se desaconsejaba su uso para detectar bacteriuria en mujeres no embarazadas, mientras que era raro que se mencionara el cribado de hemoglobina, glucosa y proteína, y si se hacía, eran recomendaciones poco claras. Así pues, el uso de las tiras reactivas se dejaba más bien a la elección de los médicos. No se encontraron recomendaciones a favor ni en contra de su uso combinado en las revisiones periódicas y en los ingresos al hospital.

Según la Organización Mundial de la Salud, debería haber pruebas científicas de la efectividad de los programas de cribado, y sus beneficios deben superar los posibles daños.[24] Como no sabemos si estos requisitos se cumplen o no, resulta evidente que las guías clínicas tendrían que desaconsejarlo, pero no es eso lo que ocurre.

Si alguna vez te piden una muestra de orina para una prueba con tira reactiva sin que tengas síntomas de enfermedad en esa parte del cuerpo, deberías negarte a hacerlo. También deberías decirle a tu médico que se lea la revisión Cochrane sobre las tiras reactivas.

5

Las infecciones

Las infecciones son muy habituales, sobre todo cuando hay hacinamiento y mala higiene. Es lo que suele suceder en guarderías y jardines de infancia, por lo que muchos padres e hijos sufren inmensamente a causa de infecciones víricas, lo que en mi país llamamos la «plaga de las guarderías». A mí me afectó sobremanera como padre, y a veces tosía durante meses y dormía mal. También contraje neumonías bacterianas secundarias que tuve que tratar con antibióticos. A menudo, me preguntaba si fastidiar así a tanta gente era la manera ideal de organizar el cuidado de los más pequeños, hasta que montamos nuestra propia «guardería en casa» con el hijo de otra familia, y estuvimos mucho mejor.

Antes de eso, no pudimos soportarlo más y hablamos con la directora de la guardería con la mayor diplomacia posible. Mi mujer es microbióloga clínica y sabe lo importante que es la higiene para limitar la propagación de las infecciones. Sin embargo, no conseguimos nada; la directora se puso muy a la defensiva y se resistió con uñas y dientes a nuestros argumentos. Aun así, al cabo de unos años, nos enteramos de que habían instalado dispensadores de alcohol desinfectante en las instalaciones para el uso del personal. Por otro lado, sigue habiendo muchas discusiones absurdas acerca de que se pueda adquirir alergia al desinfectante y de que este pueda ser perjudicial para los niños.

De momento, la higiene es el mejor remedio con el que contamos. No obstante, al tratarse de algo tan poco tecnológico, resulta difícil convencer a los profesionales sanitarios de su importancia. Los hombres parecen ser menos pulcros que las mujeres. Por ejemplo, en un congreso internacional de cirugía, el 20% de los participantes varones no se lavaba las manos tras usar el baño.[1]

Cuando tengo un resfriado, les explico a los demás por qué no les doy la mano. También es buena idea lavarse las manos antes de comer. Puede que hayas recogido partículas infecciosas del aire, y las infecciones víricas pueden contagiarse incluso de los objetos sólidos que se tocan. Mucha gente cree que basta con alejarse de las personas que tosen o estornudan, pero una buena higiene manual es probablemente lo más importante de todo.

Los médicos suelen abusar de los antibióticos, hasta para tratar infecciones que casi con total seguridad han sido causadas por virus. En muchos países, los antibióticos se pueden comprar sin receta, lo que no hace sino exacerbar el problema de la resistencia. En Europa del norte, la aparición de la resistencia bacteriana es relativamente rara, por ejemplo, menos de un 1% en el caso de la bacteria intestinal *Klebsiella*, mientras que en Grecia lo es el 50%.[2] En América Latina, África y Asia, la situación es mucho peor, ya que hay muchas especies de bacterias, incluido el temido *Staphylococcus aureus* resistente a la meticilina (SARM), también llamado «estafilococo amarillo».

Por eso, al viajar a alguno de estos países, lo más prudente es reducir el riesgo de infección con bacterias resistentes, lo que quiere decir que puede que tengas que pasar por un periodo de cuarentena al volver a casa. En el peor de los casos, estas bacterias llegan a ser intratables y tienen consecuencias terribles. De hecho, hemos visto muchos ejemplos trágicos en nuestros hospitales. En un caso reciente, una deportista de treinta y nueve años estaba corriendo en Tailandia cuando tropezó y se rompió una pierna. De resultas de la caída, se infectó con bacterias multirresistentes y hubo que amputarle el miembro a su vuelta a Dinamarca.

¿Significa eso que debes dejar de hacer ejercicio en estos países? Quizás solo los que sean al aire libre. Es más seguro correr en la cinta de un centro deportivo, aunque también más aburrido. Los kilómetros parecen acortarse cuando estás al aire libre y ante un paisaje cambiante.

Al viajar a países con malos hábitos de higiene, la precaución más sencilla que podemos tomar es recurrir al viejo consejo: hiérvelo, pélalo o déjalo correr. Lavarse las manos es muy importante, y las vacunas pueden serlo también, especialmente para quienes viven en esos países y corren más riesgo de contagio.

Las vacunas en general

Hay personas que se oponen a las vacunas por una cuestión ideológica. Yo nunca he entendido la base que sustenta este extremismo, sobre todo cuando los padres no solo ponen en peligro a sus propios hijos, sino también a otros niños. La «inmunidad colectiva» es crucial. Por ejemplo, para prevenir la aparición de epidemias como el sarampión, es necesario vacunar a un amplio porcentaje de la población.

Los argumentos más utilizados siguen siendo poco convincentes en su mayoría. Uno de ellos es que sería mejor dejar que tu hijo pase el sarampión a evitarlo mediante la vacuna. En realidad, ese romanticismo de «volver a la naturaleza» resulta indefendible. Si aceptamos la premisa general de que es mejor dejar que la naturaleza siga su curso, tendríamos que abandonar la sociedad desarrollada, que no tiene nada de natural. Ya no somos los grandes simios que pululaban por África: nuestras condiciones son mucho mejores y vivimos mucho más que nunca. Si no vacunamos a nuestros hijos, habrá muchos más casos de lesiones cerebrales graves y muertes que si lo hiciéramos. Se trata de un hecho tan bien documentado que no pienso molestarme en recabar los datos que lo demuestran.

Los grupos más extremistas se resisten con tanto ahínco a los argumentos racionales y los hechos científicos inequívocos que se oponen a sus creencias, parece acertado calificarlos como religiosos, o lo que los médicos llaman «casos intratables». El daño que hacen al propagar sus falsedades es inmenso. Uno de los peores ejemplos fue la investigación llevada a cabo por Andrew Wakefield y sus colegas, quienes afirmaron que la vacuna triple vírica (contra el sarampión, las paperas y la rubéola) puede provocar autismo. Existen pruebas indiscutibles de que su investigación es fradulenta,[3,4] y el Consejo Médico General del Reino Unido les retiró la licencia tanto a Wakefield como a dos de sus coautores principales. Cuando este se negó a repetir el estudio como le pidieron sus superiores, acabaron por echarlo. Los grupos antivacunas prefieren obviar este detalle y retratar a Wakefield como la víctima de una conspiración que lo obligó a emigrar de Inglaterra a Estados Unidos, donde parece tener muchos seguidores. Diríase que allí es más fácil inventarse «hechos alternativos» y conseguir que se acepten como ciertos.

Uno de los argumentos más importantes en contra de las vacunas es el que afirma que no son tan seguras como se cree, porque la industria farmacéutica manipula sus datos. Varios lectores de mi libro sobre el sector[5] —básicamente, una organización criminal— me preguntaron por qué no había incluido en él el tema de las vacunas. El motivo obedece al pragmatismo. No podía escribir acerca de todo, y no pensé que las vacunas fueran especialmente interesantes, porque había aprendido que la vacunación es uno de los mayores avances de la medicina. Sin embargo, deben vigilarse con el mismo rigor que el resto de los fármacos. Tras conocer la controversia que provocó la vacuna contra el PVH (papilomavirus humano), me di cuenta de que la manipulación de datos, las mentiras y los encubrimientos podían modificar la manera de percibir las vacunas.

Siempre viene bien tener algo de perspectiva histórica. La introducción de la vacuna contra la viruela ocupa un lugar de honor en la trayectoria de la profilaxis sanitaria. Surgió cuando se descubrió que las lecheras y otras personas que habían pasado la viruela vacuna no enfermaban durante las epidemias de viruela.[6] En 1798, Edward Jenner, un médico y científico que había practicado la inoculación a lo largo de varios años, pidió permiso para presentar sus resultados ante la Sociedad Real de Londres. Su petición fue denegada, dado que «no debía comprometer su reputación exponiendo ante los expertos lo que parecía contradecir el conocimiento general y ser además increíble». Al final, como suele ocurrir siempre en la historia de la medicina, el conocimiento general fue rebatido, y el nuevo tratamiento preventivo de Jenner no tardó en extenderse por todo el mundo.

La vacuna contra la viruela se convirtió en la precursora de la inmunización frente a numerosas enfermedades infecciosas, y se dice que el trabajo de Jenner ha salvado más vidas que el de ninguna otra persona.[7] Este llamó *Variolae vaccinae* a la viruela, del latín *vacca* (vaca), lo que dio origen al término «vacuna».

Antes, en el siglo XVI, la inoculación de virus vivos de la viruela ya era una práctica habitual en Inglaterra, aunque conllevaba grandes riesgos, tanto al receptor como a otros, porque los vacunados podían transmitir la enfermedad tras hacerse portadores. La inoculación consistía en introducir materia de pústulas de viruela en la piel, lo que en general producía una infección menos grave que la enfermedad adquirida de forma natural, al tiempo que inmunizaba contra ella.

Que una infección resulte mortal o no tiene que ver con la exposición inicial a sus microorganismos. El antropólogo danés Peter Aaby ha realizado investigaciones innovadoras dentro de este campo. Aaby hizo estudios en África y otras regiones que refutaron el dogma de que la desnutrición ejercía una influencia significativa en la mortalidad del sarampión.[8] Al emplear las historias clínicas del Departamento de Enfermedades Infecciosas de Copenhague desde 1915 hasta 1925, confirmó sus hallazgos en África de que cuantos más niños había en una familia, mayor era el riesgo de muerte durante las epidemias de sarampión.[9] Así dedujo que ello se debía a que las condiciones de hacinamiento resultaban en una mayor exposición dentro de las familias, por lo que se transferían dosis mas elevadas del virus, y los niños morían antes de adquirir la inmunidad. El descubrimiento de Aaby se enfrentó a la misma incredulidad por parte de los «expertos» que Jenner.

En 1977, la viruela (una de las infecciones más temidas) se convirtió en una enfermedad erradicada. Fue el resultado de los esfuerzos combinados de las autoridades sanitarias de todo el mundo, con las vacunas como punta de lanza.

Aaby ha publicado otras investigaciones importantes. Por ejemplo, halló que las vacunas pueden afectar a otras enfermedades secundarias, tanto de modo positivo como negativo. El sistema inmunitario es tremendamente complicado, y resulta imposible predecir qué efectos secundarios puede tener una vacuna selectiva (de hecho, solo pueden demostrarlo los estudios empíricos). Así, es posible que el bacilo de Calmette-Guérin (BCG) para la vacuna contra la tuberculosis y el sarampión reduzca la mortalidad de la neumonía y el síndrome séptico. Por el contrario, se sospecha que la vacuna combinada frente a la difteria, el tétanos y la tosferina (DTTa) dobla la mortalidad general de las infecciones sin relación aparente en los países pobres, lo que resulta preocupante porque en esos lugares la neumonía y el síndrome séptico matan a más gente que las enfermedades a las que se dirige la vacuna.[10,11] Tal descubrimiento no sentó muy bien en la sede de la OMS. Cuando surgen resultados tan inesperados como ese, las autoridades sanitarias lo tienen complicado para saber qué decir.

En Occidente, sin embargo, estoy convencido de que la vacuna DTTa combinada es beneficiosa y de que deberíamos recibirla todos. Antes de su existencia, mucha gente moría de difteria, tétanos y tosferina. Me acuerdo perfectamente de cómo era tener una tos quintosa: horrible. Tosía a todas horas, y sonaba como un león marino. También sé lo que es tener paperas. El dolor de mis glándulas salivales hinchadas era tan intenso que me arrancó muchas lágrimas. No podía comer ni sonreír sin experimentar un sufrimiento insoportable.

Es una crueldad exponer a nuestros hijos a los horrores de infecciones fácilmente evitables por medio de la vacunación. Pero ¿qué hay de las otras vacunas infantiles? Mi regla básica personal es que si una vacuna forma parte del programa oficial de algunos países, pero no de otros similares, es porque no es tan importante.

Un ejemplo sería la vacuna antirrotavírica, que no aparece en el programa de vacunas de mi país, a pesar de que hubo un grupo de presión muy potente que abogó por ello con todas sus fuerzas. Si buscas en Google «programa rotavirus», encontrarás varias entradas interesantes, incluido un informe de la OMS de 2013 que recomienda la inclusión de la vacuna antirrotavírica en todos los programas nacionales y su tratamiento prioritario, sobre todo en países con alta tasas de mortalidad por gastroenteritis producida por rotavirus, como en el sur y el sureste de Asia y en el África Subsahariana.[12]

La pregunta clave en cuestión de vacunas es: ¿cuál es el riesgo de infección y cuál el riesgo de daños graves o muerte? La OMS habla de países con altas tasas de mortalidad, pero ¿qué pasa en el tuyo?

No resulta fácil hacer recomendaciones concretas sobre las vacunas en todo el mundo, porque la prevalencia de las enfermedades desempeña un papel importante en la toma de decisiones. El hecho queda claro si tenemos en cuenta la cantidad de vacunas que se ofrecen a los viajeros. No obstante, creo que todos deberíamos hacer los deberes, en vez de aceptar pasivamente lo que nos digan. Al igual que el resto de los procedimientos médicos, todas las vacunas conllevan riesgos, algunos de los cuales pueden ser graves, de modo que tenemos que encontrar un equilibrio entre los beneficios y los daños que se estimen en cada caso.

Un ejemplo para entendernos: supón que te dijeran que el riesgo de infección durante una estancia de dos semanas en una isla tropical es de 1 probabilidad entre 1000 (sé que cuesta porque siempre es difícil calcular riesgos), y el de sufrir una complicación grave a causa de la enfermedad, de una entre 50. De esta manera, el riesgo de sufrir daños graves será de una entre 50.000. Sin embargo, si lees el prospecto de la vacuna o buscas información en Internet, verás que el riesgo de sufrir daños graves a causa de la vacuna es de una entre 10.000. Eso quiere decir que puedes viajar a esos lugares cinco veces sin vacunarte con un riesgo mucho menor de sufrir daños graves que si te vacunaras.

La encefalitis japonesa

Veamos cómo funciona en la práctica. En ocasiones se recomienda vacunarse contra la encefalitis japonesa, pero ¿cómo es de común la enfermedad? Si buscamos «encefalitis japonesa» en Google, nos aparecen varias sugerencias, incluida su incidencia, que son los casos que se producen en un año. El primer enlace nos dirige a la Organización Mundial de la Salud: «La incidencia anual de la enfermedad clínica es de 1 hasta 10 por cada 100.000 habitantes, pero varía entre los países y entre las diferentes zonas de cada país». Si partimos del riesgo calculado más alto, 10 por cada 100.000 habitantes, deberíamos dividirlo por 26 para obtener el riesgo que habría en dos semanas: solo 1 entre 260.000.

En el sitio de la OMS, explican que la tasa de letalidad puede llegar hasta el 30%. También afirman que pueden quedar secuelas permanentes de tipo neurológico o psiquiátrico entre el 30 y el 50% de los casos, y que la enfermedad no tiene cura. Luego añaden: «Existen vacunas seguras y eficaces para prevenir la encefalitis japonesa». Nunca hay que creerse esa clase de declaraciones. No hay nada seguro en esta vida, y antes deberíamos informarnos de cuánta gente sufre daños graves con y sin la vacuna, y de cuáles son esos daños.

En la jerga médica, casi nunca se habla de daños, sino de efectos secundarios, una forma suave de referirse a un hecho inevitable: todos los tratamientos pueden ser perjudiciales. Por lo tanto, mientras continúe la tradición, más valdrá que busques los efectos secundarios. También puede resultar útil el término «reacciones adversas».

De todos modos, encontré resultados interesantes escribiendo en Google «vacuna encefalitis japonesa daños». Un informe de 1996 indicaba que el 54% de la población vacunada notificaba uno o más efectos adversos; el 2,2% de quienes notificaron reacciones buscaron atención médica, y el 1,8% estuvo indispuesto para trabajar un promedio de 2,2 días.[13] Los autores señalaron que la cantidad de reacciones generalizadas podría apuntar a un riesgo de reacción anafiláctica, y que la encefalitis japonesa es una enfermedad extremadamente rara entre los viajeros.

Dado que se suele restar importancia a los daños graves u omitirlos (casi todas las entradas que leí hablaban de los efectos secundarios frecuentes), opté por añadir el término FDA (Administración de Alimentos y Medicamentos de Estados Unidos) a la búsqueda, un truco bastante útil: «efectos secundarios encefalitis japonesa FDA». El primer resultado fue el prospecto de una vacuna distribuida por Sanofi Pasteur.

En realidad, nadie debería viajar a un país extranjero antes de pasados diez días desde la fecha de la vacuna, por la posibilidad de que se produzca una reacción alérgica retardada que exija una atención médica expedita. Las reacciones adversas pueden incluir urticaria generalizada inmediata (ronchas) o angioedema (ronchas grandes) y urticaria generalizada retardada o angioedema de las extremidades, el rostro y la orofaringe (los pacientes no saben lo que es esto, ni lo peligroso que es), especialmente en los labios. La decisión de administrar la vacuna debe equilibrar los riesgos de exposición al virus y aparición de la enfermedad, la disponibilidad e idoneidad de los repelentes y otras medidas de protección, y los efectos secundarios de la misma vacuna. Estos son principalmente fiebre, dolor de cabeza, malestar general, sarpullidos y otros, como escalofríos, mareo, mialgia (dolor muscular), náuseas, vómitos y dolor abdominal, los cuales se notifican en alrededor del 10% de los casos. Las vacunas contra la encefalitis han desembocado en muerte en muy contadas ocasiones.

Así pues, hay mucha gente que se ha visto perjudicada por la vacuna. Y como puede ser causa de muerte, habrá situaciones en las que fallezcan más personas por vacunarse que por no hacerlo, lo que dependerá por completo del riesgo de infección. Además, la encefalitis japonesa la transmite un mosquito, por lo que las mosquiteras y los repelentes proporcionan una buena protección. Desde mi punto de vista, eso quiere decir que, en general, no debería recomendarse la vacunación.

Yo nunca me he vacunado contra la encefalitis japonesa porque sabía que el riesgo de infección es extremadamente bajo. Sin embargo, la OMS recomienda a los viajeros que lo hagan antes de pasar temporadas largas en zonas endémicas (es decir, las zonas donde se produce la enfermedad con regularidad). El *Danish Handbook for Doctors* [Manual para médicos daneses] indica que los adultos y niños mayores de dos meses deberían vacunarse para viajar a zonas del Sureste Asiático y del resto de Asia en determinados momentos en los que hay una mayor incidencia de meningitis japonesa. Los Centros para el Control y la Prevención de Enfermedades de Estados Unidos te dicen que te vacunes si así te lo recomiendan: «Consulte a su médico antes del viaje. Este podrá ayudarle a decidir si necesita la vacuna contra la EJ en función de lo que dure su estancia, las zonas que visite y las actividades que pretenda realizar».

Esas pautas quieren decir que si te vas de vacaciones a Tailandia una semana, será mejor que te vacunes. Pero a mí no me convencen. Es algo típico de Estados Unidos, donde los anuncios de los medicamentos suelen acabar con la frase «Consulte a su médico». Pese a ello, en una cuestión tan incierta, es muy probable que tu médico no esté cualificado para asesorarte como es debido. Lo que abunda es una actitud oficial de cubrirse las espaldas y pasarle la responsabilidad a otro. Los organismos se protegen a sí mismos ejerciendo la prudencia, de manera que, si alguien muere, puedan señalar el hecho de que ya lo advirtieron.

La verdad es que no los culpo, pues se hallan en una posición delicada. Aun así, la conclusión a la que llego es que debemos comprobar los hechos por nosotros mismos, en lugar de obedecer ciegamente las recomendaciones oficiales.

Cuando yo era joven, la medicina basada en la evidencia no se había inventado todavía. Me pusieron la mayoría de las vacunas recomendadas, incluidas las de la viruela (ahora erradicada), la antiamarílica, la anticolérica, la antitifoidea y la de la hepatitis A. También me inocularon gammaglobulina antes de viajar de modo primitivo por África en 1980, aunque me mostrara escéptico ante la idea de inyectarme anticuerpos de múltiples donantes, pues no sabría si podría infectarme de esa forma. Desde luego, ahora jamás aceptaría esa inyección, y de hecho, creo que ya no se aconseja. La información que da la FDA sobre el medicamento Gammagard (concentrado de inmunoglobulinas) solo se refiere a las personas con inmunodeficiencia como usuarios del producto, no a los viajeros ocasionales. Por otro lado, enumera una serie de posibles daños de lo más horripilante: trombosis, insuficiencia renal y muerte. No se trata de un producto que haya que tomar a la ligera, pero, en 1980, a mi médico no le importó demasiado.

Los riesgos que está dispuesta a asumir la gente pueden variar una barbaridad, lo que es el motivo de que cada uno decida una cosa a partir de los mismos datos. Por ejemplo, aunque la rabia es una enfermedad extremadamente rara, yo me vacunaría si me mordiera un perro o un murciélago en un país tropical, o una ardilla en América del Norte. La rabia puede tardar un tiempo en matarte, y la vacuna es eficaz incluso cuando se aplica después de haberse expuesto al virus.

Durante mi infancia no existían demasiadas vacunas. Hoy en día, no dudaría ni un momento en recomendar vacunas como la del sarampión, las paperas, la rubéola, la difteria, la polio, el tétanos, la tosferina y el neumococo (que nos protege, entre otras cosas, de la meningitis neumocócica).

Donde hay dudas es con las vacunas contra el PVH.

La vacuna contra el PVH

La vacuna contra el PVH pretende reducir el número de muertes a causa del cáncer de cuello uterino reduciendo el riesgo de infección del papilomavirus humano. Por desgracia, despierta una serie de dudas que la han envuelto en polémica. Han sido muchos los debates que ha suscitado entre la opinión pública, sobre todo en Dinamarca, donde un informe de la unidad de síncopes del hospital Frederiksberg hizo pensar que algunas de las jóvenes vacunadas habían sufrido graves daños *a posteriori*. Entre ellos se incluían el síndrome de taquicardia postural ortostática (POTS, por sus siglas en inglés), el síndrome de dolor regional complejo (SDRC) y el síndrome de fatiga crónica (SFC).

Estas vacunas tienen una historia bastante interesante, ya que recalcan las diferencias entre la salud pública y la individual, y es uno de tantos ejemplos de por qué no podemos confiar en los organismos reguladores de los medicamentos.

Dado que no sentía un especial interés por estas vacunas, en 2015 rechacé una invitación para conversar sobre ellas en la Junta Sanitaria danesa. Yo habría preferido mandar a algún colega más cualificado, pero el antiguo ministro de Sanidad quería que fuera yo. El hombre esperaba convencerme de que no había motivos para preocuparse por la seguridad de las vacunas, pero yo acabé por convencerme de que había que seguir investigando la cuestión. Lo que más me impresionó fue una ponencia de la doctora Louise Brinth, la cual había atendido a muchas de las jóvenes afectadas, deportistas de élite en su mayor parte. Quienes practican deportes de élite tienen las defensas debilitadas; por lo tanto, si las vacunas produjeran algún efecto negativo, lo más lógico sería que fueran estas las más perjudicadas.

En noviembre de 2015, la Agencia Europea de Medicamentos (EMA) emitió un informe cuyo mensaje principal venía a decir que no había de qué preocuparse y que los beneficios de las vacunas superaban a los daños. Seis meses después, nos quejamos a la EMA por lo que pensamos que era una negligencia por su parte, al pasar por alto el riesgo de secuelas neurológicas graves de las vacunas.

La respuesta de la EMA fue una gran decepción. No abordaron algunas de nuestras inquietudes, y varias de sus declaraciones fueron incorrectas, tremendamente engañosas o directamente irrelevantes. En vista de ello, elevamos nuestra queja al defensor del pueblo europeo en octubre de 2016.

La decisión del defensor del pueblo llegó un año más tarde; publicamos un informe final al respecto al cabo de dos semanas. Los diversos documentos pueden encontrarse en http://www.deadlymedicines.dk/category/blog/. En resumen, nuestras observaciones más importantes fueron:

- La EMA pidió a los fabricantes que buscaran posibles daños en sus bases de datos, pero no reaccionó ante el hecho de que las estrategias de búsqueda empleadas por estos fueron insuficientes, por lo que debieron de pasar por alto muchos casos.
- La EMA declaró que los adyuvantes utilizados en las vacunas para potenciar la respuesta inmunológica eran seguros, aunque las cinco referencias que aportó para respaldar tales declaraciones eran ilocalizables o irrelevantes. Al investigarlo nosotros mismos, descubrimos que ni siquiera se habían realizado estudios de seguridad sobre los adyuvantes.
- La EMA permitió que los fabricantes juntaran a los grupos con placebo en los ensayos, a pesar de que ninguno de ellos eran realmente ensayos controlados con placebo. En casi todos los casos, el placebo era un adyuvante o una vacuna contra la hepatitis. Si estos «placebos» activos causan daños similares a los de la vacuna contra el PVH, resultaría difícil, por no decir imposible, emplear dichos ensayos para determinar la existencia de los posibles daños infrecuentes.
- La EMA hizo sus propias búsquedas bibliográficas, pero ocultó los resultados a su mismo comité científico. Estos informes ocultos revelaban que el virus contra el PVH,

otras vacunas y quizás el adyuvante (en combinación con una infección vírica por lo demás inofensiva) podrían causar POTS o SDRC en algunas personas.
- El hecho de que la EMA ocultara información a su propio comité de expertos hace pensar en una conspiración, lo que además no era necesario porque dicho comité operaba bajo una cláusula de confidencialidad perpetua.
- El Centro de Control de Medicamentos de la OMS en Uppsala y las autoridades sanitarias danesas hallaron indicios de daños y se mostraron insatisfechos ante las observaciones y los informes difundidos por la EMA.
- Consideramos que la EMA cometió una falta de ética científica en relación con la vacuna contra el PVH.

Supongamos que no sabes nada de las vacunas contra el PVH. ¿Cómo te informarías para decidir si vacunar a tu hija de doce años?

El enfoque habitual también nos sirve en este caso. Cuando busqué «vacuna pvh Cochrane» en Google en febrero de 2019, la primera entrada era una crítica publicada en julio de 2018 por nuestro grupo de investigación sobre la revisión Cochrane de la vacuna[14] (que era la segunda entrada).

Dos meses después, publicamos una crítica aún más dura de la revisión Cochrane.[15] En ella demostramos que se omitían los efectos secundarios más graves de la vacuna, aunque se incluían en los estudios que evaluaron los autores. Fue muy difícil comparar los ensayos de la revisión con los nuestros porque los identificadores eran distintos, pero descubrimos que deberían haber reclutado al menos a un 35% más de mujeres.

La revisión Cochrane no halló aumento alguno de los daños neurológicos graves, pero nosotros sí, porque empleamos informes de estudios clínicos que obtuvimos por medio de la EMA, una fuente mucho más fiable que las publicaciones de las farmacéuticas. A través de un investigador que recibió los datos enmascarados, descubrimos también más síntomas de POTS y SDRC en los grupos de la vacuna contra el VPH que en los que recibieron la vacuna contra la hepatitis o el adyuvante. Comunicamos nuestros hallazgos en el vigesimoquinto aniversario de nuestro Simposio de Investigaciones el 12 de octubre de 2018, que ya se han incluido en una tesis doctoral[16] y serán publicados en la revista *Systematic Reviews*.

Por desgracia, la directiva de la Colaboración Cochrane ha dejado de aceptar las críticas constructivas de sus revisiones. Como dije anteriormente, fui uno de sus cofundadores en el año 1993, pero me expulsaron de la organización en septiembre de 2018 tras una farsa de proceso, y perdí mi puesto como director del Centro Nórdico Cochrane. Sin embargo, yo no había hecho nada malo. Lo que hice fue defender los valores fundamentales de Cochrane: la libertad científica, la justicia, la verdad y la transparencia, como miembro de la junta elegido democráticamente. También propuse una política que evitaría que los autores de las revisiones mantuvieran relaciones comerciales con los fabricantes de los productos que evaluaban. Por lo que parece, al director de Cochrane, que no es científico, sino periodista, no le gustaron nada mis iniciativas, pero la gota que colmó el vaso fueron mis críticas a la revisión de la vacuna contra el VPH.[17]

La salud pública y la salud individual

La controversia que suscitó la vacuna contra el VPH pone de relieve algunos de los problemas más importantes del campo de la medicina. Se trata del antiguo conflicto que existe entre los valores de la sanidad pública y la individual. La respuesta oficial ante el escándalo —fingir que sabemos lo suficiente cuando no es cierto— ha provocado que mucha gente pierda la fe en las autoridades. En Japón, el país donde se notificaron más efectos adversos, se ha dejado de recomendar la vacuna, cuyo uso ha descendido del 80% a menos de un 1%.[18]

La reacción del Consejo de Salud danés fue de una arrogancia considerable que no contribuyó en nada a mejorar su imagen. Adujeron que la vacuna contra el VPH era un caso único, por ser la primera vacuna contra el cáncer, cosa que es falsa, puesto que la vacuna contra la hepatitis B protege del cáncer hepático. En 2017 lanzaron una campaña para destacar la importancia de la jerarquía científica, con las revisiones sistemáticas de ensayos aleatorizados, a la cabeza, y las declaraciones consensuadas, a la cola. Sin embargo, como no existen ensayos controlados con placebo sobre la vacuna contra el VPH, tampoco puede haber revisiones dignas de confianza. Además, el consejo se escudó en la EMA para asegurar que la vacuna es segura, cuando la EMA emitió un informe falaz en el que los participantes estaban obligados por contrato a alcanzar un consenso, el último mono de la jerarquía científica.

El Consejo de Salud ofrece en su página web una lista de referencias que respaldan su postura, aunque con la omisión flagrante de un importante estudio llevado a cabo por el Centro de Control de Enfermedades de la OMS en Uppsala.[19] En él, los autores descubrieron que se notificaron más casos de cefalea con mareo junto con fatiga o síncope entre las mujeres de nueve a veinticinco vacunadas contra el VPH que con el resto de las vacunas, una desproporción que se mantuvo al excluir los países en los que hubo indicios de SDRC (Japón) y de POTS (Dinamarca). Los científicos del Centro de Uppsala se resguardaron de la censura de los medios incluyendo solo los casos notificados antes de 2015. Aun así, identificaron una cantidad más elevada de posibles casos sin diagnosticar que los diagnosticados por las farmacéuticas para la EMA.

A pesar del mensaje tranquilizador que nos transmitió esta,[20] permitir que las empresas excluyan un alto número de casos diagnosticados por un experto danés sin analizar los datos brutos subyacentes, y confiar en esas empresas cuando informan de menos casos que el Centro de Uppsala, no parece ser lo que se diría «un enfoque prudente».

Mientras que los investigadores mostraban escepticismo ante la labor de las farmacéuticas y la EMA, el director del Consejo de Salud danés hablaba de hechos alternativos. De hecho, afirmó que la oposición a la vacuna se debía a que vivíamos en la «sociedad de la posverdad». Si bien es cierto que las autoridades suelen tratar de calmar las aguas apelando al viejo mantra de que «es el momento de seguir adelante», los comentarios insultantes como este tienden a ejercer el efecto contrario.

Según la perspectiva oficial, el cáncer de cuello uterino es una enfermedad terrible, cuya mortalidad podemos reducir por medio de una vacuna que reporta muchos más beneficios que daños, y que debería recibir toda la población de una franja de edad determinada. El Consejo de Salud danés ha descrito el descenso de la tasa de vacunación como una catástrofe a la vuelta de la esquina si no se le pone remedio.

Sin embargo, la perspectiva oficial es falaz y no se ajusta en nada a la realidad.

En primer lugar, cuesta apreciar que se avecine ninguna catástrofe. Las muertes causadas por el cáncer de cuello uterino son poco frecuentes. En Dinamarca fallecen unas cien mujeres al año por esa enfermedad, frente a las quince mil que pierden la vida por culpa del tabaco. Así pues, si de verdad queremos proteger a la gente, mejor sería que invirtiéramos en convencer a las jóvenes para que no empiecen a fumar, y no en convencer a los padres para que vacunen a sus hijas contra el VPH. Por ejemplo, se ha demostrado que subir el precio de los cigarrillos da muy buenos resultados, pero por aquí no se ha visto tal iniciativa.

En segundo lugar, ¿qué efectos produce la vacuna realmente? Lo cierto es que todavía no lo sabemos. Su uso se aprobó porque reduce el riesgo de infección de algunas cepas del VPH de las que se sabe que provocan cáncer. También reduce el riesgo de transformación celular que precede al cáncer, pero solo ofrecen una protección del 70% frente a esas cepas determinadas, aunque hay otras que lo provocan igualmente. No se sabe si estas se impondrán y causarán la enfermedad, ni durante cuántos años ofrecerá protección la vacuna. Por otro lado, muchas de las transformaciones celulares desaparecerán por sí mismas si se dejan sin tratar.[14] Así pues, aunque es muy probable que la vacuna reduzca la tasa de mortalidad del cáncer de cuello uterino, no hay pruebas que lo demuestren.

Y en tercer lugar, la que siempre es una pregunta clave: ¿cuándo llegarán los beneficios? Casi todo el mundo se sorprenderá al saber que alrededor de la mitad de las muertes a causa del cáncer de cuello uterino se producen a partir de los setenta años de edad. Las estadísticas oficiales indican que en Dinamarca solo mueren de la enfermedad unas doce mujeres menores de cuarenta y cinco al año. Si se vacunara a todas las niñas de doce años, con el índice de efectividad de la vacuna del 70%, salvaríamos a ocho mujeres cada año. Sin embargo, no podemos calcular el número de afectadas por efectos adversos graves porque los fabricantes han puesto muchas trabas para estudiar su incidencia a partir de sus ensayos, que carecen de grupos de control. Pese a ello, una revisión sistemática de los ensayos publicados desde 2017 halló más muertes entre los grupos vacunados que entre los de control (14 frente a 3; P = 0,01), y más efectos adversos graves generalizados entre las niñas que recibieron la vacuna nonavalente que entre las que recibieron la tetravalente (3,3 frente a 2,6, P = 0,01). Aun así, no se consideró que ninguno de los efectos adversos graves estuviera relacionado con la vacuna.[21] No sé a los demás, pero desde luego a mí me fascina el hecho de que ni uno solo de los investigadores clínicos (probablemente a sueldo de las farmacéuticas) creyera que la vacuna tuviera algo que ver.

Cabe añadir que también existen pruebas de muertes provocadas por la vacuna. En España, una joven con asma sufrió un episodio agudo de su enfermedad después de recibir la primera dosis. A pesar de ello, se le administró una segunda dosis al mes siguiente, tras lo que tuvo una disnea grave y convulsiones a las doce horas. Aunque fue ingresada en la unidad de cuidados intensivos, falleció dos semanas más tarde. El veredicto judicial determinó que existía una relación causal con la vacuna.[22]

En Suecia, una niña se ahogó en la bañera después de vacunarse. De acuerdo con la información que me proporcionaron desde el Centro de Control de Uppsala, había mostrado síntomas durante las dos semanas posteriores a la primera dosis, con un cuadro clínico de cefaleas, agotamiento y síncope vasovagal (lipotimia). Se la refirió a un neurólogo pediátrico que le diagnosticó epilepsia a partir de unos cambios leves en el electrocardiograma. Yo diría que es mucho más probable que se ahogara a causa de una lipotimia que por epilepsia. En efecto, la base de datos de Uppsala contiene bastantes más casos de muerte tras la vacuna.

En 2013, la OMS añadió nuevos criterios para evaluar las causas de los efectos adversos individuales después de la vacunación.[23] En mi opinión, dichos criterios merecen las duras críticas que han cosechado con el tiempo. Por culpa de ellos, resulta casi imposible detectar los indicios de daños graves, como lo es la muerte.[24] Nunca he visto que se escribieran tantos comentarios en PubMed como los que hubo acerca del artículo en el que se resumían los nuevos criterios de la OMS, y no cabe duda de que tanto una publicación como la otra son capaces de poner los pelos de punta.[23,24]

A todo lo anterior hay que sumarle el hecho de que muchos médicos se abstienen de informar de sus sospechas de daños graves a causa de la propaganda a favor de la vacuna contra el VPH. Tal vez lo hagan porque se fían de los mensajes tranquilizadores, o tal vez sea porque teman sufrir represalias si lo denuncian.

En septiembre de 2008, Kent Woods, el presidente de la Agencia Reguladora de Medicamentos y Productos Sanitarios del Reino Unido, mandó una carta sobre la vacuna contra el VPH a las clínicas y los hospitales. En ese momento acababa de comenzar el programa de inmunización con Cervarix, y pedía que se informara de cualquier sospecha de reacción adversa a través del sistema de farmacovigilancia, aunque desaconsejaba que se notificaran los desmayos ocurridos durante la vacunación y al poco de esta, dado que solían deberse a la respuesta psicógena habitual tras la inyección.

Al cabo de un año, en octubre de 2009, Woods mandó otra carta en la que comentaba haber leído noticias en los periódicos acerca de efectos adversos como el síndrome de fatiga crónica, a pesar de que no había motivos para creer que existiera una relación causal con la vacuna basándose en los casos notificados y los cálculos realizados.

Puesto que un año antes se había animado a los médicos a que informaran de los efectos adversos, y entonces se les dijo que no se había identificado problema alguno, es probable que la segunda carta hiciera que más de ellos se abstuvieran de notificar no solo el síndrome de fatiga crónica, sino también los síntomas de POTS y SDRC. Dicha carta se mandó cuando se estaba a la mitad de un estudio que empleó la EMA en 2015 para desestimar la inquietud sobre los posibles daños neurológicos graves de la vacuna contra el VPH.[25] Uno de sus argumentos clave, que aparecía ni más ni menos que diez veces en el informe oficial, se apoyaba en que no se observaron diferencias entre los datos empíricos y los cálculos realizados. Curiosamente, todos los autores eran empleados de la agencia reguladora británica. El análisis principal se centraba en el número de notificaciones espontáneas en comparación con la incidencia pasada, pero como los datos se recogieron durante los dos primeros años del programa de vacunación, estos incluían el periodo en el que se aconsejó a los médicos que se callaran sus sospechas, un detalle que no se mencionaba en el artículo.

Sabiendo como sé lo que ocurre entre bastidores, he de reconocer que entiendo por qué hay tanta gente que desconfía de las vacunas. Es evidente que algunos de los más escépticos plantean teorías irracionales, pero hay otros a los que no les falta razón. Son muchos los ejemplos de médicos a los que las autoridades sanitarias les han recomendado silencio con respecto a sus sospechas, y es muy posible que la reciente intervención de la OMS ya mencionada sea el más flagrante de todos.

Se le ha dado mucho bombo a la perspectiva de la sanidad pública, mientras que los posibles daños se minimizan o se omiten del todo. La perspectiva individual es bien distinta. Si me vacuno, ¿obtendré algún beneficio? En realidad es poco probable, y siempre existe un riesgo de lesiones neurológicas graves, de las que no sabemos gran cosa. ¿Cuántas personas hay que vacunar para salvar una vida? Esa es una cifra que no se ha revelado nunca. En Dinamarca, hay unas treinta y dos mil niñas de doce años. Suponiendo que pudiéramos salvar a ocho cada año (como indiqué antes), el número que es necesario tratar (NNT) es de aproximadamente cuatro mil. Así, el potencial de beneficios es de uno por cada cuatro mil. Pero ¿cuál es el número para que una persona sufra daños graves? No lo sabemos. Cuando las autoridades dicen que una vacuna hace más bien que mal, es probable que acierten, pero en realidad no se sabe.

¿Qué podemos hacer en lugar de vacunar a una niña? Puede someterse a cribados regulares, aunque no es un método ideal porque conduce a muchas conizaciones (extirpación de parte del cuello uterino) debido a la frecuencia de transformaciones celulares que se detectan. Si quieres saber cuál es el riesgo de parto prematuro después de una conización, busca en Google «metaanálisis riesgo parto prematuro conización», lo que te dirigirá a un metaanálisis reciente que descubrió que el riesgo se duplicaba, de 5,4% a 10,7%.[26] Sin embargo, como muchas transformaciones celulares no llegan a convertirse en cáncer, sería posible adoptar un enfoque más prudente consistente en esperar y ver, lo que podría reducir la cantidad de conizaciones de modo considerable.

Por desgracia, el debate en torno a la vacuna contra el VPH se ha polarizado y simplificado demasiado, hasta llegar a ser una simple cuestión de estar a favor o en contra. El Centro Nórdico Cochrane nunca ha expresado una opinión concreta al respecto, más allá de decir que es posible que sea más beneficiosa que dañina. Mi subdirector vacunó a sus dos hijas, y mi mujer vacunó a nuestras dos hijas. No obstante, mi mujer y yo (los dos versados en enfermedades infecciosas) tuvimos nuestras dudas antes de vacunar a nuestra hija mayor en 2008. Incluso en aquel entonces, se habían enviado miles de notificaciones de efectos adversos a las autoridades, entre los que se incluían las náuseas, la parálisis y la muerte. Muchos padres y profesionales se preocupan por los riesgos de las vacunas, aunque sea difícil saber si existe una correlación entre unos y otras.[27] Esa incertidumbre científica resulta observable en el hecho de que mi antiguo subdirector volvería a vacunar a sus hijas hoy en día, mientras que nosotros no.

Cuando nuestra hija mayor cumplió los doce años, recibimos la carta de un médico para que la inscribiéramos en un ensayo sobre la vacuna contra el VPH dirigido por GlaxoSmithKline. Yo respondí que nos lo estábamos planteando, pero que necesitábamos ver el protocolo para decidir con conocimiento de causa. Pese a ser una petición totalmente razonable, no esperaba que nos la concedieran. Al cabo de muchos años, cuando solicitamos los protocolos de los ensayos que se llevaban a cabo en Dinamarca en esas fechas para un proyecto de investigación sobre los consentimientos informados, fueron varios los comités éticos que se negaron.[28] Entonces emitimos una queja al Comité Ético de Investigación del país, el cual nos ofreció acceso completo si firmábamos un acuerdo de confidencialidad por el que no podríamos divulgar la información de los protocolos. A pesar de ello, varias empresas se cerraron en banda y llamaron a sus abogados. Sanofi-Aventis llegó a interponer una demanda contra el comité nacional, aunque perdió el caso ante los tribunales.

Para mi gran sorpresa, después de firmar el acuerdo de confidencialidad y prometer devolver el protocolo una vez leído, el médico del ensayo de GlaxoSmithKline me hizo entrega del documento. Tras estudiarlo detenidamente, le expliqué por escrito los dos peros que había encontrado:

> En las 105 páginas de protocolo no se hace mención de los efectos secundarios, salvo para afirmar que la vacuna es «en general segura y bien tolerada». Acerca de este punto, se remite al lector al «Manual del investigador». En el apartado de información para los padres, se indica que «ha afectado al sistema nervioso, los glóbulos bancos, la tiroides y los riñones», pero nada más. Como es lógico, los progenitores querríamos saber qué significa eso y la frecuencia con la que pueden producirse unos daños tan serios. Si dicha información se incluye en el «Manual del investigador», también nos gustaría leerlo. No podemos tomar una decisión fundada sin conocer las estadísticas de los efectos secundarios.
>
> En las páginas de la setenta y nueve a la ochenta y tres se advierte que todos los datos son propiedad de Glaxo, y que los investigadores no podrán publicar el ensayo sin su autorización expresa ni tendrán acceso al resto de los resultados, más allá de los recabados por ellos mismos.

Además le recomendé al médico que se pusiera de acuerdo con los demás investigadores principales para «exigir a Glaxo la publicación del ensayo independientemente de sus resultados. El no hacerlo supondría un agravio para las niñas y los padres, ya sea porque se produzcan demasiados daños graves, como porque la vacuna perdiera eficacia al administrarse al mismo tiempo que la antihepatítica A y B».

El médico me respondió que, por desgracia, no podía mandarme el «Manual del investigador», sin explicar por qué.

También contactaron con los padres de las amigas de mi hija, quienes me preguntaron si las apuntaban o no al ensayo. Les dije que no y les expuse mis razones.

¿Es posible que la vacuna provoque lesiones neurológicas graves por una reacción autoinmunitaria del cuerpo en contra de su propio tejido nervioso? Yo creo que sí. Se han observado autoanticuerpos actuando en contra del sistema nervioso autónomo en pacientes con POTS y otros trastornos. Un estudio demostró que las pacientes con POTS tenían más anticuerpos de este tipo que las pacientes con lipotimia y los grupos de control sanos, y que el bloqueo farmacológico reducía la influencia clínica de estos anticuerpos en las pacientes con POTS, pero no en los grupos de control.[30] Otro estudio encontró que, después de la vacunación, se identificaron anticuerpos en contra de los receptores adrenérgicos β_2 en la mayoría de las niñas con POTS junto con otros síntomas de disautonomía, pero solo en una minoría de las niñas sanas vacunadas (L. Brinth, comunicación personal).

Algunos médicos apuntaron a que estas niñas podían sufrir problemas psicológicos. Sin embargo, aunque es posible, dudo que sea lo habitual, y afirmar que todas los tienen no solo es falso, sino también insultante. Cuando yo era pequeño, a las mujeres con dolores menstruales se las llamaba histéricas (*hysteros* significa «útero» en griego antiguo), aunque se dejó de hacer tras saberse que las prostaglandinas eran las causantes de este dolor, y que el inhibidor de la sintasa de prostaglandina podía reducirlo. Lamentablemente, los viejos hábitos tardan en morir.

Las enfermedades similares a la gripe (ESG)

La vacuna contra la gripe es otra cuestión peliaguda. Cuando la gente habla de gripe, suele referirse a enfermedades similares. La revisión Cochrane más importante se encuentra fácilmente con una simple búsqueda («vacuna gripe Cochrane»).[31] El efecto preventivo de la vacuna en los adultos sanos es reducido: habría que vacunar al menos a cuarenta personas para evitar un caso de ESG, y a setenta y una para evitar un caso de gripe. La vacuna no parece influir en los días de baja laboral ni en los ingresos en el hospital.

Como el virus de la gripe muta con tanta rapidez, no podemos estar seguros de que los efectos de la vacuna sean los mismos que en los ensayos aleatorizados. Además, como en toda investigación, siempre es conveniente tener en cuenta los posibles daños. Cuando algunos médicos alertaron por primera vez a sus colegas de que el Pandemrix (una de las vacunas antigripales empleadas durante la pandemia de 2009-2010) podía provocar narcolepsia en niños y adolescentes con un determinado tipo de tejidos, el resultado fue la burla generalizada. Ahora ya está claro que el Pandemrix puede provocar narcolepsia (un problema médico muy grave que hace que la gente se quede dormida de repente) en los niños y adolescentes vacunados hasta varios años antes, y que se trata de una enfermedad inmunitaria.

Por otro lado, también hemos de considerar la probabilidad de infección sin vacunarse. Dado que las pandemias son poco frecuentes y rara vez afectan a segmentos amplios de la población, la probabilidad es bastante escasa. Precisamente por eso, yo nunca me he vacunado contra la gripe, como tampoco lo han hecho varios de mis colegas especializados en enfermedades infecciosas.

No obstante, la perspectiva pública podría variar, ya que se cree que la vacunación puede salvar vidas. Pero ¿es cierto eso? Para responder esta pregunta, deberemos consultar las revisiones Cochrane sobre la vacuna en personas de edad avanzada. En la Biblioteca Cochrane no hay más que cuarenta y nueve resultados, que se ojean en un pispás.

Una de las revisiones evaluaba a adultos mayores de sesenta y cinco años, pero, como solo puede consultarse uno de los ensayos, resulta imposible sacar conclusiones de ella.[32]

Algunos fundamentalistas, sobre todo en Estados Unidos, no ven más que ventajas en la vacuna antigripal. El problema es que cuando esta gente está en el poder, las cosas pueden torcerse mucho. En 2017, una veterana profesora de la Facultad de Medicina de Nueva York, que no trataba a pacientes, fue destituida por no vacunarse contra la gripe.[33] Según la universidad, «la inmunización resulta fundamental para proteger a nuestros pacientes, visitantes y colegas. Lamentablemente, a falta de pruebas de que esté vacunada, nos vemos obligados a rescindir su contrato con efectos inmediatos».

En Estados Unidos son obligatorias muchas vacunas, y casi todas las vacunas infantiles lo son para poder entrar a la escuela. Como dato curioso, en algunos casos, el personal de los centros educativos puede abstenerse «por motivos religiosos».

Otra de las revisiones analizaba la vacunación de los profesionales sanitarios de geriatría.[34] Aunque los autores incluyeron a casi trece mil participantes, no hallaron pruebas concluyentes de las ventajas del programa de vacunación en las gripes confirmadas mediante laboratorio, las infecciones respiratorias de vías bajas, la hospitalización, la mortalidad por infección respiratoria de vías bajas ni la mortalidad total.

Hace poco se llevó a cabo una nueva revisión en Canadá, cuyas conclusiones coincidieron con las de Cochrane.[33] No hay pruebas válidas que respalden la teoría de que la vacunación de los profesionales sanitarios proteja a los pacientes de la gripe. Una de las investigadoras afirmó que la vacuna contra el subtipo H3N2 tenía una efectividad del 40%, lo que significa que tres de cada cinco profesionales vacunados siguen siendo igual de susceptibles al virus H3N2 como si no se hubieran vacunado. Asimismo añadió: «En tales circunstancias, lo que sin duda pone en peligro a los pacientes es centrarse exclusivamente en el riesgo que suponen los trabajadores no vacunados, marginarlos y hasta despedirlos, al mismo tiempo que se pasa por alto el riesgo que supone el personal vacunado».

Totalmente cierto. Las vacunas pueden inducir una falsa sensación de seguridad en el personal, que podría lavarse menos las manos y aumentar así el riesgo de infección, en lugar de disminuirlo.

La vacuna contra la gripe nunca será obligatoria en mi país, puesto que valoramos demasiado las libertades individuales para permitirlo. Sin embargo, no hay que irse muy lejos para encontrar un lugar en que la libertad personal brilla por su ausencia:[35] el Reino Unido, que cada vez se parece más a Estados Unidos.[5] Allí, el personal sanitario que se niegue a vacunarse debe informar a sus superiores de sus motivos. De hecho, el director del Servicio de Salud británico (NHS) dijo en una ocasión: «Como profesionales, estamos obligados a protegernos a nosotros mismos, y por extensión, proteger mejor a nuestros pacientes y reducir así la sobrecarga del sistema». Se trata de la típica chorrada que suelen soltar los de arriba. Aparte de no tener base científica alguna, constituye una violación de los derechos humanos fundamentales. ¿Hasta dónde vamos a llegar?

Si tienes interés en el tema, puedes consultar otras revisiones Cochrane acerca de la vacuna antigripal en pacientes con diversas enfermedades.

La cuestión de la gripe genera polémica porque hay mucho dinero en juego. La mayoría de la gente ha oído hablar del medicamento Tamiflu, que es el nombre comercial del oseltamivir. ¿Funciona? La verdad es que no. ¿Malgastamos miles de millones en él? Sí. ¿Fue un caso de fraude? Sí. ¿Por qué estoy tan seguro? Porque trabajo codo con codo con la persona que lo sacó todo a la luz: el doctor Tom Jefferson, afincado en Roma.

Si buscas «oseltamivir Cochrane» en Google, encontrarás una publicación paralela de Jefferson en la revista BMJ, que no deja de ser una versión más corta y sencilla de su revisión Cochrane.[36] Resumiendo, el artículo expone que el oseltamivir redujo los síntomas gripales en los ensayos de profilaxis, pero que haría falta tratar a treinta y tres personas para beneficiar a una, algo que en mi opinión no merece la pena.

En los ensayos de tratamiento, el oseltamivir redujo diecisiete horas el tiempo hasta el primer alivio de los síntomas, lo que podría ser más un producto del sesgo que un efecto real. Por otro lado, nadie querría pagar un producto tan caro por conseguir ese resultado, ni aunque fuera verdad.

No se obtuvieron mejorías certificadas en ninguno de los criterios importantes, a saber: la mortalidad, los ingresos en el hospital, la neumonía, cualquier complicación considerada grave y el descenso de los contagios. Sin embargo, sí se demostró que el empleo de oseltamivir incrementaba la incidencia de reacciones psicológicas graves, cefaleas, insuficiencias renales, náuseas y vómitos.

Ya escribí acerca de este tema en otro libro,[5] así que no me extenderé demasiado. La farmacéutica Roche cometió el que podría ser el mayor robo de la historia, pero nadie la ha llevado de la oreja a los tribunales. Se abstuvo de publicar la mayor parte de los datos de sus ensayos clínicos, y se negó a proporcionárselos a Jefferson y otros investigadores independientes. Basándose en los ensayos inéditos, Roche afirmó que el Tamiflu reducía las hospitalizaciones en un 61%, las complicaciones secundarias en un 67% y las infecciones respiratorias de vías bajas que requieren antibióticos en un 55%. A mí esto me parece un fraude de tomo y lomo. Como expliqué en páginas anteriores, un fraude es una acción contraria a la verdad y a la rectitud, que perjudica a la persona contra quien se comete a fin de obtener beneficios económicos o personales, lo que suele hacerse proclamando o atribuyéndose beneficios o virtudes injustificadas.

De hecho, la FDA advirtió a Roche por escrito que parase de decir que Tamiflu reducía la gravedad y la aparición de infecciones secundarias, mientras que la EMA, curiosamente, se tragó el anzuelo y aceptó su promesa de que reducía las complicaciones de la infección respiratoria de vías bajas.

El comité asesor de la FDA rechazó el fármaco de GlaxoSmithKline, zanamivir, porque este no era mejor que los placebos cuando los pacientes tomaban otros medicamentos como el paracetamol. No obstante, la FDA pasó por encima de su propio comité después de que la empresa protestara, y el producto terminó siendo aceptado.

Son muchos quienes se preguntan por qué la OMS seleccionó a empleados de las farmacéuticas para redactar su guía clínica sobre la gripe, sin indicarlo en los informes. Había tanto secretismo al respecto que para alguien ajeno resultaba imposible hasta saber quiénes formaban parte del comité de la OMS.

El escándalo parecía no tener fin. Tras las críticas que recibieron los Centros para el Control y la Prevención de Enfermedades de Estados Unidos (CDC) por aceptar donaciones directas de Roche para su campaña contra la gripe, en la que se animaba al público a «tomar los medicamentos antivíricos que recomiende su médico», la fundación publicó un artículo en su web titulado «Por qué los CDC recomiendan el uso de medicamentos antivíricos para tratar la gripe».[37] En él se citaban múltiples estudios de observación patrocinados por las farmacéuticas, incluido un metaanálisis descrito como independiente, a pesar de haber sido costeado por Roche. Además, sus cuatro autores mantenían relaciones comerciales con Roche, Genentech o Gilead. Entre su larga lista de referencias, los CDC no incluyeron el metaanálisis de Cochrane.

El director de los CDC aseguró entonces que estos medicamentos podían «salvar vidas», lo que parece ser la típica estrategia de *marketing* que la industria farmacéutica pone en boca de entidades de prestigio. No existen pruebas fiables de que dichos medicamentos salven vidas, y ni siquiera es probable que lo hagan.

Roche se negó a mostrar sus ensayos y estudios inéditos a los investigadores de Cochrane, pero, después de una campaña de cuatro años de duración apoyada por la BMJ, Jefferson y sus colegas lograron obtener los datos que solicitaban. A consecuencia de ello, modificaron las conclusiones de la revisión Cochrane que se basó únicamente en los informes publicados. Como es habitual, había grandes diferencias entre lo que se había dicho públicamente y lo que se reservaba para los organismos reguladores.[5]

La vitamina C y el resfriado común

Supongamos que lees en una revista que la vitamina C en altas dosis puede curar el resfriado común. Como nunca viene mal un poco de sentido (igualmente) común, lo primero que habría que preguntarse es si esa afirmación es cierta. El resfriado común es tan común que, si así fuera, nos habríamos enterado a través de la televisión, la radio y los periódicos. Puesto que no ha ocurrido, es muy probable que no existan datos contrastados que lo demuestren.

A menudo empleo este tipo de razonamiento cuando me hablan de los efectos supuestamente milagrosos de algún producto. Aunque no puedo saberlo todo, por lo menos sé que, si tal cosa fuera verdad, lo habría leído en mi revista médica favorita, la BMJ.

Podríamos dejarlo ahí. Olvidémonos de los artículos de revista, soportemos los resfriados como el resto del mundo y aceptemos que no hay nada que funcione. No podemos dedicar nuestro tiempo a investigar las pruebas o falta de ellas cada vez que alguien habla de milagros. Debemos tomar atajos en nuestras decisiones. Y como el resfriado común no va a matarnos, tampoco pasa nada.

Sin embargo, si quieres saber más, ya sabes lo que hay que

hacer: busca en Google «resfriado común Cochrane» y lee la revisión Cochrane sobre la vitamina C. La primera entrada que aparece es el resumen para pacientes,[38] donde se nos dice que existen más de doscientos virus que causan la enfermedad y que los antibióticos no sirven para nada.

La vitamina C se popularizó especialmente en los años setenta, cuando el premio Nobel Linus Pauling, basándose en los ensayos clínicos controlados con placebo, llegó a la conclusión de que esta podía prevenir y aliviar el resfriado común. Sin embargo, el libro que escribió Pauling sobre el tema constituye un ejemplo flagrante de referencias selectivas, algo que jamás sospecharíamos de tan ilustre personaje.[39]

La vitamina C se emplea en todo el mundo como producto preventivo y terapéutico,[38] cosa que no es de extrañar. Siempre habrá gente dispuesta a pagar por medicamentos que no funcionan, y gente que antepone las creencias a los hechos.

Basándose en veintinueve ensayos comparativos con 11.306 participantes, la revisión Cochrane reveló que el consumo regular de vitamina C no ejerce efecto alguno en la incidencia del resfriado común. Así pues, la vitamina C no previene el resfriado común como afirmó Pauling. Tampoco funciona si el tratamiento comienza tras el inicio de los síntomas, dado que no mostró efectos consecuentes sobre su duración y sintomatología.

Eso debería bastar para cerrar el capítulo sobre la vitamina C y el resfriado común, pero entonces nos dicen que un complemento regular tuvo un efecto moderado sobre la duración de los síntomas. Siendo así, la vitamina C no previene la infección ni la cura, pero ahora tenemos que creernos que, si la tomamos todos los días de cada año, el resfriado nos durará menos. En caso de que fuera cierto, ¿qué significa eso? En los adultos, la duración se redujo un mero 8%, pero ¿acaso es fiable este dato? Resulta imposible saberlo, ya que los síntomas desaparecen de manera gradual. Además, si los ensayos no se hacen totalmente a ciegas, el riesgo de sesgo será importante. Un ensayo aleatorizado de los empleados del Servicio de Salud británico demostró que el sesgo podía explicar perfectamente ese 8% de diferencia. En este, los participantes tomaron 3 gramos de vitamina C o placebo cada día.[40] La duración de los resfriados fue de 7,1 días en el grupo con placebo, y de

5,9 en el de vitamina C. Sin embargo, tras excluir a los pacientes que adivinaron lo que estaban recibiendo por el sabor amargo del medicamento, la duración fue de 6,3 días frente a 6,5, respectivamente. Por cierto, la diferencia existente entre 7,1 y 5,9 días es un 17%.

A pesar de que este ensayo ha sido objeto de críticas,[38] no podemos obviar el hecho de que el sesgo puede explicar las pequeñas discrepancias que se producen entre unos resultados que son indudablemente subjetivos. Por otro lado, aunque la diferencia del 8% fuera cierta, es evidente que carece de importancia clínica. Lo que indica es que si un resfriado dura doce días sin tratamiento, duraría once con él.

Y encima, ni siquiera hemos llegado a hablar de los posibles daños. Según la revisión Cochrane, los ensayos publicados no informaban de ningún efecto secundario derivado de la vitamina C, pero eso no significa que no existan. Busca «efectos secundarios vitamina C» en Google y verás. De acuerdo con la Clínica Mayo, «las dosis altas de vitamina C se han asociado a una multitud de acontecimientos adversos, como coagulación sanguínea, muerte (relacionada con cardiopatías), piedras en el riñón, efectos oxidantes, problemas digestivos y destrucción de glóbulos rojos».

Las vitaminas no están reguladas como los fármacos, y hay muchos estafadores que las ven como minas de oro, porque mucha gente supone ingenuamente que deben ser buenas. A causa de ello, no encontrarás muchos datos si buscas en Google «vitamina C FDA». Aun así, el primer enlace nos conduce a una interesante advertencia publicada en 2017,[41] una carta enviada por la FDA en la que expone que la Vitamin C Foundation vulnera la ley al anunciar las vitaminas como si fueran medicamentos. Los ejemplos que se citan, extraídos de la página web de la empresa (inteligentvitaminc.com, con falta de ortografía incluida), son para que se te caigan los palos del sombrajo. Estas son algunas de las perlas que se mencionan:

- La vitamina C es una forma de quimioterapia inocua, una cura milagrosa en la lucha contra el cáncer.
- Las vitaminas C y E y el selenio por vía oral pueden pre-

venir la mayoría de las clases de cáncer, así como reducir la mortalidad del cáncer de páncreas, de estómago, de próstata y otros.

- Casi todos los expertos confirman que el agua oxigenada que producen los niveles altos de ácido ascórbico (vitamina C) eliminan las células cancerosas.
- La mayoría de los expertos recomiendan el empleo de infusiones intravenosas para lograr el nivel necesario de vitamina C en la sangre para eliminar el cáncer.
- Para que el efecto anticancerígeno sea mayor, se aconseja administrar la vitamina C en dosis de hasta 200.000 miligramos (200 gramos) por infusión intravenosa, dos o tres veces a la semana.
- Estudio de un caso: la vitamina C por vía tópica cura el carcinoma basocelular (cáncer de piel).

También se le adjudicaron propiedades antivíricas y antibacterianas:

- «Probé el remedio contra el resfriado, ¡y funcionó como por arte de magia!»
- La efectividad de la vitamina C para la prevención y el alivio de los síntomas en las infecciones respiratorias víricas.
- La vitamina C elimina las bacterias de la tuberculosis (TB) multirresistente.
- La vitamina C protege del virus del Ébola.

Y funciona en el tratamiento de todas las enfermedades cardiovasculares:

- En 1994, el doctor Lunes Payling [*sic*] y su colega Matthias Rath patentaron el inhibidor de la fijación de la lipoproteína (a) para prevenir y neutralizar las enfermedades cardiovasculares ocasionadas por la deficiencia asintomática de vitamina C...
- Tratamiento con dosis altas de vitamina C... de todos los tipos de enfermedad cardiovascular, como la insuficiencia cardiaca congestiva, los infartos y los ictus.

Parece ser que la vitamina C es el único medicamento que necesitamos. Evidentemente, todo lo anterior no son más que chorradas, y encima mal escritas. Rath es un médico alemán que se dedicó a vender suplementos alimenticios en Sudáfrica para tratar el VIH, arguyendo que los antirretrovíricos eran nocivos.[42] Colaboró investigando los posibles efectos terapéuticos de los micronutrientes no con «Lunes Payling», sino con Linus Pauling, de quien dice ser su sucesor designado. La Doctora Rath Foundation comercializa suplementos a base de micronutrientes desde una página web. En 2002, la UK Advertising Standards Authority lo condenó por un artículo titulado «La buena salud en tus manos», en el que afirmaba que los suplementos alimenticios podían prevenir el cáncer y las cardiopatías. En 2005, Rath comenzó a distribuir uno de sus productos, VitaCell, a personas seropositivas del barrio de Khayelitsha, en Ciudad del Cabo (Sudáfrica), mientras tachaba a la industria farmacéutica de aprovechada y de falta de escrúpulos. La ONG Médicos sin Fronteras, cuyos integrantes fueron los primeros en ofrecer antirretrovíricos en Khayelitsha, anunció a través de su campaña Tratamiento en Acción que algunas personas habían dejado de tomar la medicación para tomar solo las vitaminas, lo que trajo consigo varias muertes verificadas.

Los autores de la revisión Cochrane no tuvieron el valor de decirnos lo que realmente demostró su investigación. Estas fueron sus conclusiones:

> El fracaso de la administración de suplementos de vitamina C para reducir la incidencia de los resfriados en la población general indica que la administración habitual de suplementos de vitamina C no está justificada; no obstante, la vitamina C puede ser útil en personas expuestas a periodos breves de ejercicio físico intenso. Los ensayos de administración regular de suplementos de vitamina C han indicado que reduce la duración de los resfriados, pero este resultado no se repitió en los pocos ensayos terapéuticos que se han realizado. No obstante, ante el efecto consistente de la vitamina C sobre la duración y la gravedad de los resfriados en los estudios de administración regular de suplementos, y debido a su bajo costo y

> seguridad, puede que valga la pena que los pacientes con resfriado común prueben individualmente si la vitamina C terapéutica tiene efectos beneficiosos para ellos. Está justificado realizar ECA [ensayos clínicos aleatorizados] terapéuticos adicionales.

¡Pues claro que no, hombre! Es la misma tontería que el «Hable con su médico» estadounidense. ¿Cómo va a saber la gente «si la vitamina C terapéutica tiene efectos beneficiosos para ellos»? No puede ser. La gente no debería tomar vitamina C y punto.

Antitusivos y antipiréticos

Esto está muy claro: no tomes medicamentos para la tos (antitusivos) ni para la fiebre (antipiréticos), porque no sirven de nada y hay unos cuantos que podrían matarte. Hace años que les eché un ojo a los ensayos clínicos,[5] y son terriblemente malos y banales.

Buscando en Google «tos Cochrane», encontrarás una revisión de veintinueve ensayos con 4.835 participantes.[43] Qué cifras tan impresionantes, ¿verdad? En realidad, si los medicamentos funcionaran, no harían falta más de cien pacientes para demostrarlo, pero resulta que no funcionan. La cantidad de estudios sobre cada tipo de antitusivo era pequeña, y muchos de los resultados estaban mal presentados, lo que dificulta la evaluación del riesgo de sesgo. Tampoco indicaban si se ocultaba el tratamiento a los investigadores, ni si validaban los efectos obtenidos. Además, las investigaciones financiadas por las farmacéuticas mostraban resultados más positivos.

La conclusión de los autores es típica del lenguaje médico: «No existen pruebas convincentes a favor o en contra de la efectividad de los fármacos de venta libre en la tos aguda. Este hecho deberá ser tenido en cuenta antes de recetar antihistamínicos y antitusivos de acción central a niños, debido a los graves daños que pueden causar ambos».

«No existen pruebas convincentes [...] deberá ser tenido en cuenta antes de recetar...» La típica palabrería científica. ¿Por qué les costará tanto decir que no? Tendrían que escribirlo quinientas veces en la pizarra después de clase: «¡DI NO!». Para curarte en salud, habla con tu médico hasta que se aprenda bien esta palabrita de dos letras: ¡NO!

Visto lo visto, no merece la pena seguir adelante. Sabiendo lo sesgados que son los ensayos clínicos, y que la mayoría están manipulados por las farmacéuticas, un resultado negativo a partir de casi cinco mil personas con tos es motivo más que suficiente para gritar ¡NO!

Sin embargo, todo lo anterior resulta intrascendente para la industria. En Estados Unidos, los medicamentos sin receta para la tos y el resfriado se utilizaron en el 39% de las casas durante un periodo de tres años.[44] Muchos de los fármacos entraron en el mercado hace más de cincuenta años, cuando se ejercía poco control sobre los productos sanitarios. No obstante, a lo largo de siete años, los centros de toxicología han informado de más 750.000 problemas relacionados con dichos productos, y la FDA identificó 123 muertes de niños menores de seis años en su base de datos. Entre los daños producidos se incluyeron arritmias cardiacas, alucinaciones, pérdidas de conciencia y encefalopatías.

Los fabricantes aseguraron que las lesiones podían evitarse mediante la educación de los padres, pero es una mentira cochina. En 2011, la FDA anunció la retirada de quinientos medicamentos para el resfriado.[45] Se había descubierto que algunos fármacos, como los opioides, podían reducir la frecuencia respiratoria y la tos, lo que permitiría que la flema se acumulase en el pecho hasta producir infección pulmonar. Esto, por cierto, sigue sucediendo con el uso de muchos antitusivos.

Tras el hachazo de la FDA a estos medicamentos sin receta para menores de dos años, el número de visitas a urgencias por efectos secundarios relacionados disminuyó en un 50%. Aun así, el doctor Harold Nelson, un alergólogo del hospital National Jewish Health de Denver, dijo al respecto: «Hablamos de medicamentos muy conocidos que se han usado desde hace décadas, y no hay motivo para sospechar que sean nocivos». Tamaña majadería ejemplifica a la perfección lo que piensan muchos médicos. Cuando les advierto del peligro, suelen quitarle hierro al asunto afirmando que nunca han visto morir a nadie a causa de determinado fármaco. Bueno, pues yo no he visto a nadie morir en un accidente de tráfico. ¿Significa eso que no existen las muertes en la carretera? Según los datos de la industria, se calculó un aumento anual de los ingresos del 1,8% durante los cinco años anteriores a 2016, hasta alcanzar los ocho mil millones y medio de dólares (y eso solo en Estados Unidos, al parecer).[46] Sin duda, es mucho dinero para un producto que no funciona y que mata niños. Sinceramente, no veo mucha diferencia entre publicitar estos medicamentos y publicitar el uso de narcóticos en las calles.

Hay mucha gente que toma fármacos para bajar la fiebre, los denominados antipiréticos. Sin embargo, hace bastantes años que aprendí de un compañero infectólogo que es mejor no hacerlo, ya que el sistema inmunitario se vuelve diez veces más eficaz cuando la temperatura corporal aumenta un par de grados, lo que representa un aumento espectacular de la eficacia. Como no recordaba si mi colega me habló de los glóbulos blancos o de otras cuestiones, decidí investigarlo mientras escribía este libro.

Así pues, probé diversas combinaciones en Google hasta que di con un artículo que se ajustaba perfectamente a lo que buscaba. No obstante, después no me acordaba de las palabras concretas que utilicé (y además había visitado muchas páginas), así que abrí el historial de búsqueda del navegador (Firefox o Explorer, por ejemplo) pulsando control + h y seleccionando la opción que muestra las páginas más recientes. El primer resultado que me salió fue una búsqueda en Google: «leucocitos fiebre». También lo había intentado con «actividad leucocitos temperatura» y «respuesta inmunitaria temperatura». Al final no tardé mucho en hallar lo que quería, aunque temí que fuera más difícil. Leí unos cuantos resúmenes usando las dos primeras búsquedas, pero la tercera dio en el clavo ofreciéndome un artículo de lo más informativo.[47]

Se trataba de una revisión, de la que copio lo más interesante de las dos primeras páginas:

> La respuesta febril es un rasgo característico de la infección, moldeado a lo largo de cientos de millones de años de selección natural.

El aumento de la temperatura corporal entre 1 y 4 °C que se produce durante la fiebre se asocia a una mayor supervivencia y superación de diversas infecciones. Por ejemplo, el uso de antipiréticos para disminuir la fiebre se relaciona con un aumento de la mortalidad del 5% en las poblaciones infectadas con gripe y afecta negativamente los resultados de las unidades de cuidados intensivos.

Los estudios preclínicos en conejos infectados de peste bovina hallaron un aumento de la mortalidad cuando se inhibía la fiebre con ácido acetilsalicílico (aspirina); esto es, el 70% de los animales tratados con aspirina frente al 16% del grupo de control. No obstante, la fiebre no siempre es beneficiosa, sobre todo en los casos de inflamación extrema, en los que la reducción de la temperatura corporal funciona como mecanismo de defensa. Así las cosas, la fiebre no controlada se asocia a peores resultados en los pacientes con síndrome séptico o lesiones neurológicas, mientras que los tratamientos que inducen hipotermia (bajas temperaturas) pueden producir un beneficio clínico.

Los vertebrados de sangre fría, cuyo último ancestro en común con los mamíferos habitó la Tierra hace más de seiscientos millones de años, nos ofrecen un «experimento natural» con el que examinar el efecto directo de las temperaturas febriles en la supervivencia. Los reptiles, los peces y los insectos aumentan su temperatura central durante las infecciones mediante una regulación conductual, que los empuja a buscar ambientes más cálidos (pese al riesgo de depredación) o, en el caso de las abejas, a subir la temperatura local de la colmena mediante un aumento de la actividad física. La supervivencia de la iguana del desierto, *Dipsosaurus dorsalis*, se reducía un 75% al evitar el aumento conductual de su temperatura en 2 °C tras la infección con la bacteria gramnegativa *Aeromonas hydrophila*.

El hecho de que se haya mantenido durante la evolución de vertebrados dice mucho en favor de la fiebre como mecanismo de supervivencia. En realidad, la protección que ejerce la fiebre contra el ataque de los patógenos invasores continúa siendo uno de los misterios más antiguos de la ciencia. Uno de los métodos de protección está relacionado con el efecto de la temperatura febril sobre el potencial infeccioso de los patógenos. Por ejemplo, las temperaturas febriles (entre 40 y 41 °C) provocan que la tasa de multiplicación del virus de la poliomielitis se reduzca hasta

> doscientas veces en las células de los mamíferos, y aumentan la sensibilidad de las bacterias gramnegativas frente a la lisis [destrucción] inducida por el suero sanguíneo.

En mi casa nunca hemos tomado antipiréticos como la aspirina o el paracetamol cuando tenemos fiebre, y ahora sé por qué es más prudente no hacerlo. Un mecanismo que aparece en todas las especies del reino animal desde hace más de seiscientos millones de años debe de tener un valor elevado en la supervivencia, como han indicado los datos experimentales.

¿Qué encontrarás si consultas las revisiones sistemáticas sobre los antipiréticos? Pues que disminuyen la temperatura corporal y que pueden tener otras ventajas menores como reducir los dolores de cabeza. Pero estos resultados carecen de importancia clínica. Cuando tenemos una infección, lo primero es sobrevivir, y lo segundo, curar la infección.

Por lo tanto, no sopeses los pros y los contras de los antipiréticos y haz caso omiso de la típica tontería de preguntarle a tu médico. En realidad, los antipiréticos no son buenos para nadie, ni siquiera para reptiles e insectos.

La meningitis y el síndrome séptico por meningococos

La parte más complicada de las infecciones consiste en saber cuándo hay que empezar a preocuparse por ellas, sobre todo si tu médico piensa que no hay motivos de preocupación, al contrario de lo que piensas tú. Por eso, me gustaría que quedara muy claro que la vida que corre peligro es la tuya, no la de tu médico. El mejor ejemplo para que se entienda es el caso de la meningitis y la sepsis meningocócica.

La meningitis la causan diversas bacterias y otros organismos, como virus y amebas, aunque su forma más temida es la que provocan los meningococos *Neisseria meningitidis*, que también pueden originar síndromes sépticos mortales.

Es raro que la meningitis termine en muerte o incapacidad permanente, por lo que resulta especialmente trágico que así suceda. A fin de cuentas, es una simple infección que puede evitarse con facilidad. Además, nunca es más triste que cuando les ocurre a los niños.

La meningitis suele confundirse con otras cosas. En tales circunstancias, los médicos deberían abstenerse de dárselas de eruditos, e investigar a fondo el menor atisbo de duda. De hecho, yo mismo me vi envuelto en un asunto de estas características, en el que sospechábamos que el paciente tenía meningitis, aunque no sabíamos qué la había causado. Se trataba de un niño de cuatro años que llegó a la unidad de enfermedades infecciosas con indicios de meningitis vírica o bacteriana. En estos casos, se hace una punción lumbar para analizar las células, las proteínas y la glucosa del líquido cefalorraquídeo. La meningitis bacteriana produce afluencia de glóbulos blancos y reduce la glucosa, que alimenta a las células. Sin embargo, la distinción entre la meningitis vírica y la bacteriana no siempre es tan sencilla, especialmente durante las primeras fases, cuando la fórmula leucocitaria puede ser atípica.

El médico responsable decidió esperar a ver cómo se desarrollaba la situación, porque creía que el niño tenía meningitis vírica. Mi opinión era la contraria. En esa época aún no tenía hijos, pero, si aquel nene tan mono hubiera sido mío, habría corrido a ponerle una inyección de penicilina. Como le habíamos extraído sangre para un cultivo bacteriano y le habíamos practicado una punción lumbar, no le veía sentido a esperar más.

Todo esto sucedió cuando llevaba menos de dos años siendo médico. La jerarquía de los hospitales es muy rígida, de modo que es difícil que los más jóvenes puedan discutirle algo a sus colegas más veteranos. No recuerdo bien la conversación, pero expresé la preocupación que sentía por retrasar el tratamiento. Sin embargo, como médico bisoño que era, no debía enfrentarme con demasiado encono a mis mayores, sino aceptar lo que estos decían.

Por desgracia, el facultativo a cargo del caso resultó ser más académico de la cuenta, y aquello tuvo trágicas consecuencias. Cuando ya no cupo duda de que la meningitis era de origen meningocócica, ya era demasiado tarde. El niño murió. Algo así no se olvida nunca, y todavía me reprocho a mí mismo por no haber plantado cara a mi superior, aunque tuviera pocas posibilidades de hacerle cambiar de opinión.

También viví otra experiencia parecida. Un niño aún más pequeño dejó de respirar de repente, delante de mí, y aunque había balones de oxígeno en cada sala, el instinto hizo que me lanzara a hacerle la reanimación boca a nariz. No sé por qué le ocurrió, pero al final resultó que tenía meningitis, de la que se recuperó sin complicaciones. A mí me dieron un antibiótico preventivo.

Hubo un tercer incidente que siempre recordaré. Entonces ya era un médico especialista en la Unidad de Enfermedades Infecciosas, cuando me llamaron del servicio de urgencias. En ese momento estaba muy ocupado, urgencias quedaba muy lejos de allí, y no podía abandonar a mis pacientes. No obstante, no hacía falta ver a aquel hombre para saber que seguramente sufría un síndrome séptico por meningococos. El caso es que estaba consciente y se encontraba muy bien, salvo porque tenía pequeñas hemorragias en la piel. Así pues, le dije al médico joven que estaba al teléfono que le administrara cinco millones de unidades de penicilina intravenosa, y hasta le expliqué por qué.

Al cabo de un par de horas, terminé de estabilizar a mis propios pacientes y fui a ver a aquel otro paciente de urgencias.

Lo que me encontré al llegar me dejó destrozado. El paciente, de unos treinta años, me saludó con una enorme sonrisa, esperando volver a casa después de que le tratáramos el sangrado. Se me cayó el alma a los pies al observar las extensas hemorragias confluentes de su piel, y descubrí con horror que, a pesar de mis indicaciones, el médico no le había puesto la penicilina. Vi a un hombre joven y feliz que no sabía que estaba a punto de morir.

El hecho de que la jerarquía se respetara en un caso y no en el otro tuvo el mismo resultado trágico. La infección con meningococos es una emergencia gravísima, en la que el paciente puede perder la vida en cuestión de minutos.

Recientemente, fallecieron tres jóvenes de entre dieciséis y dieciocho años en Dinamarca a causa de una meningitis, lo que despertó una gran atención por parte de los medios, que se preguntaban si aquello podría haberse evitado. El organismo competente, la Comisión de Indemnizaciones a los Pacientes, determinó que los tres chicos podrían haber sobrevivido si los médicos los hubieran tratado adecuadamente.[48] Esta es una de sus historias:[49]

Trine Baadsgaard se despierta en plena noche porque su hijo Mathias, de dieciséis años y aquejado de fiebre, empieza a vomitar. Mathias se mira las manos y dice: «Mamá, fíjate en esto». Tiene manchas rojas en la piel. Trine, preocupada, se acerca al ordenador y busca qué pueden ser esas manchas. Rápidamente descubre que podría tratarse de meningitis. La mujer se asusta.

Las manchas oscuras hacen que llame al teléfono de urgencias de Copenhague, pero hay treinta y cinco personas esperando antes que ella, así que llama al servicio de emergencias. Entonces anuncia que cree que su hijo tiene meningitis. Llega una ambulancia. El informe de los sanitarios indica: «Menor enfermo, con más de 38,5 ° de fiebre, parece en mal estado y tiene sarpullidos que no desaparecen al aplicar presión».

Un médico atiende a Mathias en la ambulancia, pero rechaza el diagnóstico de meningitis y se niega a administrarle penicilina, a pesar de las manchas que cubren su piel. La ambulancia conduce a Mathias hasta la unidad pediátrica del Herlev, un importante hospital universitario de Copenhague. Ahora tiene todavía más manchas. Allí lo exploran y le sacan sangre, pero, antes de obtener los resultados, otro médico rechaza la posibilidad de la meningitis. Este opina que puede ser una enfermedad menos grave, la púrpura de Schoenlein Henoch, que suele desaparecer de manera espontánea. Le hacen las pruebas de la púrpura, pero no de la meningitis.

Mathias es enviado a casa después de haber pasado media hora en el hospital. Su madre se alegra creyendo que no tiene meningitis, pues confía en el juicio de los médicos. Hablan de irse de vacaciones para esquiar al cabo de unos días, y ella le asegura que podrá hacerlo.

Llaman por teléfono del hospital: los análisis han revelado «una cantidad elevada de bacterias», por lo que debe volver a llevar a su hijo, aunque no es urgente. Al mismo tiempo, Mathias empeora. Su madre le ayuda a vestirse, cuando vomita de nuevo. Le han salido más manchas en las piernas, está mareado, le duele la cabeza, le duelen las articulaciones y tiene un bulto en la frente. Sin embargo, el médico sigue pensando que no es meningitis ni síndrome séptico.

Mientras que Mathias empeora, su madre se pregunta por qué no le administran antibióticos. En un momento dado, grita que su hijo necesita algún medicamento. No entiende por qué los médicos se niegan a darle penicilina, aunque solo sea por precaución.

El padre de Mathias llega al hospital, y este lo saluda. Son las últimas palabras que le dirá a su padre. Poco después, el muchacho sufre un fuerte dolor, se le paraliza el lado izquierdo de la cara y está cada vez más confuso.

Al cabo de cinco horas desde la primera llamada de Trine, Mathias recibe por fin un antibiótico. La muerte cerebral se produce unas horas más tarde. A pesar del revuelo mediático, otros dos jóvenes mueren al año siguiente.

Como es lógico, la junta para la seguridad de los pacientes determinó que Mathias daba muestras de meningitis desde que llegó al hospital, y que el personal debería haberle administrado una dosis de antibióticos sin esperar a los resultados de las pruebas. Por increíble que parezca, Mathias habría seguido con vida si le hubieran inyectado la penicilina a tiempo.

Lo que resulta aún más increíble es que la unidad pediátrica, a pesar de las duras críticas que le llovieron, no se esforzó lo suficiente en mejorar el protocolo de detección de la meningitis. Además, el informe médico contenía numerosos errores, cosa que admitió el hospital. Por desgracia, se trata de algo muy típico. El sistema se protege a sí mismo. Siempre se ponen en primer lugar, aunque se les llene la boca al hablar de los pacientes.

No encuentro justificación alguna para la negligencia que se cometió en este caso. Mathias presentaba los síntomas clásicos del síndrome séptico por meningococos, algo que deberían conocer y temer todos los médicos. Y para más inri, la madre estuvo diciendo que podía ser meningitis desde el primer momento. No todos los médicos son buenos médicos, pero el desestimar sus temores de esa manera fue un acto de arrogancia tremenda, más aún sin tener un buen motivo.

Dicho esto, es bien cierto que los médicos investigan mucho. Solo en 2016, se indexaron más de un millón de artículos en PubMed. Sin embargo, esta productividad desmedida no se traduce en grandes avances en la asistencia sanitaria. A la hora de la verdad, cada año se publican muy pocos estudios que modifiquen nuestra manera de tratar y diagnosticar a los pacientes. Voy a comentar uno de ellos. Los autores de un artículo de 2006 señalaron que, hasta que no lo hicieron ellos mismos, no existían estudios sistemáticos y cuantitativos sobre la aparición de síntomas previos de infección meningocócica antes de la hospitalización.[50] Estos reunieron los datos a partir de los cuestionarios para los padres, y las historias clínicas de atención primaria, sobre el curso de la enfermedad previo al ingreso de 448 menores de dieciséis años, de los que murieron 103. Así descubrieron que los signos clásicos de la infección por meningococos se manifiestan en las etapas avanzadas. La mayoría de los niños mostraron solo síntomas inespecíficos entre las primeras cuatro y seis horas, pero estuvieron al borde de la muerte a las veinticuatro horas. Únicamente se mandó al hospital a la mitad de ellos después de la primera consulta.

Los signos clásicos, como las erupciones sangrantes, el meningismo (rigidez de nuca, fotofobia y dolores de cabeza) y la alteración del nivel de consciencia, aparecían tarde (media de inicio entre trece y veintidós horas). En cambio, el 72% dio síntomas tempranos de síndrome séptico (dolor de piernas, frío en pies y manos, mal color) tras una media de ocho horas, mucho antes de la mediana de ingreso a las diecinueve horas.

Así pues, los síntomas a los que hay que prestar mayor atención son: el dolor de piernas, el frío en pies y manos, y el mal color, signos del síndrome séptico.

Si el médico se niega a administrar penicilina ante la sospecha de una meningitis, de nada te servirá gritar. Sin embargo, puede que sí lo haga decir que denunciarás al médico si hay algún problema, y que tienes contactos en la prensa. Tampoco te vendrá mal pedir que repitan sus palabras mientras las grabas con el móvil.

La formación sanitaria debería dar un giro radical. Yo tuve que leer veinte mil páginas para ser médico. Lo sabía casi todo sobre los receptores y cómo debían actuar los medicamentos. Podía escribir las fórmulas de los veintidós aminoácidos, los esenciales y los que no lo son, y nombrar los términos griegos y latinos de innumerables estructuras anatómicas y su localización en el cuerpo, como si quisiera convertirme en cirujano de todo. Pero ¿qué ocurre con esas dolencias relativamente escasas que suelen ser mortales si se pasan por alto, y curables si se advierten? Deben repetirse una y otra vez, en todas las maneras posibles, con historias clínicas y pacientes reales, para que ningún médico pueda olvidarlas nunca.

Volviendo al tema de la investigación: ¿por qué se tardó tanto en estudiar los síntomas determinantes de meningitis? La respuesta es que se le ha dado demasiado importancia a uno de ellos (la rigidez de nuca), y muchos médicos han descartado la enfermedad por su ausencia, provocando así numerosas muertes evitables.

A lo largo de mi larga carrera, he ido comprobando que los proyectos más importantes a los que me entregaba —los mejores para los pacientes— eran los que nunca conseguían financiación. Tuve que llevarlos a cabo sin ayudas o empleando los fondos del Centro Nórdico Cochrane. Si una propuesta científica es tan complicada y tecnológica que nadie la entiende, es mucho más fácil que se subvencione que si solo quieres investigar algo útil para médicos y pacientes.

Las personas que ocupan las altas esferas tienden a olvidar por qué los médicos se hacen médicos.

El paludismo o malaria

El paludismo continúa segando muchas vidas. Según los datos de la OMS, cada año mueren unos trescientos mil niños africanos menores de cinco años a causa de esa enfermedad. En el Reino Unido solo mueren unas seis personas al año por el mismo motivo. Entonces ¿por qué lo menciono en este libro? En primer lugar, porque está escrito para un público internacional, que incluye a los habitantes de zonas palúdicas. Además, igual que ocurre con la meningitis, es una pena que haya gente que pierde la vida por una enfermedad tan fácil de tratar.

Cuando se vive en zonas palúdicas, y al regresar de una, hay que tomarse la fiebre muy en serio. Si no se detecta y se trata como es debido, el paludismo por *Plasmodium falciparum* puede convertirse en una enfermedad grave y mortal, como la meningoencefalitis palúdica. Quienes visiten zonas de riesgo deberán buscar atención médica urgente en caso de presentar síntomas durante el viaje y los doce meses posteriores, especialmente si tienen fiebre. Entonces será necesario hacer un análisis de sangre para determinar la presencia de parásitos del género *Plasmodium*. Aunque existen variedades benignas, los brotes pueden producirse hasta treinta años después de la exposición a los mosquitos, por lo que muy pocos médicos sospecharán que una fiebre se deba a un viaje a los trópicos tanto tiempo atrás.

Los protagonistas de la próxima historia que voy a contar desoyeron ese consejo tan sabio y conocido. En 1980 participé en una expedición a Kenia con otras nueve personas. Nos desplazábamos en una furgoneta descapotable, encendíamos hogueras y dormíamos en tiendas de campaña. De repente, la furgoneta se averió en el peor lugar posible, un desierto del norte del país, y dos de los nuestros salieron en busca de ayuda en plena noche, a pesar de que les advertí de que era más seguro esperar a que alguien nos encontrara. En los desiertos, la mayoría de los cadáveres aparecen lejos de los vehículos.

La noche era un infierno y empezaron a deshidratarse. El más menudo sufrió alucinaciones y se desorientó sobremanera. Veía animales que no existían y quiso tomar un «atajo» mucho más largo que la ruta planeada, por donde sería muy difícil que los hallaran. Trastabillaba de un lado a otro y costaba entender sus palabras. No se dio cuenta de que el mapa que sujetaba estaba al revés. Más tarde, su compañero se desorientó también, propuso otro atajo y vio más animales imaginarios.

Los nativos que los encontraron al día siguiente se sorprendieron de que hubieran cometido la imprudencia de aventurarse por el desierto sin portar lanzas u otras armas. Había perros salvajes merodeando por la zona, y a veces los leones estaban tan sedientos y desesperados que atacaban a la gente para beber su sangre.

Al final del viaje, todos habíamos perdido unos seis kilos, puesto que la comida escaseaba. Yo me dediqué a escribir un diario que leía en voz alta por las noches. A mis compañeros les pareció tan interesante que me propusieron que lo transformara en un libro, cosa que hice.[51]

Por otro lado, me había preparado bien para la expedición y había leído tratados sobre cómo sobrevivir en los trópicos. Gracias a ello, supe que estaba en peligro cuando me dio fiebre a mi regreso. En aquella época, el tratamiento recomendado para el paludismo era la cloroquina, pese a que ya entonces se sabía que los parásitos se habían vuelto resistentes al fármaco.

Los síntomas empeoraron rápidamente hasta adoptar el cuadro clínico habitual del paludismo por *Plasmodium falciparum*: periodos alternos de escalofríos y sudores más o menos cada tres días. Tuve dolores musculares y diarrea, y me sentía fatal. Vivía solo en un apartamento, así que sufría un dolor tremendo cuando mis pies tocaban el suelo para ir al baño. Era como si me clavaran un puñal en el cerebro.

Mientras estuve enfermo, fueron a verme dos médicos a los que llamé por teléfono. Aunque pedí que me llevaran al hospital, ninguno de ellos consideró que fuera necesario extraerme sangre para hacerme pruebas. Sabían que había vuelto de un viaje por Kenia en condiciones primitivas. También sabían que estudiaba Medicina y que temía haber contraído el paludismo por *Plasmodium falciparum*. Nada de eso los impresionó lo más mínimo.

Uno de ellos, un médico general, me trató con auténtico desdén. Según él, solo tenía una infección vírica de la que no debía preocuparme (una conclusión absolutamente torpe teniendo en cuenta mis síntomas y mi estado). Entonces le pregunté si no habría que hacerme un análisis de sangre. Su respuesta me dejó pasmado. Me dijo que los supuestos especialistas en enfermedades tropicales no sabían más que los demás; que simplemente habían hecho un curso en Londres durante el que miraron a través de microscopios durante un par de semanas. En su opinión, no había necesidad alguna de sacarme sangre.

Así pues, aquel listillo era capaz de saber que no tenía paludismo solo con mirarme. Este es el momento en que mi historia se vuelve interesante. ¿Qué se puede hacer ante tales circunstancias?

Siempre he estado en contra de los totalitarismos, y he recelado de los sabelotodos durante toda mi vida. Además, estaba convencido de que necesitaba un análisis de sangre. Sin embargo, la seguridad de aquel hombre me paralizó. Me quedé sin saber qué hacer. Como no quería molestar a nadie sin motivo, no se me ocurrió llamar un taxi para que me llevara a urgencias. La idea de pedir una ambulancia ni se me pasó por la cabeza. Al fin y al cabo, tampoco me había dado un infarto.

Actualmente, sigo sin comprender cómo pude ser tan crédulo. Mi lado racional me decía que el médico se equivocaba, además de ser un arrogante de tomo y lomo. Todavía me acuerdo de su nombre y me siento tentado de llamarlo. Pero eso no nos haría más felices a ninguno de los dos, así que supongo que nunca lo haré.

No me cansaré de repetirlo: si no te convence la opinión de tu médico, no la aceptes. ¡Lo primero es tu salud! Puede que hacerlo signifique la diferencia entre la vida y la muerte. Que no te dé miedo abusar del sistema sanitario, como hice yo. Más vale aprovecharlo demasiadas veces que demasiado pocas. La excepción que confirma la regla es si padeces del tipo de ansiedad que antes se conocía como neurosis. Hay personas que someten a otras a una carga excesiva en todo momento, pero deberían recibir psicoterapia, en vez de hacerse pruebas innecesarias que solo les producen más ansiedad.

No sé cómo, pero finalmente conseguí superar la enfermedad por mí mismo. Luego fui a ver a mi médico de cabecera, el cual me remitió a un especialista en medicina tropical, cuando ya era demasiado tarde. Aunque analizaron mi sangre en busca de parásitos del paludismo, me hicieron un cultivo bacteriano y trataron de encontrar lombrices, huevos y quistes en mis heces, no hallaron nada.

Al cabo de dos meses, volví a experimentar los mismos síntomas, con los mismos cambios bruscos de temperatura, pero mucho más leves. Sin embargo, como ya era un buen conocedor de la enfermedad, no me preocupé gran cosa. El paludismo por *Plasmodium falciparum* puede reproducirse durante el primer año, pero, después de eso, estás curado (al contrario que otras variedades benignas, cuyos parásitos pueden permanecer en estado latente dentro del hígado hasta provocar un nuevo brote años después). Ahora me arrepiento de no haber ido a que me hicieran un análisis de sangre durante el segundo brote, porque nunca sabré si realmente sobreviví al paludismo por *Plasmodium falciparum*.

Cuanto les cuento esta historia a mis compañeros, me suelen decir que el paludismo por *Plasmodium falciparum* es mortal, por lo que no pude haberlo padecido. En realidad, tal argumento no es válido. La mayoría de los niños africanos sobreviven a la enfermedad, y la mayoría de los exploradores, misioneros y científicos europeos se recuperaron de ella antes incluso de que existieran los remedios actuales. La reacción de mis compañeros es un ejemplo más de lo poco sutiles que pueden ser los médicos, que es otro de los motivos para que los pacientes sigan sus propios instintos.

Siete años después, estaba trabajando en la Unidad de Enfermedades Infecciosas y Tropicales del Hospital Nacional de Dinamarca, el Rigshospitalet, durante uno de los tres periodos que me dediqué a ello. Estando allí, le conté la anécdota a uno de los médicos jefe, que opinó que era probable que hubiera sobrevivido al paludismo por *Plasmodium falciparum* sin tratamiento.

Varias personas que viven cerca de aeropuertos europeos han tenido malaria, aunque no hayan visitado zonas palúdicas. Esto ocurre porque los mosquitos infectados llegan a Europa en los aviones. Otra posibilidad de contraer paludismo en Europa es a través de transfusiones de sangre. También han surgido brotes durante los meses de verano en países tan septentrionales como Finlandia. Sin embargo, el riesgo de contagio en Europa es, por supuesto, extremadamente bajo.

Los casos atribuibles a los mosquitos polizones son escasos, ya que las cabinas de los aviones que salen de zonas palúdicas se suelen rociar con insecticidas. Una vez volé de Heathrow a la India con Air India, cuando me sorprendió ver a un azafato utilizando un aerosol de olor nauseabundo. Le pedí que me enseñara el envase, pero no figuraban los ingredientes. También le pregunté que por qué rociaba toda la cabina, y me explicó que era para no llevar insectos hasta la India. Aquello me pareció muy razonable, y le comenté los casos raros de paludismo que se producían cerca de Heathrow. En la India ya tienen bastantes tipos de paludismo autóctono, así que ¿para qué traer más? Ese vuelo me deparó otras sorpresas. Un azafato sij me preguntó si era «no vegetariano», a lo que respondí que no era nada de eso, sino un ser humano, y que como tal comía de casi todo. También le dije que no era «no mujer» ni «no homosexual». Aunque no le hizo mucha gracia mi sentido del humor, otro hombre que se sentaba cerca sí se rio. Era indio, y me contó que muchos indios, como los hindúes, solo comían carne una vez a la semana (o ninguna), de modo que la pregunta del sij era muy lógica.

Entonces, ¿debemos tomar medicamentos para prevenir el paludismo (quimioprofilaxis)? Yo nunca lo hago porque conozco los síntomas, pero siempre insistiré para que me hagan la prueba con un análisis de sangre si corriera algún riesgo. También sé que el paludismo es tratable, y que la quimioprofilaxis puede ser tan ineficaz como nociva. He discutido sobre la cuestión con muchos especialistas y ninguno de ellos se sometería a ella. No obstante, eso no quiere decir que tengas que rechazarla tú también, sino que ser médico tiene sus ventajas.

Hablando de efectos secundarios, una vez publicamos un artículo sobre los daños neuropsiquiátricos producidos por la mefloquina, un medicamento que se utiliza para la prevención del paludismo.[52] Además llevamos a cabo un ensayo aleatorizado para comparar dos medicamentos preventivos con la intención de determinar cómo se podía reducir el riesgo de resistencia. En este participaron 767 escandinavos que viajaron a Kenia y Tanzania.[53] A pesar de la quimioprofilaxis, siete de ellos (1%) contrajeron paludismo por *Plasmodium falciparum*, aunque la mayoría pasó menos de cuatro semanas en el África Oriental.

6

Más datos sobre el corazón y las arterias

Al igual que nuestros primos los chimpancés, el ser humano puede ser de lo más beligerante. Una de las guerras más duras de la atención sanitaria tiene que ver con el colesterol. Casi se puede oír cómo se gritan los representantes de cada bando, cual si fueran chimpancés que atacan a simios entre las copas de los árboles.

La guerra contra el colesterol

Por un lado, tenemos a los médicos que dicen que las estatinas no producen efectos secundarios y que todos deberíamos tomarlas porque reducen el riesgo de episodios cardiovasculares. Los médicos del otro bando dicen que se abusa de las estatinas y que estas ocasionan muchos más daños de los que se conocen.

¿Quién tiene la razón? Si buscas «estatinas» en Google, pronto verás que has entrado en un campo de minas. Cinco de las nueve primeras entradas nos hablan de sus efectos secundarios. Esto no es nada habitual en un medicamento, por lo que podría indicar que los peligros de las estatinas no se han tomado lo suficientemente en serio. Sin embargo, también puede que sea un signo de la guerra en curso entre los fervientes defensores de cada extremo, y de una enorme falta de pensamiento racional.

Si buscas «estatinas Cochrane», verás que la polémica llega hasta allí. Mientras escribes, Google te sugiere «estatinas Cochrane controversia». El primer resultado es un artículo llamado «La confusión con el colesterol y la controversia de las estatinas».[1] Según los autores: «El papel de la colesterolemia en las coronariopatías, así como el verdadero efecto de las estatinas como reductoras del colesterol, resulta discutible. En particular, suscita polémica la cuestión de si las estatinas disminuyen la mortalidad de origen cardiaco, elevando así la esperanza de vida. Al mismo tiempo, se ha demostrado que la dieta mediterránea alarga la vida y reduce el riesgo de diabetes, cáncer y cardiopatías».

Bueno, es evidente que el mensaje es controvertido por sí mismo. Aunque hace décadas que se discuten los posibles beneficios de las estatinas sobre el colesterol, pocas personas cuestionan que disminuyan la mortalidad. Yo no soy una de ellas, a pesar de que los últimos ensayos clínicos han resultado ser menos convincentes que los antiguos.

El debate ha girado en torno a si deberían administrarse estatinas a las personas sin antecedentes de cardiopatía. Existe una revisión Cochrane al respecto,[2] pero siempre que veo ese tipo de revisiones, me pregunto lo mismo: ¿eran personas sanas como yo, o no tanto como deberían serlo, teniendo en cuenta lo que se discute sobre prevención primaria?

La revisión Cochrane tiene fecha de 2013. Cuando escribí mi libro sobre la industria farmacéutica ese mismo año,[3] y repasé la versión anterior de 2011,[4] me fijé en que la edad promedio de los participantes era de cincuenta y siete años, y en que no tenían muy buena salud desde el principio. Algunos ensayos inscribieron solo a personas con diabetes, hipertensión y lípidos altos; otros incluían a pacientes con enfermedades cardiovasculares previas. Además, el índice de fumadores variaba del 10% al 44% en los ensayos en los que se indicaba el dato. Finalmente, comprobé si los estudios estaban financiados por las farmacéuticas. Si los resultados son decepcionantes, es probable que no se publiquen nunca, o que se omitan a propósito las muertes y los ataques al corazón del grupo de intervención.[3] De hecho, se han demostrado numerosos fraudes en los ensayos cardiovasculares patrocinados por la industria.[3]

Solo uno de los ensayos que proporcionó datos sobre la mortalidad por todas las causas fue financiado con fondos públicos. Me parece, y esto lo confirman los mismos autores de la revisión, que la reducción del 16% que encontraron en la mortalidad por todas las causas fue muy exagerada. Por ejemplo, un gran ensayo financiado con fondos públicos, el ensayo ALLHAT-LLT, no incluido en la revisión porque más del 10% de los pacientes tenían una enfermedad cardiovascular preexistente, no halló una reducción en la mortalidad: cociente de riesgos de 0,99 (IC del 95%: 0,89 a 1,11; lo que significa que tenemos una seguridad del 95% de que el verdadero efecto se encuentre entre una reducción del 11% y un aumento del 11% en la mortalidad total).

Tales resultados me preocupan mucho. Solo se alcanzó una reducción del 1% en la mortalidad en un ensayo financiado con fondos públicos que excluyeron los autores de la revisión, aunque se incluyeron ensayos financiados por la industria que encontraron una reducción del 16%. Además, no veo mucha diferencia entre el ensayo excluido y los incluidos, donde muchos de los pacientes también tenían enfermedad cardiovascular preexistente o factores de riesgo similares. Uno esperaría que el ensayo ALLHAT-LTT encontrara una reducción en la mortalidad cercana al promedio de los otros ensayos, es decir, un 16%. Pero el intervalo de confianza no incluyó esta posibilidad, ya que solo subió al 11%.

No existen diferencias importantes entre las revisiones Cochrane de 2011 y 2013. El número de ensayos y pacientes fue de 14 y 34.272 en 2011, y de 18 y 56.934 en 2013. La reducción en la mortalidad por todas las causas fue del 16% en 2011, y casi igual en 2013 (razón de posibilidades de 0,86, que es un 14-15% de reducción). Sin embargo, las conclusiones de los autores habían cambiado. En 2011, escribieron que algunos ensayos incluían a personas con enfermedades cardiovasculares (ECV) y que «solo la evidencia limitada mostró que la prevención primaria con estatinas puede ser rentable y mejorar la calidad de vida del paciente. Se debe tener precaución al prescribir estatinas para la prevención primaria entre personas con bajo riesgo cardiovascular». Estas advertencias desaparecieron dos años después, cuando los autores simplemente escribieron que las estatinas redujeron la mortalidad por todas las causas, los principales episodios cardiovasculares y las revascularizaciones sin exceso de eventos adversos entre personas sin evidencia de ECV tratadas con estatinas.

El doctor John Abramson, uno de los investigadores que señaló que las estatinas no están exentas de producir daños, publicó un artículo en 2015 sobre la controversia.[5] El tema central era el nivel de riesgo que una persona debería tener para contraer enfermedades cardiovasculares en los próximos cinco o diez años para justificar el empleo de estatinas. En 2014, las directrices del NICE redujeron el umbral de riesgo de ECV para el tratamiento con estatinas en personas sanas del 20% al 10% de riesgo a diez años. Esto se debió a un metaanálisis realizado por la Cholesterol Treatment Trialists' (CTT) Collaboration, publicado en 2012.[6] Este metaanálisis demostró una reducción constante de los episodios cardiovasculares mayores, independientemente del riesgo inicial, y afirmó que hombres y mujeres, ancianos y jóvenes, y las personas con o sin ECV parecían beneficiarse, y que los resultados resolvieron las preocupaciones sobre los posibles efectos adversos graves y las fuentes de sesgo que se señalaron en la revisión Cochrane de 2011.

A la Asociación de Médicos Generales del Reino Unido no le gustaron mucho las nuevas directrices del NICE, y declararon que no confiaban en la recomendación de reducir el umbral de riesgo para recetar medicamentos para el colesterol.[5] Abramson y sus colegas publicaron un artículo en BMJ señalando que no hubo una reducción significativa en la mortalidad general entre las personas con menos de un 10% de riesgo de ECV a cinco años.[7] También escribieron sobre los síntomas musculares (y malinterpretaron un estudio epidemiológico que luego corrigieron), la diabetes, la disfunción hepática, la insuficiencia renal aguda, las cataratas, la disfunción sexual y los síntomas psiquiátricos.

Sir Rory Collins, de la CTT, afirmó que los datos muy positivos de más de 100.000 personas mostraron que las estatinas son muy bien toleradas, y que solo tienen «uno o dos efectos secundarios [problemáticos] bien documentados». Sin embargo, un año después, Collins admitió que su equipo de investigación evaluó los efectos de las estatinas en las enfermedades cardiacas y el cáncer, pero no en otros efectos secundarios como el dolor muscular.[5]

El metaanálisis de la CTT presenta dos graves problemas.[5] Primero, la CCT había acordado que los datos de los pacientes en los que se basarían sus análisis «se mantendrían en la más estricta confidencialidad». Por lo tanto, la CTT, parte de la Unidad de Servicio de Ensayos Clínicos de Oxford, que depende en gran medida del dinero de las compañías farmacéuticas para su investigación, tuvo acceso exclusivo a los datos de los pacientes sin permitir que los revisaran expertos independientes. En segundo lugar, aunque la evaluación de la efectividad de los medicamentos siempre debe ser contrarrestada por los indicios de daños, el acuerdo de la CTT no alcanzaba tal equilibrio. Solo recibieron datos de eventos adversos sobre el cáncer y las razones para finalizar el tratamiento del estudio. La frecuencia de los eventos adversos citados en su metaanálisis de 2012 se basó en los informes publicados, en lugar de en los datos de los pacientes, y ya sabemos que los daños de los ensayos patrocinados por la industria se ocultan, de modo que estos datos son prácticamente inútiles[3] (más información al respecto en el capítulo 8).

Abramson termina diciendo: «la conclusión es que prácticamente todo lo que creemos saber sobre la eficacia y seguridad de las estatinas nos lo han aportado empresas que se guardan los datos reales como secretos comerciales. Puesto que no podemos verificar sus afirmaciones de eficacia y seguridad, las personas sanas deberán usar las estatinas con precaución».[5]

Estoy de acuerdo. Las estatinas tienen muchos efectos adversos, y algunos de ellos son graves.[3] ¿Y quién sabe cuál es el beneficio real sobre la mortalidad, dado que las muertes por medicamentos se omiten regularmente en los ensayos de la industria? Incluso si elegimos creer en los ensayos de la industria, el beneficio es pequeño, también en personas de alto riesgo. Los autores de la revisión Cochrane señalaron que el 2,8% de los participantes del ensayo fallecieron.[4] Una reducción del 16% de una tasa del 2,8% da una tasa del 2,35% y un NNT [número (de enfermos) que es necesario tratar] de 1/(2,8% - 2,35%) = 222. Sin embargo, también observaron que algunos ensayos se suspendieron antes de tiempo cuando el beneficio era grande, y que el informe selectivo de los resultados era común. Esto no me sorprende, teniendo en cuenta los millones que se pueden ganar haciendo trampas. El 16% es, sin duda, una sobreestimación.

¿Qué debemos hacer en vista de tanta confusión? En mi opinión, existen demasiadas incertidumbres que nos impiden sacar conclusiones firmes, además del hecho de que las estatinas reducen la mortalidad en algunos casos. Sin embargo, creo que esta discusión no debería tratar principalmente sobre las dimensiones del efecto y la probabilidad de que ocurran beneficios y daños. Debería ser una discusión filosófica. ¿Qué es lo que queremos de nuestras vidas? Las personas viven vidas muy diferentes y, por lo general, no deberíamos interferir en ello. Algunas personas no se preocupan en absoluto de tener un riesgo menor de morir en el futuro a causa de un episodio cardiovascular, ni están interesadas en tomar un medicamento que podría reducir mínimamente ese riesgo durante el resto de su vida. Algunas personas intentan escalar el monte Everest a pesar de que el 10% de ellas morirán en el intento. Algunas personas piensan que no tomar pastillas que trastocan el funcionamiento normal del cuerpo es uno de los tesoros de la vida. Por último, hay formas mucho mejores de reducir los riesgos cardiovasculares que tomar pastillas, como hacer ejercicio y evitar el sobrepeso. Los medicamentos son pobres sustitutos de eso.

La hipertensión

En muchos sentidos, el problema con los medicamentos para la hipertensión es similar al problema de las estatinas.[3] Causan muchos daños, que los pacientes pueden no notar o que tal vez crean que se deben a la edad avanzada. Y los beneficios para las personas de bajo riesgo son pequeños. Además, hacer ejercicio y no tener sobrepeso son excelentes remedios. Finalmente, muchas personas con un diagnóstico de hipertensión no son hipertensas, sino que lo que sucede es que su presión arterial aumentó cuando visitaron a su médico. Por lo tanto, es prudente tratar de disminuir los medicamentos antihipertensivos, uno por uno, a intervalos regulares y ver cómo va.

El ictus y la isquemia cerebral transitoria (ICT)

En 2014, estaba escribiendo en el ordenador cuando la letra «m» de una palabra desapareció de pronto dejando solo el fondo blanco. Más tarde, otras letras desaparecieron aquí y allá, y una línea vertical se convirtió en una línea punteada. Me di cuenta de que probablemente estaba teniendo un ataque de isquemia cerebral transitoria (ICT) y llamé a un neurólogo que me aconsejó que acudiera de inmediato al hospital.

Cincuenta minutos después, mientras esperaba paciente a que me viera un neurólogo, probé mi campo visual. Cuando probé mi ojo izquierdo, fue como si una cortina se cerrara lentamente ante mi ojo. Me quedé ciego en cuestión de segundos. Acto seguido salté de la silla y me dirigí a una enfermera para decirle que necesitaba atención urgente. El neurólogo llegó al poco, y cuando me examinó, la mayor parte de mi visión había regresado.

Cuando ingresé en el mismo hospital cuatro años antes por sospecha de enfermedad coronaria (capítulo 4), rechacé tomar aspirina tras estudiar la bibliografía científica pertinente. Sin embargo, el segundo neurólogo que me vio pensó que sufría de fibrilación auricular paroxística y sugirió que comenzara a tomar aspirina y dabigatrán (Pradaxa), un anticoagulante. Yo le dije que me negaba a tomar Pradaxa porque no existía ningún antídoto si comenzaba a sangrar. Sí hay un antídoto para la warfarina, un medicamento similar. También añadí que era deportista, que a veces corría cien metros a toda velocidad por el bosque y que montaba lo más rápido que podía en mi bicicleta de carreras. Por lo tanto, me preocupaba tomar un anticoagulante por si me caía y me abría una herida en la cabeza. El neurólogo empezó a explicarme que Pradaxa era el medicamento recomendado en estos casos e intentó convencerme de que lo tomara, argumentando que la warfarina era un matarratas que jamás se habría aprobado si se hubiera descubierto hoy en día.

Me dio la sensación de que había pasado demasiado tiempo con los representantes de Boehringer Ingelheim, el fabricante de Pradaxa, o con sus aliados pagados entre los médicos, porque ese tipo de discurso es exactamente lo que se puede esperar de fuentes poco fiables. Yo sí creo que la warfarina se aprobaría si fuera un medicamento nuevo. Además le dije que Boehringer Ingelheim había ocultado el dato de que, si se controlaba la concentración plasmática de dabigatrán, las hemorragias mayores podían reducirse en un 30-40%. También afirmé que se trataba de un truco de *marketing* para dar a los médicos la falsa impresión de que, a diferencia de la warfarina, el dabigatrán no requería una vigilancia constante. El buen hombre se quedó sorprendido ante aquella información que desconocía, así que le envié un artículo de la BMJ sobre estos temas.[8]

Aun así, el neurólogo se esforzó bastante por convencerme de que debía tomar Pradaxa y se refirió a las pautas del departamento varias veces. No me convenció, llamé a un colega especialista en medicina interna y lo discutí con él. Este estuvo completamente de acuerdo conmigo. Dos de sus pacientes que tomaban Pradaxa habían muerto hacía poco.

Cuando el neurólogo miró las notas de mi ingreso con molestias en el pecho, descubrió que no estaba claro que hubiera sufrido fibrilación auricular. Luego cambió de opinión y me dijo que debía tomar aspirina y clopidogrel debido a mi ataque de ICT.

Busqué clopidogrel en la Agencia Europea de Medicamentos (ema.europa.eu/ema) y encontré una revisión Cochrane que comparaba el efecto de la aspirina con las tienopiridinas como el clopidogrel en pacientes vasculares de alto riesgo.[9] Se incluyeron diez ensayos y 26.865 pacientes, tras lo que el riesgo de un episodio vascular grave fue del 11,6% con las tienopiridinas y del 12,5% con aspirina, lo que correspondía a evitar un episodio vascular grave por cada cien pacientes tratados durante aproximadamente dos *años*. Así, decidí que una pequeña posibilidad adicional de beneficio no sería suficiente para elegir clopidogrel frente a la aspirina.

Al buscar en Google «clopidogrel Cochrane», encontré otra revisión que comparaba el efecto de agregar clopidogrel al tratamiento habitual de aspirina a largo plazo para prevenir episodios cardiovasculares en personas con alto riesgo y en aquellos con enfermedad diagnosticada.[10] Aunque no tenía nada que ver con la ICT, leí la revisión. Por cada mil pacientes tratados con la combinación, se esperaba prevenir trece episodios cardiovasculares, mientras que se causarían seis hemorragias mayores. Eso me decidió a no usar la combinación en lugar del monotratamiento estándar con aspirina.

Había una razón más importante por la que me resistía a medicarme. Resulta que repasé gran parte de la bibliografía relacionada durante las veinticuatro horas que pasé en el hospital, teniendo en cuenta que yo no presentaba ningún factor de riesgo de la ITC. Sospeché que muchos de los pacientes de los ensayos resumidos en las revisiones Cochrane mostraban varios factores de riesgo, porque a la industria farmacéutica le interesa incluir a personas de alto riesgo para demostrar que sus medicamentos funcionan. Por lo tanto, los resultados no podían extrapolarse a mi caso. No tengo diabetes, mi presión arterial era de 118/76 al ingreso, y el colesterol de 5,3 mmol/l. Y ni siquiera era un colesterol en ayunas, sino uno tomado después del almuerzo. Además, durante las dieciséis horas que me vigilaron, no apareció nada en el ECG. Mantuve un ritmo sinusal normal en todo momento.

Me hicieron un escáner de resonancia magnética, pero, como la enfermera no me avisó de lo que me esperaba, mi experiencia no fue buena. Quería saber cuánto tardaría, pero decidí no preguntar, ya que no cambiaría nada. Oí ruidos muy fuertes; a veces, el asiento temblaba bastante; y hubo largas pausas durante las que pensé que todo había terminado. Duró aproximadamente cuarenta y cinco minutos e, incluso entonces me quedé ahí quieto, esperando largo rato mientras el médico examinaba los resultados. Fue muy extraño, como estar en un mundo de fantasía futurista. Con la cabeza todavía en el escáner, grité varias veces para saber cuánto quedaba, pero no recibí respuesta alguna, probablemente porque la enfermera no estaba en la habitación. Me encontraba solo, con un pequeño globo cerca de mi mano que era una especie de alarma que podía presionar si me angustiaba. Y me angustié, pero no lo suficiente para presionar el globo.

Finalmente, la enfermera regresó y dijo que necesitaban hacer más pruebas. Le respondí que ya había tenido bastante y que el médico tendría que tomar sus decisiones basándose en lo que había. Más tarde, pregunté sobre el propósito de la resonancia magnética y me explicaron que, si había signos de trombosis anteriores, como tejido cerebral muerto, buscarían con mayor cuidado cualquier posible fuente de coágulos de sangre.

Al día siguiente, solicité el alta porque me sentía bien y debía dar una conferencia importante en otra ciudad (que fue filmada y ha sido vista por más de sesenta mil personas en YouTube: https://www.youtube.com/watch?v=i1LQiow_ZIQ&t=176s). Así se acordó a pesar de que era habitual hacer un seguimiento de esos casos durante cuarenta y ocho horas. Regresé dos días después para una ecografía de las arterias de mi cuello, aunque le advertí al personal que no encontrarían el menor signo de arteriosclerosis en ellas, puesto que las tenía como un estudiante de Medicina. Como era de esperar, el resultado fue bueno.

La última prueba programada era una ecocardiografía, pero el médico jefe y yo coincidimos en que sería una pérdida de tiempo, porque la que me hicieron cuatro años antes había sido completamente normal.

Entonces pensé que la bibliografía científica no iba a serme de mucha utilidad dado que mi riesgo de sufrir otra ICT debía de ser muy bajo en comparación con otros pacientes con múltiples factores de riesgo. Así pues, le dije al médico jefe que no estaba interesado en tomar pastillas. Negociamos un poco y acepté tomar aspirina infantil durante tres meses. Ni siquiera tenía ganas de hacerlo. Después de recibir la dosis inicial en el hospital, no volví a medicarme durante más de una semana (el efecto dura mucho) y luego dividí las pastillas de 500 mg con un cuchillo de cocina y tomé una pequeña dosis cada día.

Este episodio me enseñó lo difícil que puede ser practicar la medicina basada en la evidencia. Como no se trata de una ciencia exacta, es muy importante individualizar el conocimiento obtenido de los ensayos aleatorizados y otras investigaciones, y luego relacionarlo con los pacientes particulares. Eso lleva su tiempo, y nuestros hospitales no tienen tiempo suficiente para tomar decisiones personalizadas. Esa prisa causa mucho daño, ya que, según las guías clínicas, todos deben ser tratados de la misma manera. Los pacientes más problemáticos son aquellos que ya toman un tipo de medicamentos. No tenemos ni idea de lo que sucederá al añadir más a los anteriores. Solo sabemos que el riesgo de morir aumenta con la cantidad de medicamentos que tomamos.

Antes de salir del hospital, una enfermera entró en la sala común donde trabajaba con mi portátil y me midió la tensión del brazo izquierdo, que salió de 99/70. Yo le advertí que eso no podía ser correcto, pues nunca me había dado por debajo de cien, y le propuse que probara con el brazo derecho. Entonces salió de 130/100. Tampoco podía ser cierto, pero ella me respondió que la tensión arterial no tenía por qué ser la misma en ambos brazos. «Lo sé —dije—, pero no debería haber una diferencia tan grande.» Por lo tanto, pedí que me tomaran la tensión en ambos brazos en la cama del hospital, donde había un tensiómetro fijo. Como era de esperar, allí dio el mismo resultado en ambos brazos, y similar al valor bajo que tenía cuando llegué. Luego le dije a la enfermera que necesitaban que un técnico revisara el aparato móvil. ¿Ves lo fácil que es obtener un diagnóstico de hipertensión erróneo?

Hubo otras sorpresas durante mi visita de veinticuatro horas al hospital. La primera neuróloga me habló un poco sobre mis análisis de sangre y dijo que tenía la homocisteína en veinte, mientras que el intervalo superior normal no solía superar el quince. Ella dedujo que quizá tenía deficiencia de vitamina B12, a lo que le dije que no se preocupara, que estaba bien y que pensaba olvidarlo todo enseguida. La mujer pareció estar de acuerdo. Después de llegar a casa, busqué «homocisteína» en Google y descubrí que es un indicador bastante poco fiable de cualquier cosa y, por lo tanto, no debería usarse como prueba de que algo va mal.

La primera neuróloga también me dijo que mi escáner había mostrado un aneurisma, pero agregó que era algo muy común. Ahora sé que es casi imposible que te sometan a una exploración por RM sin un riesgo considerable de que te encuentren alguna cosa de lo más normal. Aquello no me preocupó, pero sí me preocupó un poco que la enfermera me dijera que tenía una de las arterias del cuello bastante torcida. ¿Acaso no predispone eso la formación de coágulos, obstrucciones mecánicas que causan problemas vasculares? Juraría que lo aprendí durante mis estudios de Medicina. Pero si era verdad, tampoco puedo hacer nada al respecto. ¿Por qué informarme sobre algo que no puedo remediar y que, por lo tanto, solo puede ser dañino porque me produce ansiedad?

Nadie supo lo que me pasaba realmente. Fue como cuando ingresé con angina de pecho cuatro años antes. La amaurosis fugaz puede ser causada por una embolia, pero, según el médico jefe, el hecho de que las letras impresas desaparecieran ante mis ojos sugiere un trombo en el lóbulo occipital. Qué curioso que sea una persona tan rara que continuamente contradice los libros de texto.

Salí del hospital y lo dejé todo atrás. Detesto ser un paciente porque se pierde la autonomía y nos volvemos dependientes de los demás. Por eso convertí en mi lema el estribillo de la canción de Bobby McFerrin: «No te preocupes, sé feliz», que puedes escuchar en YouTube acompañada de un vídeo divertidísimo.

El personal del Departamento de Neurología fue estupendo y muy amable. Además, conocí a no menos de tres enfermeras con el mismo nombre, Julie, lo que no debe de venir nada mal si sufres de demencia.

Por supuesto, luego busqué el riesgo de recaída de la ICT, que es de aproximadamente el 7%. Un año después, padecí una diplopía que duró media hora, y dos años después tuve visión borrosa durante aproximadamente cinco minutos. Quizá debería volver a tomar aspirina otra vez, pero aún no estoy seguro. Y ya sabes: siempre que tengas dudas sobre algún medicamento, no lo tomes. No te preocupes, sé feliz. Al final, todos tenemos que morir.

7

Más datos sobre el cribado

La detección de enfermedades en personas sanas es muy atractiva. Parece que es lo que hay que hacer. «Más vale prevenir que curar.» «Descúbrelo a tiempo.» «Si no se ha hecho una mamografía, deberá explorarse los senos con más atención», como decía la Sociedad Estadounidense contra el Cáncer en sus anuncios.[1] Salen ofertas para regalar mamografías por el Día de la Madre, y la Sociedad Americana contra el Cáncer afirmó que el 80% de las mujeres entre treinta y cinco y cincuenta años estaban en alto riesgo, por lo que recomendaban hacerse mamografías de referencia. Ante eso, un epidemiólogo dijo que afirmar que más de la mitad tenía un alto riesgo era matemáticamente absurdo.[2]

La propaganda es generalizada y emana de todas partes: juntas nacionales de salud, médicos, empresas privadas, la industria farmacéutica, organizaciones de pacientes, guías clínicas, los medios de comunicación, e incluso tus amigos. Hasta los autobuses la hacen promoción en su carrocería.

Es abrumador. Sin embargo, en el caso de la mayoría de las enfermedades, el cribado sigue siendo un error. Por supuesto, hacer este tipo de declaraciones genera bastante rechazo: algunos de los peores insultos que he recibido han provenido de los fanáticos del cribado. Se podría pensar que la verdad al desnudo bastaría para convencer de que la detección preventiva suele ser una mala idea, pero los extremistas tienen una manera de evitarlo: el fraude científico. Los investigadores, como todo el mundo, pueden dejarse llevar por las emociones, las aspiraciones profesionales, las creencias, el dinero y la fama, dejando de lado los hechos y la lógica. Y es mucho más fácil obtener financiación si los resultados previos son lo que la gente quiere oír, es decir, que el cribado salva vidas y no causa daños por los que valga la pena preocuparse.

Ya estudié a fondo la cuestión del cribado con mamografía, y publiqué un libro en el que denunciaba los fallos de la mayor parte de las investigaciones, muchos de ellos intencionados, con el objeto de producir resultados aceptables para la sociedad.[2] Si quieres leer un buen libro sobre el cáncer en general, te recomiendo *Should I be Tested for Cancer? Maybe Not and Here's Why*[3] [¿Debería hacerme una prueba de detección de cáncer? Quizás no y aquí está el porqué]. Está escrito por un estadounidense, lo cual es interesante, porque el suyo es uno de los países más amantes del cribado del mundo. «¿Te haces revisiones anuales?», solían preguntarme mis colegas yanquis. «No —respondía yo—, nunca lo he hecho y nunca lo haré, porque he demostrado que no funcionan» (seguiré hablando del tema más adelante).

El propósito de la detección es encontrar enfermedades en personas sanas antes de que hayan causado algún síntoma, o encontrar factores de riesgo para tratar estas enfermedades o factores de riesgo. Parece obvio, pero, si buscas los datos empíricos, te sorprenderá que sea tan popular.

La pregunta filosófica que deberíamos plantear es la siguiente: ¿realmente detecta enfermedades el cribado? La verdad es que no. La persona estaba sana y todavía está sana. Si, por ejemplo, se detecta un cáncer de próstata, la persona aún está sana, incluso en lo que a la próstata se refiere. Sabemos por las autopsias que la mayoría de los ancianos tienen cáncer de próstata, y como se dijo antes, la prevalencia se corresponde en cierta medida con la edad: aproximadamente el 60% de los varones mayores de sesenta años presenta cáncer de próstata.[3] Sin embargo, solo el 3% muere a causa de él . De ahí el dicho de que la mayoría de los hombres mueren con cáncer de próstata y no a causa de él.

El sobrediagnóstico es un peligro asociado a todas las pruebas de detección. Por ejemplo, puede revelar lesiones precursoras del cáncer, como carcinomas localizados, o cánceres que nunca se habrían detectado durante la vida del paciente sin pruebas de detección. De hecho, algunas personas diagnosticadas con cáncer en un cribado morirán por otras causas antes de que el cáncer haya dado la cara. Para ellas, el cribado será perjudicial. Además, también es fácil que conduzca a diversas intervenciones, algunas de las cuales pueden ser mortales.

El cáncer de tiroides

El estudio de las autopsias ha demostrado que casi todas las personas mayores de cierta edad tienen cáncer de tiroides, pese a que morir de él es extremadamente raro.[2,3] En Estados Unidos, solo el 0,08% de la población muere de cáncer de tiroides, pero eso no quita para que los entrometidos de la Fundación Light of Live recomienden la detección bajo el lema «*Check Your Neck*» [Mírate el cuello]. En la portada de su página web hay un mensaje de audio del músico Rod Stewart, quien superó un cáncer de tiroides. Según este, se trata del cáncer de más rápido crecimiento en los hombres, que puede afectar a cualquiera en cualquier momento, aunque él tuvo la suerte de que se lo detectaran pronto, lo que le salvó la voz y la vida. Por eso le pide a todo el mundo que le diga a su médico que «le mire el cuello». Debajo del anuncio de Stewart hay fotos en blanco y negro de Cindy Crawford y Brooke Shields, Dios sabe por qué, pero sin duda salen muy guapas.

El sitio web explica que el cáncer de tiroides «puede padecerlo cualquier persona», lo que tiene gracia porque el cáncer de tiroides lo padece la población al completo. Cómo no, puedes hacer una donación si así lo deseas. La lista de patrocinadores y socios incluye a empresas como Eisai, Bayer, Veracyte, Sanofi, Shire e Interpace Diagnostics.

Este es un ejemplo típico de las campañas de concienciación sobre enfermedades. En Estados Unidos, la mayoría de las partes del cuerpo cuentan con sus propios grupos de defensa, con la implicación de políticos y atletas, y eslóganes que promueven el cribado.[5] La Fundación Light of Life ofrece mensajes de famosos e información aterradora, pero no menciona cuáles son los riesgos del cribado, o si el cribado salva vidas. No aporta información estadística ni referencias a ningún estudio. Si lo hiciera, sería fácil darse cuenta de que la detección del cáncer de tiroides es una idea terrible.

En Corea, el Centro Nacional contra el Cáncer y muchos hospitales afiliados a universidades recomiendan la ecografía para detectar el cáncer de tiroides en personas sanas,[6] lo que ha creado una epidemia de pseudoenfermedad. La incidencia del cáncer de tiroides ha aumentado cada año un 25%, lo que lo convierte en el tipo de cáncer más común en Corea, con quince veces más casos nuevos por año que en el Reino Unido. Sin embargo, las tasas de mortalidad se han mantenido casi constantes durante los últimos treinta años. Por lo tanto, está claro que esta epidemia de cáncer causada por el hombre ha sido muy dañina para la población. A más del 90% de las personas diagnosticadas con este cáncer se le extirparon quirúrgicamente las tiroides. Irónicamente, a pesar de la propaganda de Rod Stewart, ¡uno de los daños de la cirugía de tiroides es perder la voz! Hay muchos otros daños quirúrgicos que puedes buscar en Google.

Aunque no suela entenderse bien, es un hecho natural que el cáncer se puede detectar en cada uno de nosotros desde que somos bastante jóvenes, si nos hacemos las pruebas suficientes. Sin embargo, la mayoría de los cánceres que albergamos en nuestro cuerpo son totalmente inofensivos. O bien desaparecen de forma espontánea o crecen tan despacio que no causarán ningún síntoma antes de que nos llegue la muerte por otras causas.[2,3]

Por lo tanto, con raras excepciones, lo único que puede lograr la detección —si da un resultado positivo— es dañar a las personas. Al dejar de estar sanos desde un punto de vista psicológico, estos diagnósticos nos afectan negativamente.

De esa manera, el cribado es similar a los medicamentos. Lo que sabemos principalmente sobre ambos es que pueden hacer daño. Así pues, solo deberíamos someternos a pruebas de detección o tomar medicamentos si estas intervenciones hacen más bien que mal en general, para lo que necesitamos ensayos aleatorizados fiables que lo demuestren. Por desgracia, es algo que rara vez ocurre, incluso en el caso de las mamografías.

El cribado con mamografías

El de las mamografías es un tema controvertido, pero, si haces una búsqueda en Google, acabarás convenciéndote de que es una buena idea hacerse la prueba, lo que demuestra la efectividad de la propaganda. La primera página de Google ofrece doce resultados. Uno se llama «Lo que necesita saber», dos son en realidad el mismo del Instituto Nacional del Cáncer de Estados Unidos, dos son de radiólogos, dos de la Sociedad Estadounidense contra el Cáncer, uno de Web MD, uno del Cancer Research UK, uno del Servicio de Salud del Reino Unido, y uno de la OMS.

El duodécimo resultado es un resumen que escribió mi subdirector cuando se convirtió en doctor en Medicina en 2013, en el que repasa cinco de sus estudios.[7] El acceso a su tesis es gratuito, pero veamos el resumen, que es bastante revelador:

> La justificación del cribado del cáncer de mama con mamografía es engañosamente sencilla: detectarlo pronto y reducir la mortalidad de la enfermedad y la necesidad de mastectomías... El cribado mamario adelanta el tiempo de diagnóstico solo ligeramente en comparación con el curso propio de un tumor... Las pruebas conducen a la detección y el tratamiento de cánceres de mama que no se habrían detectado de otro modo, o bien porque crecen muy despacio, o bien porque no crecen en absoluto. Por lo tanto, la detección convierte a las mujeres en pacientes con cáncer de manera innecesaria, infligiéndoles daños físicos y psicológicos de por vida. Siendo así, el debate sobre la justificación del cribado mamario no es una simple cuestión de si el cribado reduce la mortalidad por cáncer de mama. Esta tesis cuantifica los principales beneficios y daños de la mamografía de detección. Dinamarca cuenta con un «grupo de control» no selectivo porque solo dos regiones geográficas ofrecieron la detección durante un largo periodo de tiempo, algo único en el mundo. Esta circunstancia se aprovechó para estudiar la mortalidad por cáncer de mama, el sobrediagnóstico y la aplicación de mastectomías. Además, una revisión sistemática del sobrediagnóstico en otros cinco países nos permitió demostrar que alrededor de la mitad de los cánceres de mama detectados por cribado están sobrediagnosticados. El efecto sobre la mortalidad por cáncer de mama

resulta dudoso en la actualidad, mientras que el sobrediagnóstico causa un aumento en el uso de mastectomías... La información que se da a las mujeres en los entornos sanitarios y en Internet exagera los beneficios, recomienda la intervención indiscriminadamente y reduce u omite los riesgos, a pesar de que su objetivo debería ser el de ayudar a tomar una decisión fundada. Esto plantea una discusión ética sobre la autonomía frente al paternalismo, y sobre la dificultad de sopesar los beneficios y los daños. Finalmente, se discuten los conflictos de intereses financieros, políticos y profesionales, así como la economía de la salud.

¿Qué hay de las otras once entradas? Los sitios web con titulares como «Lo que necesita saber» no suelen ser fiables, pero, en este caso, sí lo es: «En noviembre de 2011, la Canadian Task Force on Preventive Health Care (CTFPHC) publicó sus pautas actualizadas sobre la detección del cáncer de mama. La reacción fue un acalorado debate sobre los pros y los contras de la mamografía, con médicos, organizaciones y supervivientes de cáncer de mama situados en ambos extremos de la polémica. La fundación Rethink Breast Cancer está de acuerdo con las pautas de la CTFPHC, y nuestra misión consiste en aclarar cualquier confusión en torno a la pregunta de si debemos someternos a pruebas de detección». Mucho mejor de lo que pensaba. Aunque no presentan datos, sí ofrecen las siguientes recomendaciones:

Mujeres entre 40 y 49 años: la detección ya no se recomienda para este grupo. Una revisión sistemática demuestra que no aporta un beneficio sobre la mortalidad de las mujeres con riesgo promedio en esta categoría de edad. Mujeres de 50 a 69 años: hágase una mamografía de detección cada 2 o 3 años. Mujeres de 70 años o más: hable con su médico acerca de sus factores de riesgo y de con qué frecuencia necesita una mamografía.

Ahí está otra vez: hable con su médico. En América del Norte les encanta eso de darles su dinero a los médicos, en lugar de decir que no, que es lo más fácil y correcto. Cuando estas pautas estaban a punto de publicarse en la *Canadian Medical Association Journal*, el editor de la revista me preguntó si podía escribir un editorial para acompañarlo. Acepté y el título fue: «¿Es hora de detener las mamografías?».[8] Estas pautas me parecieron más equilibradas y más acordes con las pruebas existentes que las recomendaciones que había visto antes, pero también expliqué que sería mejor evitar la detección por completo, en cualquier momento y a cualquier edad. Cuatro años más tarde, me dejé de paños calientes y publiqué el artículo «El examen de mamografía es dañino y debe abandonarse».[9]

El Instituto Nacional contra el Cáncer de Estados Unidos mete la pata desde el mismo título: «¿Cuáles son los beneficios y los posibles daños de las mamografías de detección?».

¿Ves cuál es el problema?

Se trata de un error de bulto, pero es uno que vemos continuamente. En vez de aludir a los beneficios y los posibles daños, habría sido más adecuado hacerlo a los posibles beneficios y los daños. Como todos los cribados producen daños, es incorrecto hablar de posibles daños, aunque sí sería pertinente hablar de posibles beneficios, ya que estos, como reducir la mortalidad de un determinado tipo de cáncer, puede que no ocurran nunca. Exceptuando el titular, el resto de la información era de bastante calidad, aunque no se daban cifras, y necesitamos cifras para tomar decisiones con conocimiento de causa.

El sitio australiano Inside Radiology no se cuestiona los exámenes de mamografía, sino que los da por hecho: «¿Por qué me recomienda mi médico una mamografía de detección?». Como es típico de los médicos que se ganan la vida ofreciendo pruebas de diagnóstico, las cifras que proporcionan son incorrectas. El texto se refiere a una revisión independiente sobre mamografías en el Reino Unido, que encontró que tres veces más mujeres serán sobrediagnosticadas que las que evitan morir por cáncer de mama.[10] Pero luego añade: «Otra estimación es que por cada caso de sobrediagnóstico,[2] el cribado mamográfico salva de dos a dos vidas y media». La página no nos informa de que esta estimación la proporcionaron personas que no son independientes y que tienen grandes conflictos de intereses en lo que respecta al cribado mamográfico.[11] Tampoco indica que el cálculo está totalmente infundado, como ya demostramos.[12] La relación entre beneficios y daños que aportan los autores es entre veinte y veinticinco veces más favorable que la estimación que publicamos en nuestra revisión Cochrane,[13] la más exhaustiva que se ha realizado hasta la fecha. Además, ha sido revisada por expertos en innumerables ocasiones, incluso después de haber sido publicada por primera vez en 2001, y hasta por personas a favor del cribado con mamografía.

Ese error por un factor de entre veinte y veinticinco veces, además de suponer una especie de récord, es mucho más terrible de lo que la mayoría de los investigadores creerían posible. Significa que los datos se seleccionan a dedo, que algunas de las cifras son patentemente falsas, y no tienen nada que ver con los datos oficiales. Los autores se contradicen a sí mismos, y los métodos pocos claros se describen en notas al pie. Además, los gráficos son muy engañosos y ocultan datos importantes que cuentan una historia muy diferente, y que se alteró para mostrar una tendencia inexistente. No se declararon conflictos de intereses, a pesar de que uno de los autores fundó la empresa Mammography Education Inc. en Arizona en 1980 y declaró un ingreso de cinco millones de coronas suecas en Suecia en 1999, una cantidad extraordinaria para los estándares nórdicos. Su artículo[11] es una obra maestra de la manipulación.[12] No recuerdo haber visto nada peor que este artículo dentro de la bibliografía médica. Por supuesto, se publicó en la revista preferida de los fanáticos del cribado, la *Journal of Medical Screening*. Si te interesa el tema, no la leas.

El otro sitio web de radiología pertenece a la Sociedad Radiológica de América del Norte, y habla sobre los beneficios y los riesgos de la mamografía, lo que es otro error. Un riesgo significa que algo puede suceder, pero no que vaya a suceder necesariamente. Sin embargo, las pruebas de detección siempre provocan daños, lo cual es peor que un mero riesgo. Además, entre dichos riesgos solo enumeran la exposición a la radiación de la mamografía y los resultados de falsos positivos. Aunque el sitio web es de 2017, no se menciona nada sobre los daños más importantes, el sobrediagnóstico y el sobretratamiento, a pesar de que el tratamiento innecesario de mujeres sanas mate a algunas de ellas. Por otro lado, la página se llama RadiologyInfo.org - For patients. En mi país, es ilegal informar a los pacientes sobre problemas médicos sin advertir también sobre los daños más graves que ocasionen los procedimientos recomendados. Además, las mujeres sanas que asisten a la detección no son pacientes, sino miembros de la ciudadanía.

La Sociedad Estadounidense contra el Cáncer siempre ha promovido de manera muy contundente el cribado del cáncer, y muy a menudo lo ha hecho pasando por alto los hechos.[2] Dicen que las mujeres de 40 a 44 años deberían tener la opción de comenzar el cribado anual de cáncer de mama con mamografías si así lo desean. Las mujeres de 45 a 54 años deben hacerse mamografías cada año. Las mujeres de 55 años o más deben cambiarse a mamografías cada dos años, o pueden continuar con el examen anual. Las evaluaciones deben continuar mientras las mujeres gocen de buena salud y se espere que vivan diez años más. También dicen que algunas mujeres deben hacerse una prueba de resonancia magnética junto con las mamografías.

«Hable con un profesional sanitario sobre su riesgo de cáncer de mama y el mejor plan de detección para usted». En cristiano: hable con su médico, quien podría darle consejos engañosos para ganar más dinero.

El otro sitio web de la Sociedad Estadounidense contra el Cáncer se llama Mammogram Basics [Aspectos básicos de las mamografías]. El apartado «¿Por qué necesito una mamografía?» no deja ninguna duda de que haya que hacerse la prueba. Aquí ni siquiera nos aconsejan que hablemos con nuestro médico. Afirman que las mamografías son seguras, pero no hallé información alguna sobre los beneficios y los daños de las pruebas de detección. Yo diría que eso no cubre ni los aspectos más básicos.

El artículo de WebMD de 2015 señala que las recomendaciones opuestas de los principales grupos médicos han hecho que esta cuestión sea más impenetrable que nunca, y que el principal experto al que se debe consultar es al médico de cada uno. Eso no tiene sentido. Cuando hay tanta disensión, lo que te digan variará mucho de un médico a otro. Ese «Hable con su médico» equivale a lavarse las manos y pasarle la patata caliente a otro.

Al menos, WebMD es sincero sobre los daños, cuando muy pocos sitios web lo son. Dice que los falsos positivos y el sobrediagnóstico son las principales causas de preocupación:

«Que te llamen para otra mamografía o una biopsia puede ser estresante. En una encuesta, el 40% de las mujeres lo describieron como "muy aterrador" o "el momento más aterrador de mi vida"... Algunas mujeres pueden someterse a una cirugía, radiación y quimioterapia que no necesitan porque los médicos quieren ser cautelosos». También indica: «Un estudio descubrió que hasta diez mujeres podrían ser sobrediagnosticadas por cada muerte evitada». Efectivamente, eso es lo que describimos en nuestra revisión Cochrane.

Cancer Research UK informa de los beneficios y los daños del cribado, y señala que, por cada vida salvada del cáncer de mama mediante el cribado, alrededor de tres mujeres reciben un diagnóstico excesivo.[10]

Desafortunadamente, como de costumbre, la información del Servicio de Salud del Reino Unido es horrible. Comienza asustando a la gente: «Alrededor de una de cada ocho mujeres en el Reino Unido son diagnosticadas de cáncer de mama durante su vida. Hay una buena posibilidad de recuperación si se detecta en sus primeras etapas». Podrían haber proporcionado el mensaje tranquilizador de que solo alrededor del 4% de todas las mujeres mueren de cáncer de mama. Igualmente dice: «También es menos probable que necesite una mastectomía (ablación de seno) o quimioterapia si el cáncer de mama se detecta en una etapa temprana». Eso es totalmente falso, porque la detección conduce a más mastectomías y más uso de quimioterapia debido al sobrediagnóstico.[2,13] No habla de beneficios y daños, sino de beneficios y riesgos.

El informe de situación de la OMS sobre el cribado con mamografía es de 2014 y tiene ochenta y dos páginas. Siguiendo la metodología GRADE, y en el contexto de programas bien organizados y basados en la población, la calidad general de la evidencia se calificó como moderada o baja en los diferentes grupos de edad, e igual de baja para el intervalo de detección. El informe encontró que la detección por mamografía no era rentable para los países de ingresos bajos o medios.

Tengo muchas reservas sobre las declaraciones en este informe de la OMS. Por ejemplo, señala que las mujeres que requieren más investigaciones después de la detección experimentan una ansiedad significativa a corto plazo. No es a corto plazo. Incluso después de tres años, las mujeres que habían sido diagnosticadas con falsos positivos tenían un nivel de ansiedad y otros problemas psicológicos que estaban entre las mujeres con cáncer de mama y las mujeres a las que dijeron que no tenían cáncer.[14] El informe descarta la mortalidad total con el argumento de que la mortalidad por cáncer de mama era muy reducida y porque el seguimiento en los ensayos fue de solo once años. Sin embargo, la mortalidad por cáncer de mama no es el resultado que debería interesarnos[9], no solo porque está sesgado a favor de la detección, sino también porque el tratamiento de mujeres sanas y sobrediagnosticadas aumenta su riesgo de muerte.[9] La radioterapia puede causar muertes por enfermedad cardiaca y cáncer de pulmón, y estas muertes iatrogénicas (causadas por los médicos) no se cuentan como muertes por cáncer de mama. Si tenemos en cuenta las muertes causadas por la radioterapia y suponemos generosamente que el cribado reduce la mortalidad por cáncer de mama en un 20% y da como resultado solo un 20% de sobrediagnóstico, de acuerdo con el informe independiente del Reino Unido, parece que no se produce beneficio alguno sobre la mortalidad.[15] Ese resultado es discutible. La radioterapia moderna, por ejemplo, puede ser menos dañina, pero considerando que el cribado no reduce la tasa de cánceres avanzados y, por lo tanto, es inútil,[9,16-18] parece probable que el cribado aumente la mortalidad total.

He profundizado un poco en este tema porque quería mostrar lo confuso que es todo si no pones en práctica lo aprendido en los capítulos anteriores. Comenzamos con una búsqueda en Google («cribado mamografía») que nos llevó a mucha información errónea. Lo mejor que podemos hacer es buscar «cribado mamografía Cochrane», que nos presenta la revisión Cochrane en primer lugar. La segunda entrada es un folleto de detección de mamografía que escribimos en 2008, y actualizamos en 2012, porque la información ofrecida a las mujeres de todos los países era muy unilateral, sesgada y, a menudo, simplemente errónea.[19-23] Nuestro folleto se hizo tan popular que los voluntarios de dieciséis países lo tradujeron a sus propios idiomas, incluidos el chino, el ruso y el árabe.[24]

¿Debería hacerse una mamografía toda la población femenina? No. Dado el beneficio incierto y los daños ciertos, los estudios sobre su utilidad no pueden resultar positivos, es decir, a favor del cribado con mamografía.[9] Por consiguiente, los artículos bien argumentados de investigadores independientes abogan ahora por detener el uso generalizado de la prueba.[25]

El número que es necesario tratar para beneficiar o perjudicar a una persona

Siempre hay que preguntarse: «¿Qué posibilidades hay de que me beneficie, y qué posibilidades hay de que me perjudique?».

Encontrar respuestas a estas preguntas tan simples y relevantes es sorprendentemente difícil. Las advertencias sanitarias de nuestras juntas nacionales de salud suelen ser mera propaganda destinada a convencer a las personas de que hagan lo que las autoridades les dicen. El descenso de la mortalidad casi siempre se establece como un riesgo relativo, por ejemplo, una reducción del 25% de la mortalidad por una enfermedad determinada. De esta manera, parece mucho más impresionante que decir que si 200 personas son tratadas o examinadas durante cinco años, una estará viva y habría muerto sin la intervención, lo que significa que el número que es necesario tratar (NNT) para beneficiar a una persona es de 200. No vemos tales números. Es aún menos probable que se nos diga que las 199 personas que no se benefician se verán perjudicadas. Por ejemplo, muchas personas experimentarán efectos adversos al ser tratadas con un medicamento, y por lo general, todas deberán pagar algunos de los gastos ellos mismos, lo que supone un daño económico. Estas personas también estarán más preocupadas por la enfermedad y la muerte, un daño psicológico.

Así, se puede concluir que el número que es necesario tratar para dañar a una persona es 1, porque 199 menos 200 es 1.

Es fácil calcular el NNT si conoces el riesgo relativo y el riesgo absoluto de experimentar un evento adverso. Aquí están los resultados de un ensayo aleatorizado con 200 pacientes en cada grupo, que corresponde a las cifras que acabamos de mencionar:

	Medicamento	Placebo
Muertes	3	4
Supervivientes	197	196
Número total	200	200

Para salvar una vida, hemos de tratar a 200 personas con el medicamento, porque el número de muertes desciende de 4 a 3. También puede explicarse de la siguiente manera:

- El riesgo de morir al recibir placebo es 4/200 = 2%.
- El riesgo de morir al recibir el medicamento es 3/200 = 1,5%.
- La diferencia de riesgo es, por lo tanto, 2% - 1,5% = 0,5% = 0,005.
- La inversa de la diferencia de riesgo es el NNT: 1/0,005 = 200.

El cociente de riesgos (también llamado «riesgo relativo») es el riesgo del medicamento dividido por el riesgo del placebo: 1,5%/2% = 0,75. Eso es lo que suele aparecer en los artículos de las revistas y otros tipos de propaganda. El riesgo disminuyó en 1 - 0,75 = 0,25, o un 25%. Un cociente de riesgos de 1 significa que el medicamento no es mejor que el placebo.

¿Qué pasa si lo único que sabes es que el riesgo se reduce en un 25%? Por ejemplo, si un folleto de las autoridades sanitarias sobre la detección del cáncer de mama promete una reducción del 25% en el riesgo de mortalidad.[2] Pues bien, lo que puedes hacer es averiguar cuál es el NNT buscando estadísticas oficiales sobre la mortalidad del cáncer de mama. Si escribes en Google «riesgo de morir de cáncer», te saldrán, en primer lugar, las estadísticas de la Sociedad Americana contra el Cáncer, donde se enumeran las muertes por muchos tipos de cáncer. El riesgo de muerte por cáncer de mama durante toda la vida es del 2,7%. Siendo así, tal vez te preguntes por qué se le da tanto bombo a esta enfermedad (lazos rosas, carreras por la cura y un mes dedicado a concienciar sobre el cáncer de mama) cuando provoca tan pocas muertes. Yo también me lo pregunto. Diez veces más mujeres mueren por causas cardiovasculares, por lo que correr está bien, pero no por una cura inexistente para el cáncer de mama, y debe hacerse más de una vez al año. Habría que correr todos los días para reducir el riesgo de morir por causas cardiovasculares.

Si fuera cierto que el cribado reduce la mortalidad por cáncer de mama en un 25%, podría calcular el NNT de este. Aumentaremos un poco el riesgo de muerte porque la mayoría de las mujeres estadounidenses se someten a exámenes de mamografía. Entonces, digamos que el 2,7% ya representa una reducción del 25%, lo que significa que el riesgo sin detección es de 2,7%/0,75 = 3,6%. Dado que la diferencia de riesgo es de 3,6% - 2,7% = 0,9%, el NNT se convierte en 1/0,009 = 111. Por lo tanto, si ciento once mujeres asisten regularmente a exámenes de mamografía durante muchos años, una se salvará de morir de cáncer de mama. Pero eso no es cierto, y tampoco tenemos en cuenta el hecho de que la detección aumenta la mortalidad por otras causas. Nunca se ha demostrado ningún beneficio en la mortalidad general por asistir a la detección, y ni siquiera es probable que exista.

Los reconocimientos médicos

Los reconocimientos médicos, llamados «exámenes físicos anuales» en Estados Unidos, son similares a las revisiones regulares de los automóviles. Lo que tienen en común es que se detectan muchos problemas que no deben tratarse. Esto genera enormes facturas para mantener nuestros viejos coches, porque se reemplazan piezas que no necesitan reemplazo. En lo que a la mecánica se refiere, no hay nada que podamos hacer. Un amigo mío no llevó nunca su coche a revisar; lo reparaba cuando había un problema, y así se ahorró una gran cantidad de dinero a lo largo de los años. Se necesita muy poco para mantener un auto en funcionamiento. Por supuesto, es aconsejable comprobar el grosor de los discos de freno de vez en cuando, así como algunas otras cosas. Sin embargo, me pregunto por qué no seguimos todos su sabio ejemplo, incluso cuando se trata de nuestra salud.

Al buscar «reconocimiento médico Cochrane» en Google aparece nuestra revisión sistemática como la primera entrada.[26] Cuando nos embarcamos en esta revisión, también publicada en 2012 en la BMJ,[27] no esperábamos encontrar gran cosa. Nos sorprendió bastante hallar catorce ensayos con resultados relevantes, en los que se compararon los reconocimientos médicos con la ausencia de ellos en adultos no seleccionados por enfermedad o factores de riesgo. En 2019 actualizamos la revisión y añadimos un ensayo más.[26] La media de seguimiento fue larga, de diez años, y hubo 21.535 muertes, lo que es mucho. Las revisiones de salud no disminuyeron la mortalidad total (cociente de riesgos de 1,00; IC del 95%: de 0,97 a 1,03), la mortalidad cardiovascular (cociente de riesgos del 1,01; de 0,92 a 1,12) o la mortalidad por cáncer (cociente de riesgos del 1,05; de 0,94 a 1,16).

No advertimos efecto alguno sobre los episodios clínicos u otras medidas de morbilidad, pero un ensayo encontró un aumento en la aparición de hipertensión e hipercolesterolemia con el cribado, y otro, un aumento en la aparición de enfermedades crónicas autodiagnosticadas por los mismos pacientes. Un tercer ensayo encontró un aumento del 20% en el número total de diagnósticos nuevos por participante durante seis años en comparación con el grupo de control. Ningún ensayo comparó el número total de recetas, pero dos de cuatro ensayos encontraron un mayor número de personas que usan medicamentos antihipertensivos. En este caso, dos de los cuatro ensayos encontraron pequeños efectos beneficiosos sobre la salud según los propios pacientes, pero eso podría deberse al sesgo de informe, ya que los ensayos no fueron a ciegas. No encontramos un efecto en el ingreso al hospital, discapacidad, preocupación, visitas adicionales al médico o ausencia del trabajo; sin embargo, la mayoría de estos resultados fueron poco estudiados. No se informaron datos útiles sobre el número de derivaciones a especialistas, el número de pruebas de seguimiento después de los resultados positivos de detección, o la cantidad de intervenciones quirúrgicas. Los daños importantes, como el número de procedimientos diagnósticos de seguimiento o los efectos psicológicos, a menudo no se estudiaron ni se informaron, y muchos ensayos tuvieron problemas metodológicos. Desafortunadamente, los médicos olvidan registrar incluso los daños más obvios con demasiada frecuencia.

Sumando todo esto, llegamos a la conclusión de que es poco probable que los controles generales de salud sean beneficiosos, algo que tuvo consecuencias políticas. En 2007, la Asociación Danesa de la Industria Farmacéutica presionó a los políticos en el Parlamento danés y convenció a algunos de ellos de que los reconocimientos médicos regulares eran buenos para prevenir enfermedades. Cuando un periodista preguntó si el objetivo era vender más medicamentos, el portavoz de la industria, en un caso raro de sinceridad, admitió que así era.[28] En 2011, nuestro nuevo Gobierno tenía previsto implantar un programa de reconocimientos regulares, hasta que le dije a la ministra de Salud que nuestra revisión Cochrane, recién completada, no halló ningún efecto positivo sobre la mortalidad. También había invitado a uno de mis colegas a la reunión, quien le informó sobre un gran ensayo danés que acababa de terminar y que tampoco logró encontrar efecto alguno.[29]

Así pues, le aseguramos a la señora ministra que los reconocimientos médicos eran muy probablemente dañinos, ya que llevan a más diagnósticos, más medicamentos, más efectos adversos y hasta problemas psicológicos, porque le dicen a la gente que está menos sana de lo que cree. La ministra abortó sus planes en el acto y dijo que era la primera vez que el nuevo Gobierno había roto una promesa preelectoral basándose en datos científicos.

Cuando se sacan conclusiones antes de hacer los deberes, se pueden cometer errores terribles. El infame escritor Bjørn Lomborg negó la existencia del cambio climático en su libro *El ecologista escéptico*, una conclusión a la que llegó siendo muy selectivo con las referencias. Más adelante organizó la Conferencia de Consenso de Copenhague, en 2011, donde tres economistas de la salud decidieron que los reconocimientos médicos reportarían un beneficio en salud superior a la inversión, es decir, veintiséis coronas danesas por cada corona invertida.[30] Una ganancia bastante impresionante para algo que no sirve de nada.

Una vez que se ha introducido algo, es muy difícil detenerlo. Las reacciones a nuestra revisión en el Reino Unido fueron, por decirlo con flema británica, «interesantes». El Servicio de Salud del país realiza reconocimientos regulares a todas las personas entre cuarenta y setenta y cuatro años para evaluar la presencia de enfermedades cardiovasculares, diabetes e insuficiencia renal crónica, y «Las pruebas científicas confirman que la práctica es rentable tanto clínica como económicamente». En una presentación de diapositivas, nos aseguraron que los reconocimientos anuales evitarían al menos nueve mil quinientos ataques cardiacos y derrames cerebrales, dos mil muertes y cuatro mil casos de diabetes, evitando así enfermedades graves y muertes prematuras. Al mismo tiempo, se mostraba la imagen de un cementerio al atardecer con dos cruces en el fondo, para que quedara claro lo que podía pasar si no se asistía a los reconocimientos.

Nuestra revisión Cochrane salió en octubre de 2012, y el mismo mes, un representante del Departamento de Salud dijo a BBC News: «Al detectar en las personas que corren el riesgo de sufrir ataques cardiacos, diabetes, derrames cerebrales y enfermedades renales, podemos ayudar a prevenirlas. El programa de reconocimientos se basa en la opinión de los expertos».

Ya veo. El programa se basaba en las pruebas científicas hasta que salió nuestra revisión y mostró cuál era la verdad.

Un año después, tras cansarnos de las tonterías oficiales del Reino Unido en defensa de sus indefendibles programas de salud, publicamos una carta en el *Times*, que propició una entrevista en primera plana: «Los reconocimientos a mayores de cuarenta años son declarados inútiles». Ocupó casi media página, y apareció junto a una foto igualmente grande del príncipe Guillermo, su esposa, su hijo y un perro real. En otro medio, el organismo Public Health England anunció que se establecería un grupo de expertos para revisar la efectividad y la relación calidad-precio de los reconocimientos del NHS, cosa que se debió a las múltiples llamadas que se recibieron para que cancelaran el programa, porque los datos indicaban que era un desperdicio de tiempo y dinero.[31] Según el *Daily Mail*, los ministros insistieron en que se podrían salvar seiscientas cincuenta vidas al año, un viraje brusco de la promesa anterior de salvar dos mil vidas en el mismo tiempo. Barbara Young, directora ejecutiva de Diabetes UK, también apoyó los reconocimientos de rutina aduciendo que podrían descubrir a unas ochocientas cincuenta mil personas con diabetes de tipo 2 sin diagnosticar. Menuda gracia: etiquetar a cientos de miles de personas sanas como enfermas no tiene valor en sí mismo. Debemos averiguar si la detección de diabetes es útil. Nuestra revisión encontró que no lo es. Varios de los ensayos habían hecho exactamente eso: exámenes para detectar diabetes.

Este culebrón se volvió tan extraño que decidí unirme a la diversión.[32] Para el titular, utilicé una cita del cuarto episodio de *Sí, ministro*, una serie de la BBC, en el que el ministro de Asuntos Administrativos Jim Hacker le suelta a sir Humphrey: «No quiero la verdad, ¡quiero algo que pueda decirle al Parlamento!». Mi declaración en la BMJ fue:

> Public Health England formará un grupo de expertos para revisar la efectividad y la relación calidad-precio de los reconocimientos médicos del NHS, y actualizará el modelo económico en el que se basa. Además, nos dicen que «aunque reconocemos que el programa no está respaldado por ensayos clínicos aleatorizados, existe una necesidad urgente de abordar la creciente carga de la enfermedad, que está asociada a los comportamientos y los estilos de vida».
>
> Parece que Public Health England no puede soportar la verdad, que es que los reconocimientos médicos no funcionan y pueden resultar dañinos. Los grupos de expertos son el equivalente moderno del Oráculo de Delfos, y el modelado estadístico es como susurrar al oído de un mago el resultado que te gustaría oír. Decir que existe una necesidad urgente de abordar la creciente carga de la enfermedad como excusa para ir en contra de los hallazgos claros de los ensayos aleatorizados me recuerda a otro episodio de *Sí, ministro*, donde se argumentaba hábilmente por qué se necesitaba un gran número de administradores para un hospital que no tenía pacientes.

> Esto es algo que ya hemos visto antes. El informe Marmot sobre el cribado con mamografías también fue un episodio de la misma serie. Incluso con las estimaciones demasiado optimistas del informe, Mike Baum demostró que la radioterapia mata al menos a tantas mujeres sanas y sobrediagnosticadas como las que se supone que salva según el informe. Al igual que los reconocimientos médicos, el cribado con mamografías es dañino, pero estos problemas no afectan a los directivos del NHS o del Gobierno del Reino Unido.
>
> Cuando la vida se vuelve demasiado absurda, vuelvo a ponerme *Sí, ministro* y me río mucho. Probablemente, sea más saludable que llorar.

Un mes después, publicamos una carta en el BMJ sobre la falta de juego limpio.[33] El NHS Diabetes and Kidney Care y el Departamento de Salud habían publicado un boletín electrónico, «Respuesta a la revisión Cochrane», en el sitio web del programa de reconocimientos, lo que parecía ser una dura y seria crítica de nuestro trabajo. Sin embargo, era infundado y engañoso. Enviamos una respuesta dirigida al director del NHS Diabetes and Kidney Care y solicitamos que se publicara en el sitio web, cosa que no ocurrió. La carta que recibimos del NHS declaraba que el Gobierno ya había decidido que «los reconocimientos médicos del NHS se llevarán a cabo como una prioridad nacional»; que el sitio web no es un foro para debatir los méritos de dichos reconocimientos; y que «hay otros lugares más apropiados para discutir la política del Gobierno». Censura total en un país que se llama democrático. También nos preguntamos, dado que el sitio web no era un foro para debatir los méritos de los reconocimientos, ¿por qué el NHS había hecho exactamente eso, y aún así nos negó la oportunidad de responder? ¿Por qué no publicó sus críticas en la BMJ, donde habíamos publicado nuestra revisión, para poder responder a ella? La respuesta es evidente: el NHS habría perdido esa batalla.

El punto álgido se produjo cinco meses después, cuando el NICE (Instituto Nacional de Salud y Excelencia Clínica), supuestamente una institución independiente, se prostituyó ante el NHS.[34] Emitió un comunicado de prensa que decía:

> Ayudar a las autoridades locales a alentar a las personas a que asistan a los reconocimientos médicos del NHS, y apoyarlas para que realicen los cambios necesarios para mejorar su salud, es el enfoque de una nueva sesión informativa de NICE publicada hoy... Esta nueva publicación forma parte de un conjunto de documentos informativos del NICE para brindar apoyo al Gobierno local..., al tiempo que proporciona la mejor relación calidad-precio... Un informe de Public Health England descubrió que controlar la presión arterial, el colesterol, el peso y el estilo de vida de las personas en este grupo de edad podría identificar antes los problemas y prevenir 650 muertes, 1.600 ataques cardiacos y 4.000 diagnósticos de diabetes al año... El NICE reconoce el debate sobre la efectividad de los reconocimientos médicos que se encuentra en curso en el momento de la publicación de este informe. El programa NHS Health Check forma parte de la infraestructura de prestación de servicios de salud en Inglaterra, por lo que es nuestro propósito apoyar su prestación efectiva.

¿Prevenir 4.000 diagnósticos de diabetes al año? Diabetes UK acababa de afirmar que los reconocimientos regulares podrían descubrir a unas 850.000 personas con diabetes de tipo 2 no diagnosticada. ¿Cómo se entiende eso? ¿Se supone que debemos encontrar a 850.000, o evitar encontrar a 4.000?

Dos días después del comunicado de prensa del NICE, uno de mis colegas del Reino Unido llamó a esto «estalinismo en el NHS» y se refirió a un nuevo artículo.[35] Los miembros del Parlamento no eran tan crédulos como el NICE, sino que señalaron los reconocimientos médicos del NHS como un motivo de preocupación en un parte muy crítico del Comité de Salud sobre Salud Pública, que incluía informes de que se estaba presionando a los profesionales sanitarios para que no criticaran el proyecto en público. Con respecto a la baja participación (solo asistió aproximadamente el 50% de los convocados), Public Health England dijo que su objetivo era aumentar la tasa de aceptación hasta un 70-75%. Me parece que eso se acerca al tratamiento forzado, que de otro modo solo conocemos por la psiquiatría, ahora en forma de reconocimientos médicos. ¿Qué pasó con el consentimiento informado y la libertad individual? Creo que el público en general es más sabio que Public Health England.

Si no buscas en Google «reconocimiento médico Cochrane», sino solo «reconocimiento médico o «examen físico anual», será más difícil que encuentres la revisión Cochrane pertinente. Basándome en nuestra experiencia con Public Health England, y en el hecho de que los exámenes físicos anuales en Estados Unidos son un ritual tan común como la visita al dentista, no me extrañaría encontrar sitios web muy engañosos con términos de búsqueda tan cortos. Sin embargo, me sorprendí gratamente cuando salió nuestra revisión, la gente le prestó atención y el interés de los medios fue colosal. Muchas páginas de Internet, incluso en Estados Unidos, empezaron a cuestionar los reconocimientos médicos. Sin embargo, eso no fue lo que hallamos al consultar sitios web daneses en 2009.[36] Entonces hallamos treinta y seis cuestionarios diferentes en cincuenta y seis sitios web para detectar problemas de salud. Se ofrecían veintiún cuestionarios en al menos el 10% de los sitios web, y diecisiete de ellos no estaban respaldados por datos científicos, o existían pruebas en contra de ellos. Ninguno de los sitios web mencionó ningún daño y solo presentaban una media de uno de los quince elementos de información recomendados por la Organización Mundial de la Salud y la Junta Nacional de Salud de Dinamarca para evaluar a las personas sanas.

El cribado de otras enfermedades

La mayoría de las pruebas recomendadas por nuestras autoridades y organizaciones de pacientes reportan más daños que beneficios. Solo me vienen a la mente tres programas que son razonables. La detección de fenilcetonuria en los recién nacidos puede prevenir el desarrollo de retrasos mentales graves y más problemas a través de una dieta especial. La detección del cáncer de cuello uterino localiza lesiones precursoras del cáncer y, por lo tanto, puede prevenir la aparición de cánceres. La detección del cáncer de colon mediante la búsqueda de sangre en las heces o mediante la búsqueda de pólipos y cánceres con sigmoidoscopia puede prevenir la muerte por cáncer de colon y no conduce a diagnósticos excesivos; de hecho, al encontrar pólipos, en realidad disminuye la incidencia de cáncer de colon.[37]

He perdido el respeto por varias organizaciones que, hasta hace poco, gozaban de gran reputación. Como señalé antes, el NICE ayuda a Public Health England a proporcionar reconocimientos médicos regulares, a pesar de que no funcionan y probablemente sean perjudiciales. El Servicio Nacional de Salud británico recomienda la detección de la demencia, aunque es muy probable que sea dañina.[38].

El Grupo de Trabajo de Servicios Preventivos de Estados Unidos conmocionó al mundo cuando recomendó la detección de la depresión en adultos en 2016, incluidas las embarazadas y puérperas.[39] Después de haber examinado doce ensayos con seis mil participantes, la revisión Cochrane sobre la detección de la depresión recomienda firmemente que no se practique.[40] Los criterios para diagnosticar la depresión son tan amplios e imprecisos que el cribado podría etiquetar erróneamente a muchas personas sanas. La prueba de detección recomendada por la Organización Mundial de la Salud es tan poco fiable que, por cada 100.000 personas sanas examinadas, 36.000 obtendrán un falso positivo de depresión.[28,41] La detección de depresión es un desastre que se suma a un desastre preexistente: alrededor del 10% de los estadounidenses ya toman antidepresivos.

En 2017, Google se asoció con la Alianza Nacional de Enfermedades Mentales (NAMI) de Estados Unidos, anteriormente llamada Alianza Nacional para los Enfermos Mentales.[42] La NAMI recibe montones de dinero de la industria farmacéutica (véase nami.org),[28] a pesar de que se describe a sí misma como «la organización de salud mental de base más grande del país dedicada a mejorar las vidas de los millones de estadounidenses afectados por enfermedades mentales». A los estadounidenses que buscan «depresión» en Google se les pedirá que respondan un cuestionario para evaluar si pueden estar sufriendo de ella.[42] La iniciativa de Google probablemente aumentará los suicidios y los homicidios. Casi todos los perpetradores de tiroteos en escuelas; el piloto de German Wings que estrelló su avión deliberadamente y asesinó a ciento cincuenta personas; el conductor del autobús belga que asesinó a veintidós niños y cuatro maestros al chocar contra una pared de montaña en los Alpes, y muchos otros asesinos en masa de los últimos tiempos habían estado tomando antidepresivos.

8

El dolor emocional

Comenzaré con mis conclusiones y, más tarde, explicaré por qué. La psiquiatría es un desastre debido al uso excesivo de medicamentos y de tratamientos forzados.[1] Es la única especialidad médica que sé que hace más mal que bien. Una prueba de ello es que el fuerte aumento de las pensiones de invalidez debido a trastornos psiquiátricos ha coincidido con el aumento del uso de psicofármacos en todos los países donde se ha analizado.[2]

La negación organizada de la profesión a reconocer cuán deficientes y peligrosos son los psicofármacos ha logrado convencer a la gente de que son buenos.[1] Sin embargo, parece que el derrumbe del castillo de naipes es cuestión de tiempo, ya que la oposición al *statu quo* va en aumento incluso entre los propios psiquiatras.

Conozco a muchos psiquiatras excelentes, y uno de los mejores es Peter Breggin, quien ha sido profesor en varias universidades y ha atendido una consulta privada en Ithaca (Nueva York) durante cincuenta años. Aunque no se encuentra en un entorno académico, ha escrito numerosos artículos científicos y unos veinte libros que son muy instructivos y están bien referenciados. Breggin no usa psicofármacos, excepto en casos raros, cuando los síntomas de abstinencia instilados por algunos de sus colegas se vuelven insoportables para los pacientes. Entonces podía recetar un medicamento durante un corto periodo para retrasar el síndrome. Breggin dijo una vez en público que, si uno tiene un problema psiquiátrico, no debe consultar a un psiquiatra, porque es demasiado peligroso. Antes de comenzar a leer algunos de sus libros, ya había llegado a la conclusión de que el uso de psicofármacos causa más perjuicios que beneficios. No obstante, me ha inspirado mucho. Mis conclusiones al respecto son:

> No debes tomar psicofármacos. La única excepción que se me ocurre sería durante un episodio agudo de enajenación grave, pero, incluso así, los medicamentos deben reducirse rápidamente. Si ya estás tomando uno o más de ellos, deberías plantearte muy en serio el dejarlos.

> ¡Advertencia! Los psicofármacos son adictivos. No deben abandonarse de forma brusca porque las reacciones de abstinencia pueden consistir en graves síntomas emocionales y físicos que pueden ser peligrosos.

Muchos pacientes quieren dejar la medicación; además, mejorarían si lo hicieran. Por desgracia, la mayoría de los médicos no saben cómo hacerlo de la manera mejor y más segura, y las pautas oficiales se muestran reticentes o recomiendan reducir los tratamientos demasiado rápido. Esta es una omisión notable teniendo en cuenta que, en los países occidentales, aproximadamente el 5% de la población total se ha vuelto dependiente de los psicofármacos.[1] Por lo tanto, resulta apropiado que el periodista científico Robert Whitaker haya llamado a uno de sus libros *Anatomía de una epidemia*.[2] Es posible que la epidemia de los psicofármacos sea la más dañina que existe en la actualidad, peor incluso que la epidemia de la obesidad, ya que al menos la grasa no nos altera el cerebro.

En el Centro Nórdico Cochrane de Copenhague decidimos hacer algo al respecto. Uno de mis estudiantes de doctorado investiga métodos para ayudar a dejar los psicofármacos de manera segura. Muchos miembros de nuestra red internacional colaboran prestando apoyo psicológico durante la abstinencia, algo que suele ser fundamental para conseguirlo. De este modo, la gran mayoría de los pacientes ha conseguido dejarlos, a menudo después de intentarlo sin éxito varias veces.

En 2017 realizamos el primer curso sobre abstinencia de psicofármacos en Dinamarca, al que asistieron pacientes, familiares, psiquiatras, psicólogos, médicos de familia y otros profesionales sanitarios y sociales. Nosotros también aprendimos mucho. Además, mi sitio web deadlymedicines.dk ofrece de forma gratuita nuestras guías prácticas, videos de YouTube (con subtítulos en inglés) y una lista de terapeutas en varios países dispuestos a ayudar a los pacientes a dejar los psicofármacos.

En 2017, también cofundé el Instituto Internacional para la Reducción del Consumo de Psicofármacos en Gotemburgo (Suecia), http://iipdw.com/, que ofrece cursos sobre abstinencia para profesionales sanitarios. El interés está creciendo rápidamente, y prevemos la fundación de nuevos institutos en otros países.

El síndrome de abstinencia puede durar meses o incluso años, y algunos pacientes continúan teniendo síntomas mucho después de dejar el medicamento. También pueden reaparecer repentinamente después de un periodo asintomático, por ejemplo, si el paciente está estresado. En los peores casos, los pacientes no pueden dejarlo porque han desarrollado daño cerebral permanente, lo que significa que están obligados a un tratamiento de por vida, a pesar de que seguirá perjudicándolos.

Podía haber llamado a este capítulo «Salud mental», «Trastornos mentales» o «Psiquiatría», pero el dolor emocional es el mejor término que se me ocurre. Es un factor fundamental para sufrir problemas de salud mental y forma parte de la definición de la mayoría de los trastornos psiquiátricos. Siempre hay excepciones, claro. Es posible que una persona que padece manía no sienta dolor emocional, pero probablemente lo sentirá cuando acabe el episodio maniaco y se dé cuenta de lo que ha hecho y se avergüence.

Si alguien tiene dolor físico, por ejemplo, debido a una fractura en la pierna, podemos evaluar si la aspirina ejerce un efecto sobre el dolor en comparación con el placebo. Eso es así, pero no por ello creemos que sea la solución al problema. Lo que hace falta ahí no es aspirina, sino intervención quirúrgica y escayola. Otro ejemplo: no tratamos los dolores de cabeza durante años sin tratar de descubrir su causa, como podría serlo un tumor cerebral. Sin embargo, sí tratamos los problemas de salud mental con medicación durante años, generalmente sin molestarnos en averiguar qué traumas podrían haberlos causado.

Los efectos de los psicofármacos se evalúan midiendo la reducción de los síntomas sobre escalas de valoración en ensayos a corto plazo. Eso es como evaluar si la aspirina puede curar una pierna rota midiendo su efecto a corto plazo sobre el dolor. El dolor emocional puede disminuir un poco, pero el paciente no está cerca de curarse. En realidad, es mucho peor que eso. Como explicaré a continuación, es poco probable que los pacientes que han recibido psicofármacos hayan recibido ayuda, sino que es muy probable que hayan sido perjudicados.

El tipo más prescrito de psicofármaco, los antidepresivos, ilustra perfectamente el problema. Los efectos se miden en una escala de depresión compuesta de varios síntomas calificados de acuerdo con su gravedad y los puntos se van sumando hasta obtener una puntuación total. Al cabo de unas semanas, esa puntuación disminuye ligeramente más con el medicamento que con el placebo,[1,3] por lo que los psiquiatras concluyen que el medicamento da resultado.

En el mejor de los casos, los psicofármacos pueden proporcionar cierto alivio en situaciones agudas. He investigado sobre ellos durante diez años y ahora tengo a cinco estudiantes de doctorado estudiando sus efectos. Sin embargo, no he podido encontrar pruebas tangibles de que ningún psicofármaco pueda curar un trastorno psiquiátrico. Estos medicamentos tienen efectos puramente sintomáticos y, por lo tanto, es muy engañoso llamarlos antidepresivos o antipsicóticos, lo que sugiere que son tan curativos como los antibióticos para las infecciones, o como comparar los efectos de esos medicamentos con los efectos de la insulina en la diabetes, cosa que por desgracia suelen hacer los psiquiatras.[1]

Los psicofármacos, a largo plazo, son muy perjudiciales.[1-6] Todos ellos afectan a las funciones cerebrales superiores, que son las que nos convierten en seres humanos: nuestra capacidad de pensar, sentir, actuar, recordar, amar, tener empatía y cuidarnos a nosotros mismos y a los demás. Es probable que causen daños cerebrales permanentes e incluso adicciones que producen síndromes de abstinencia cuando los pacientes intentan dejarlos. Casi todos aumentan la mortalidad[1] y pueden paralizar física y mentalmente. También tienen la capacidad de generar los mismos trastornos que deberían aliviar, aparte de otros nuevos. Son muy pocas las sustancias que pueden ocasionar daños tan graves, a excepción de los opioides y las drogas ilegales. La principal diferencia entre las drogas ilegales y los psicofármacos es que estos últimos requieren receta médica. Sin embargo, después de comprar estos medicamentos en farmacias, hay quien luego los vende en la calle.

Sin duda, es un triste testimonio del poder del dinero y la corrupción, y de los intereses gremiales de los psiquiatras,[7] el que haya sido posible drogar a poblaciones enteras, hasta el punto de que alrededor del 10% de los estadounidenses toman antidepresivos todos los días. Quienes recetan la mayoría son los médicos de familia, pero, en última instancia, la responsabilidad recae en los psiquiatras que han permitido que el tratamiento de los problemas de salud mental se extravíe tanto. Podrían haber evitado que sucediera, porque los políticos los escuchan, pero no lo hicieron, y los psiquiatras rara vez expresan preocupación por los daños que causan. De hecho, los principales psiquiatras defienden enérgicamente el *statu quo* y amenazan a los colegas que piensan de manera diferente, ya que podría ser perjudicial para sus carreras. Lo sé de boca de muchos psiquiatras arrepentidos que se dieron cuenta de que el emperador de los psicofármacos se pasea desnudo.[8] Hay quien ha comparado la psiquiatría con una secta religiosa en la que se excomulga a sus miembros por atreverse a pensar por sí mismos.

Cuando los pacientes empeoran por los medicamentos que toman, algunos de los cuales les son impuestos, los psiquiatras casi nunca se percatan de que fueron los medicamentos los que causaron los daños. Creen que el trastorno está empeorando o que se presenta uno nuevo. Así pues, aumentan la dosis (en vano, ya que aumentar las dosis aumenta los daños, no los beneficios) o añaden aún más psicofármacos. Los médicos también aumentan las dosis de forma rutinaria después de algunas semanas si los pacientes no se quejan demasiado de los daños. No obstante, casi nunca aumentan los beneficios, sino los daños, y el riesgo de morir.

Esa es la razón principal por la que tantos pacientes quedan incapacitados para siempre, con muchos diagnósticos y medicamentos. Al final, nadie logra recordar cómo comenzó todo y cómo era la vida antes de que el paciente enfermara. Los pacientes se están convirtiendo en productos artificiales creados por la química, con cerebros y personalidades que ya no son los mismos. Y el consumo de sustancias se ha convertido en parte de su identidad, como lo es para los drogadictos.

Es lo que llamo el «atrapamoscas» de la psiquiatría. Cuanto más ruido hacen los pacientes al batir sus «alas», más atrapados quedan entre diagnósticos y medicamentos. Muchos pacientes aprenden a abstenerse de decirle ciertas cosas a su psiquiatra para evitar tomar más fármacos de los que ya toman.

Los ensayos clínicos sobre psicofármacos tienen fallos graves

Los informes de los ensayos farmacológicos suelen ser defectuosos, exageran los beneficios y subestiman los daños, si es que no los excluyen por completo. Eso lo sabe casi todo el mundo. Sin embargo, poca gente sabe que los ensayos sobre psicofármacos son los peores.

Esto quiere decir que si lo que te interesa son los psicofármacos, lo que he explicado en capítulos anteriores no te sirve de nada. Hay cientos de revisiones Cochrane sobre el tema, pero suelen ser engañosas porque los ensayos incluidos no son fiables. Aunque los autores de Cochrane se esfuercen por hacerlo lo mejor posible, no pueden compensar todos los defectos de la bibliografía publicada.[1] Hemos hecho revisiones basadas en 64.381 páginas de informes de estudios clínicos que obtuvimos de los reguladores de medicamentos, y aun así fuimos capaces de demostrar daños omitidos (véase más abajo). *Es* muy deprimente. Los ensayos sobre psicofármacos son una pérdida de tiempo y abusan de la disposición altruista de los pacientes para contribuir a la investigación clínica.

Como he escrito un libro sobre la cuestión,[1] solo repetiré, sobre todo, algunos de los puntos más importantes.

Síndrome de abstinencia en el grupo tratado con placebo

En la gran mayoría de los ensayos de psicofármacos, los pacientes ya estaban tomando un medicamento similar al que se comparaba con el placebo. Después de un breve periodo de abstinencia, generalmente una semana, los pacientes fueron asignados al azar al nuevo medicamento o placebo. El mono que atraviesan algunos pacientes en el grupo tratado con placebo en este tipo de ensayo los perjudica y, por lo tanto, no es de extrañar que los nuevos medicamentos superen al placebo en pacientes que han sido perjudicados. Introducir periodos de retirada más largos no ayuda mucho. Si sufrieron daño cerebral permanente antes de participar en los ensayos, estos periodos no pueden compensar los daños, e incluso si lo hicieran, podrían sufrir síndrome de abstinencia durante meses o años.[4,6]

Se han llevado a cabo miles de ensayos de neurolépticos, pero cuando hace poco buscamos ensayos controlados con placebo sobre psicosis que solo incluían a pacientes que no habían recibido dicho medicamento antes, únicamente encontramos un ensayo.[9] Era de China, y como parecía ser fraudulento, no pudimos usarlo. Por lo tanto, todos los ensayos aleatorizados controlados con placebo de medicamentos neurolépticos en pacientes con trastornos del espectro esquizofrénico están sesgados, lo que significa que el uso de medicamentos neurolépticos no puede justificarse según las pruebas que tenemos hasta la fecha.

Para saber cuánto tiempo deben seguir tomando su medicación los pacientes, se han llevado a cabo los llamados estudios de mantenimiento (o abstinencia). Estos estudios también son muy engañosos debido a los efectos del mono en el grupo con placebo. Un gran metaanálisis de sesenta y cinco ensayos controlados con placebo (6.493 pacientes) halló que solo tres pacientes debían ser tratados con neurolépticos para evitar una recaída después de un año.[10] Aunque parezca impresionante, el resultado no es fiable. El efecto aparente del tratamiento continuado con neurolépticos disminuyó con el tiempo y se acercó a cero después de tres años. Por lo tanto, lo que se observó al cabo de un año fue principalmente un daño iatrogénico, aunque se describió como un beneficio. Cuando el seguimiento dura más de tres años, los resultados pueden ser opuestos a los resultados a corto plazo, por lo que suspender los neurolépticos sería lo mejor. Exacto. En un ensayo aleatorizado con un seguimiento de siete años, a los pacientes que disminuyeron o interrumpieron sus dosis les fue mucho mejor que a aquellos que continuaron tomando medicamentos neurolépticos: 21 de 52 frente a 9 de 51 se habían recuperado de su primer episodio de esquizofrenia.[11]

Los principales psiquiatras no lo entienden, o eso fingen. Casi todos ellos han interpretado que los estudios de mantenimiento de neurolépticos y antidepresivos implican que estos medicamentos son muy efectivos para prevenir nuevas psicosis y depresiones,[1] y por lo tanto, que los pacientes deben continuar tomando los medicamentos durante años o incluso de por vida.

Ausencia de enmascaramiento

Debido a los notables efectos secundarios de los medicamentos, los supuestos ensayos con enmascaramiento doble no lo son en realidad. Un buen número de pacientes, y sus médicos, saben quién está tomando el medicamento y quién está tomando el placebo.[1] No es necesario desenmascarar mucho un ensayo antes de que las pequeñas diferencias registradas se puedan explicar a través del sesgo en la evaluación de resultados en un análisis subjetivo mediante escalas de valoración.[1]

De esta manera, existe el riesgo de que los investigadores informen de algo diferente de lo que realmente ocurre cuando medican a los pacientes en ensayos que supuestamente emplean un enmascaramiento doble. Ese fue el caso en un famoso ensayo financiado por el Instituto Nacional de Salud Mental de Estados Unidos en 1964, que todavía se cita como prueba de que los neurolépticos son efectivos. Fue un estudio de seis semanas con 344 pacientes recién ingresados por esquizofrenia, asignados al azar al tratamiento con fenotiazinas como la clorpromazina o con placebo.[12] Los investigadores informaron de que los medicamentos redujeron la apatía, mejoraron la capacidad motora y volvieron a los pacientes menos indiferentes, exactamente lo contrario de lo que provocan estos fármacos a los pacientes, según reconocieron los mismos psiquiatras una década antes.[2] Los investigadores consideraron que estos ya no debían llamarse «tranquilizantes», que es lo que realmente son, porque sedan a las personas, sino antipsicóticos. Su estudio contribuyó a dar forma a la creencia errónea de que la esquizofrenia se puede curar con medicamentos y que los neurolépticos deben tomarse indefinidamente.[13]

Sin embargo, la verdad es que estas drogas no ejercen un efecto clínicamente significativo sobre la psicosis. Incluso con la ayuda de tan formidables prejuicios como el síndrome de abstinencia, la ausencia de enmascaramiento y la financiación de las farmacéuticas que conducen a una grave manipulación de los datos,[1] los resultados de los ensayos sobre la esquizofrenia han sido decepcionantes.[1] El efecto de menor importancia clínica corresponde con unos quince puntos en la escala de síntomas positivos y negativos (PANSS),[14] comúnmente utilizada en estos estudios. Sin embargo, lo que se obtuvo en los últimos ensayos controlados con placebo presentados a la FDA está muy por debajo de esta mejora mínima, solo seis puntos en la escala PANSS,[15,16] a pesar de que los resultados mejoran significativamente cuando los tranquilizantes dejan a algún paciente fuera de combate, lo que produce una expresión menos frecuente de ideas anormales.[15]

Ocurre lo mismo en el caso de la depresión. Los medicamentos no ayudan. El efecto más pequeño que se puede percibir en la escala de depresión de Hamilton está entre 5 y 6,[17] pero solo suele obtenerse un 3 en los ensayos, que como sabemos son defectuosos.[1] Varios metaanálisis han revelado que el efecto de los antidepresivos es más notable si los pacientes están muy deprimidos,[3,18,19] y que tienden a recomendarse para la depresión mayor, y algunas veces incluso la moderada. Sin embargo, los efectos notificados son pequeños en todos los casos. Por ejemplo, en el metaanálisis más reciente, el resultado fue de 2,7 en los pacientes con una puntuación de Hamilton inicial por encima de 23, lo que se considera depresión muy grave,[19] y de 1,3 en los casos más leves.[3] Además, es probable que el hecho de que el efecto parezca ser un poco más elevado en la depresión mayor no sea más que un artefacto matemático.[20] Los ensayos controlados con placebo no se han enmascarado adecuadamente, y el sesgo causado por ello puede ser grande. En una revisión que incluyó los mismos ensayos y todas las enfermedades, los resultados fueron un 68% más positivos entre los investigadores que conocían el tratamiento que entre los que no lo conocían,[21] pero tampoco es necesario que un ensayo sea muy amplio para explicar los resultados de los metaanálisis sobre antidepresivos.

Dado que las puntuaciones iniciales de la depresión mayor son más altas que las de la depresión leve, cualquier sesgo influirá más en el resultado de los pacientes con depresión mayor que en aquellos con depresión leve. Por ejemplo, si suponemos que el sesgo desencadenante es del 10% al estimar el efecto en el grupo con medicamentos y, por simplificar el ejemplo, que no hay sesgo en el grupo con placebo ni mejoría entre la primera y la última visita, la puntuación inicial de Hamilton de 25 seguiría siendo la misma después del tratamiento. Sin embargo, debido al sesgo, habría una diferencia de 2,5 puntos entre el fármaco y el placebo. Si el valor inicial es 15, la diferencia sería solo 1,5.

En el fondo es muy sencillo y, por lo tanto, sorprendente que, por lo que sé, yo fuera el primero en describir este artefacto matemático.[20] No obstante, insisto en que desconocemos muchas cosas acerca de los psiquiatras. Lo que a otros les parece evidente, ellos suelen negarlo o pasarlo por alto.[1-8,15,22]

Los pequeños efectos de los antidepresivos analizados en ensayos defectuosos desaparecen si el placebo contiene atropina, la cual produce unos efectos secundarios similares a los fármacos, como la sequedad de boca.[23] Parece que casi cualquier cosa con efectos secundarios «funciona» para la depresión,[24] lo que sugiere que es el sesgo lo que se mide en los ensayos con escala de valoración. También parece «funcionar» todo lo que adormece a las personas o las pone eufóricas, incluidos los neurolépticos, los fármacos antiepilépticos y los estimulantes. Por ejemplo, tres de los diecisiete elementos de la escala de Hamilton son sobre el insomnio, un problema que puede sumar seis puntos a la escala por sí solo.[25] Si una persona pasa de tener ansiedad máxima a no tener ansiedad, se pueden ganar ocho puntos. Por lo tanto, el alcohol y la morfina seguramente «funcionarían» para la depresión, pero no recomendamos el consumo de alcohol y morfina para las personas con depresión, ni los llamamos antidepresivos.

Resultados irrelevantes

Una puntuación en una escala de valoración dice muy poco, o nada, sobre lo bien que evoluciona un paciente. Se han llevado a cabo más de mil ensayos controlados con placebo sobre antidepresivos, pero no he visto ni uno que midiera si los pacientes se curaron debido al medicamento, es decir, si volvieron a tener una vida productiva normal y relaciones normales con otras personas. Si existieran tales ensayos, habríamos sabido de ellos. A menos, claro, que demostraran que los psicofármacos no funcionan, o que empeoraron la situación, cosa que parecen hacer, y por lo tanto fueron enterrados en los archivos de la farmacéutica para que nadie los viera.[1]

De acuerdo con el manual de enfermedades de la Asociación Estadounidense de Psiquiatría, el DSM-V, la depresión mayor está presente cuando el paciente exhibe cinco o más de nueve síntomas posibles que «causan un gran malestar o discapacidad en el funcionamiento social, laboral o de otras áreas». Tal como se define el trastorno, no tiene sentido que ningún ensayo farmacológico haya utilizado estos resultados declarados. Sucede lo mismo con los ensayos de otros medicamentos psicoactivos.

Recientemente, encontré un ensayo que tenía tales resultados, pero no estaba diseñado como otros ensayos controlados con placebo.[26] Eli Lilly lo patrocinó. En él, los pacientes tratados con fluoxetina, sertralina o paroxetina durante al menos cuatro meses se sometieron a periodos de cinco días durante los que el tratamiento fue interrumpido y reemplazado por placebo. Como era de esperar, a los pacientes con fluoxetina (un producto de Lilly) les fue bien, porque este medicamento tiene un metabolito activo con una semivida de una a dos semanas. De esta manera, se producirán pocos cambios durante una interrupción de cinco días.

Como también era de esperar, los pacientes que recibieron paroxetina se vieron perjudicados porque este medicamento tiene una semivida de veintiuna horas. Incluso después de omitir una única dosis de paroxetina, se hizo evidente un aumento importante de los eventos adversos y, como se preveía, la gravedad de los síntomas empeoró durante los cinco días posteriores.

Como se sabía de antemano que esto sucedería debido a innumerables observaciones clínicas, incluido un estudio similar patrocinado por Lilly,[27] considero que el ensayo de Lilly es extremadamente poco ético. Los síntomas de abstinencia después de la retirada de la paroxetina fueron graves.[26,27] Los pacientes experimentaron «un empeoramiento grave de las náuseas, sueños inusuales, cansancio o fatiga, irritabilidad, estado de ánimo inestable o que cambia rápidamente, dificultad para concentrarse, dolores musculares, sensación de tensión, escalofríos, dificultad para dormir, agitación y diarrea durante la sustitución por el placebo».[26] En el ensayo anterior de Lilly,[27] aproximadamente un tercio de los pacientes que recibieron paroxetina o sertralina experimentaron un peor estado de ánimo, irritabilidad, agitación y un aumento de al menos ocho puntos en la escala de Hamilton, que es la diferencia entre estar levemente deprimido y muy deprimido.[19]

«Los pacientes tratados con paroxetina informaron de un deterioro importante en su actividad laboral, sus relaciones, sus actividades sociales y su funcionamiento general».[26] Es revelador que la única vez que he visto tales resultados en los ensayos de depresión ha sido cuando le venía bien a la empresa farmacéutica. Los investigadores preguntaron a los pacientes si, durante los cuatro días anteriores:

- ¿Tuvieron dificultades para trabajar o tuvieron que faltar al trabajo?
- ¿Notaron algún problema en las relaciones con familiares y amigos?
- ¿Se sintieron incómodos en entornos sociales o restringieron las actividades sociales habituales?
- Además, se les pidió que describieran su estado general.

Considero que este ensayo es muy poco ético, porque hace décadas que se conocen los síntomas de la abstinencia de la paroxetina —predisposición al suicidio, la violencia y el homicidio—, y que son los que se esperaban durante el ensayo de Lilly. De hecho, se han producido muchos suicidios y homicidios por ese motivo.[1,5,22] En 2001, un jurado dictaminó que una empresa farmacéutica era responsable de varias muertes: Donald Schell, de sesenta años, había estado tomando paroxetina durante solo cuarenta y ocho horas cuando disparó y mató a su esposa, a su hija y a su nieta, antes de suicidarse.[1] En otro juicio, salió a la luz un estudio inédito de la misma empresa que mostraba ochenta incidentes de agresión grave, de los cuales veinticinco resultaron en homicidio, a causa de la paroxetina.[1]

He descrito muchos otros casos de suicidio y homicidio muy probablemente originados por este y otros antidepresivos, como la fluoxetina y la sertralina, además de los trucos sucios y la deshonestidad científica de las empresas farmacéuticas y los principales psiquiatras que intentan convencernos de lo contrario: que estos medicamentos nos protegen contra el suicidio y otras formas de violencia.[1]

Incluso la FDA, que ha hecho casi todo lo posible para proteger a las farmacéuticas que comercializan antidepresivos,[1] se vio obligada a ceder en 2007, cuando admitió, al menos indirectamente, que estos pueden conducir al suicidio a cualquier edad:[28]

> Todos los pacientes tratados con antidepresivos por cualquier indicación deben ser controlados y observados de cerca frente a la aparición de empeoramiento clínico, tendencias suicidas y cambios inusuales en el comportamiento, especialmente durante los primeros meses de un ciclo de tratamiento farmacológico, y en los momentos de cambio de dosis, por aumento o disminución. Se han notificado los siguientes síntomas en pacientes adultos y pediátricos tratados con antidepresivos: ansiedad, agitación, ataques de pánico, insomnio, irritabilidad, hostilidad, agresividad, impulsividad, acatisia (inquietud psicomotora), hipomanía y manía... Se debe recomendar a los familiares y cuidadores de los pacientes que presten atención a la aparición de tales síntomas en el día a día, ya que los cambios pueden ser abruptos.

Parece ser que la FDA reconoció al fin que las píldoras para la depresión pueden provocar locura en todas las edades y que los medicamentos son muy peligrosos; de lo contrario, no sería necesario una observación diaria. Sin embargo, esta es una solución falsa. No se puede controlar a las personas en todo momento, y muchas han cometido suicidio inducido por inhibidores selectivos de la recaptación de serotonina (ISRS) a las pocas horas de estar aparentemente bien.

¿Cuál es el veredicto final sobre los psicofármacos?

Los psicofármacos son bastante mortales. Según los estudios más fiables que pude encontrar, calculé que son la tercera causa de muerte después de las enfermedades cardiacas y el cáncer.[1] Puede que la situación no sea tan grave, pero hice lo que pude. Me parece que los medicamentos psiquiátricos se administran en beneficio de los médicos, en lugar de en provecho de los pacientes, quienes se vuelven menos molestos cuando están sedados. Por otra parte, los médicos de familia tienen la sensación de hacer algo útil al recetar pastillas, lo que no les lleva mucho tiempo y les beneficia económicamente, en contraste con la psicoterapia. Por desgracia, los antidepresivos suelen convertirse en el centro de las conversaciones, dejando de lado los problemas del paciente.

Así llegué a la conclusión de que, dado que el efecto de los psicofármacos es tan deficiente y los daños tan abrumadores, estos no deberían usarse en absoluto, o solo en situaciones agudas durante unos días, y siempre con la aceptación y comprensión de los pacientes.

Neurolépticos

La creencia aceptada en la psiquiatría estadounidense y de muchos otros países es que los neurolépticos reducen el riesgo de mortalidad por esquizofrenia.[1] Piensa en la gimnasia mental que han de llevar a cabo los psiquiatras para decidir que estos medicamentos, que causan obesidad, disfunción metabólica, diabetes, discinesia tardía, arritmias cardiacas letales y otros males, protegen contra la muerte. Sin embargo, estos mismos médicos son plenamente conscientes de que la esperanza de vida de las personas con esquizofrenia es unos veinte años menor que la de los demás.

En mi opinión, nadie debería tomar neurolépticos, unas drogas muy nocivas que habría que retirar del mercado. De hecho, cuando los han tomado personas sanas solo para experimentar, me han dicho o han publicado que estuvieron incapacitadas durante varios días.[29] La dificultad para leer o concentrarse y la incapacidad para trabajar son daños habituales, pero lo cierto es que afectan a todo el cuerpo. No podemos dudar del poder de estos venenos. Si los pacientes con trastornos agudos necesitan algo para calmarse, las benzodiacepinas son mucho menos peligrosas e incluso parecen funcionar mejor.[30]

Los pacientes son obligados a consumir neurolépticos «por su propio bien». Si no fuera así, pocos los tomarían. Doy muchas conferencias, y cada vez que pregunto qué medicamento preferirían tomar la próxima vez que tengan una psicosis, siempre responden que benzodiacepinas, nunca neurolépticos. Y, sin embargo, he oído a psiquiatras y enfermeras jefe decir que los pacientes deliran por pensar que los neurolépticos son peligrosos después de navegar por Internet. Entiendo muy bien por qué algunos afirman que preferirían estar encerrados en una prisión que internados en un psiquiátrico. El desequilibrio de poder es extremo en ambos lugares, y lo que digas o hagas se puede usar en tu contra, pero en psiquiatría te pueden castigar con drogas asesinas. Eso es inaceptable.

Las leyes sobre el tratamiento psiquiátrico forzado son una locura. En muchos países, una persona considerada demente puede ser ingresada contra su voluntad en caso de que la posibilidad de curación o mejora sustancial se redujera de no hacerlo. Sin embargo, yo todavía no he encontrado ningún fármaco que pueda lograr eso que dicen. El tratamiento con psicofármacos debe ser voluntario, como sucede con todos los demás medicamentos.[1]

La otra razón legal para obligar a las personas a medicarse es si presentan un peligro evidente y sustancial para sí mismos o los demás. Esta justificación también hace agua. Los psicofármacos provocan ataques de violencia[1] y no protegen contra ella, a menos que los pacientes sean drogados hasta el punto de convertirlos en zombis.

Litio

El litio es un metal muy tóxico utilizado para el trastorno bipolar y otros trastornos. Los psiquiatras, por su parte, están orgullosos de esta droga y dicen que previene el suicidio. Sin embargo, los autores de una revisión de la BMJ que llegaron a esa conclusión se mostraron cautelosos en sus declaraciones.[31] Solo hubo seis suicidios en su metaanálisis, todos con placebo, y señalaron que la existencia de solo uno o dos ensayos de tamaño moderado con resultados neutrales o negativos podría cambiar sus conclusiones de manera considerable. El informe selectivo también podría ser un problema dentro de los ensayos conocidos. Aproximadamente, solo se publican la mitad de los suicidios y otras muertes que ocurren en los ensayos sobre psicofármacos.[32] Otro problema es el síndrome de abstinencia en el grupo tratado con placebo. Así pues, un psiquiatra sueco y yo mismo hicimos nuestro propio metaanálisis, excluyendo los ensayos de síndrome de abstinencia. El resultado fue que no hallamos pruebas fiables de que el litio disminuya la mortalidad total ni los suicidios.[33]

Antidepresivos

La investigación basada en informes de estudios clínicos y otros datos de agencias reguladoras de medicamentos ha demostrado que las pastillas para la depresión son mucho más peligrosas de lo que se cree.[1,34] Por ejemplo, descubrimos que duplican la aparición de incidentes que pueden conducir al suicidio y la violencia en voluntarios adultos sanos;[35] aumentan la agresividad en niños y adolescentes en un factor de 2-336 (un hallazgo importante teniendo en cuenta el elevado número de tiroteos en los colegios en los que los asesinos tomaban antidepresivos); y aumentan el riesgo de suicidio y violencia entre cuatro y cinco veces en mujeres de mediana edad con incontinencia urinaria de esfuerzo.[37] Además, el doble de las mujeres sufrieron un brote psicótico seguro o posible.[37]

Analizar los precursores del suicidio y la violencia es similar a analizar los factores predictivos de cardiopatía. Decimos que el tabaco y el sedentarismo aumentan el riesgo de ataques cardiacos, y recomendamos a la gente que cambie su estilo de vida. Sin embargo, los popes de la psiquiatría siempre vienen con argumentos insostenibles. Por ejemplo, muchos dicen que los antidepresivos son seguros para los niños porque no hubo más suicidios en los ensayos, solo más ideas de suicidio, como si no hubiera relación entre ambas cosas. Todos sabemos que el suicidio comienza con un pensamiento suicida seguido de preparativos y uno o más intentos.

Dado que estos medicamentos tienen efectos puramente sintomáticos, un resultado muy relevante es lo que opinan los pacientes de los beneficios obtenidos frente a los daños experimentados. Es lo que hacen al decidir si continuarán las pruebas hasta el final o dejarán el estudio. En este sentido, los informes de los ensayos clínicos volvieron a ser útiles, ya que muchos más pacientes abandonaron antes el fármaco que el placebo.[38] Eso significa que si tenemos que elegir entre un antidepresivo y un placebo, ¡debemos elegir el placebo! La gente prefirió el placebo, aunque algunos sufrieron daños debido a los efectos del síndrome de abstinencia, lo que indica que los antidepresivos no sirven de nada y deben retirarse del mercado.

También quisimos estudiar la calidad de vida en los ensayos, pero nos sorprendió descubrir que incluso los informes de los estudios clínicos eran muy poco fiables.[39] El grado de notificación selectiva era increíble, pero las autoridades sanitarias no habían hecho nada para solicitar los datos faltantes, a pesar de que esos fueron los informes que se presentaron para obtener la aprobación de los fármacos. Nunca he dudado de que los medicamentos ejercen una influencia negativa en la calidad de vida —por ejemplo, la mitad de los pacientes tienen problemas sexuales después de comenzar el tratamiento—,[1] pero no esperaba encontrar semejante encubrimiento en documentos legales de esta magnitud.

Medicamentos para el supuesto TDAH

Los medicamentos para lo que los psiquiatras llaman TDAH —que considero una construcción social perniciosa y no una enfermedad—[1] no deben usarse en absoluto. Puede que hagan que los niños se estén quietos en clase, pero ese efecto desaparece bastante rápido y, como cualquier otro psicofármaco, sus efectos a largo plazo son perjudiciales.[1] Eso quedó muy claro en el gran ensayo MTA estadounidense, en el que se informó de los resultados a los tres, seis, ocho y dieciséis años del tratamiento.[40-44] Después de dieciséis años, quienes tomaron el medicamento de manera constante eran cinco centímetros más bajos que los que tomaron muy poco,[44] entre muchos otros daños. He oído a psiquiatras argumentar que el metilfenidato protege contra la delincuencia y el abuso de sustancias, pero no es cierto, y si acaso, podría ser lo contrario.[42]

Los efectos estimulantes incluyen tics, contracciones y otros comportamientos concordantes con síntomas obsesivos compulsivos, todos los cuales pueden volverse bastante comunes.[15,45] Los estimulantes reducen la actividad mental y conductual espontánea en general, incluido el interés social, lo que causa apatía o indiferencia, y muchos niños —más de la mitad según algunos estudios— presentan depresión y comportamientos compulsivos y sin sentido.[6,46] Los estudios en animales han confirmado estos datos[46] y se han documentado otros daños; por ejemplo, descubrimos que los fármacos perjudican la reproducción incluso después de ser retirados.[47] En el colegio, este comportamiento compulsivo a menudo se malinterpreta como una mejora, aunque es posible que el niño se limite a copiar obsesivamente todo lo que se escribe en la pizarra sin aprender nada. Algunos padecen manía u otras psicosis,[6,48] y los daños de los medicamentos suelen confundirse con un empeoramiento de la «enfermedad», lo que lleva a diagnósticos adicionales, como depresión, TOC o trastorno bipolar, y a administrar más medicamentos, cosa que conduce a la cronicidad.[46]

> Hacer diagnósticos adicionales cuando una persona está bajo la influencia de una sustancia psicoactiva constituye una mala praxis médica, ya que los síntomas están producidos por los fármacos.[46]

Los ensayos de medicamentos para el TDAH están más que sesgados incluso para los estándares psiquiátricos. Una revisión Cochrane de metilfenidato para adultos fue tan mala que las críticas que nosotros y otros planteamos en contra de ella lograron que fuera retirada de la Biblioteca Cochrane.[49]

En lugar de alterar el cerebro de nuestros hijos, deberíamos cambiar su entorno (y el cerebro de los psiquiatras para que dejen de drogar a los niños a la mínima). Un psiquiatra infantil irlandés que conocí fue suspendido porque no recetaba psicofármacos a sus pacientes. La verdad es que no es fácil hacer las cosas bien en psiquiatría. Veo a personas como él, luchadores por la libertad, que se alzan contra la tiranía de la psiquiatría, y pienso que merecen medallas, no suspensión ni despidos.

Antiepilépticos

En lo referente al resto de los psicofármacos, la situación no es mucho mejor. Los medicamentos para la epilepsia son de uso común, y, al igual que muchos otros medicamentos utilizados en psiquiatría, su efecto principal es suprimir la capacidad de respuesta emocional al adormecer y sedar a las personas.[6] Si lees los prospectos, como el de la gabapentina, verás que duplican el riesgo de suicidio.

No es sorprendente que los médicos piensen que los antiepilépticos sirven para tratar la manía, porque todo lo que noquea a la gente «sirve» para la manía. Los medicamentos para la epilepsia tienen muchos efectos nocivos, por ejemplo, uno de cada catorce pacientes que toman gabapentina sufre ataxia, una falta de coordinación muscular. Los psiquiatras llaman a estas nefastas drogas «estabilizadores del ánimo», pero no es eso lo que son. De hecho, los psiquiatras nunca han aclarado el significado preciso de este término.[15] ¿A quién le importa si hay gente que vende aceite de serpiente y lo llama whisky?

A menudo me he encontrado con pacientes que toman lamotrigina. Sin embargo, únicamente se han publicado dos ensayos positivos sobre este medicamento, aunque hubo otros siete grandes ensayos negativos que no lograron publicarse.[50] Solo se necesitan dos ensayos positivos para la aprobación de la FDA, la cual consideró que los otros eran ensayos fallidos, a pesar de que mostraban claramente los defectos del medicamento.

Otro fármaco de uso común es la pregabalina, con el sugerente nombre comercial de Lyrica. Ciertamente, estos medicamentos pueden causar euforia, y son populares entre los consumidores de sustancias y hasta entre algunos pacientes. También te puedes colocar con marihuana y cocaína, pero la policía iría a por ti, y no llamamos a estas sustancias estabilizadores del estado de ánimo.

La cantidad de fraudes que existen en los ensayos clínicos de este campo es enorme,[1] lo que quiere decir que no debes leer ninguno porque no son de fiar. A menos que tengas epilepsia, olvídate de estos medicamentos; y, si los estás tomando, busca ayuda para dejarlos.

La psicoterapia

Casi todos los psiquiatras dicen que los psicofármacos son indispensables, pero no es cierto. Usarlos no es más que un mal hábito. Aun así, me he reunido con psiquiatras de varios países que nunca emplean psicofármacos ni otros tratamientos que producen daños cerebrales, como el electrochoque.[1] Estos psiquiatras saben manejar incluso a los pacientes más perturbados con paciencia, empatía y psicoterapia. Los buenos psicoterapeutas obtienen resultados a largo plazo mucho mejores que los obtenidos con medicamentos, lo cual no es sorprendente, y voy a explicar por qué.

Los tratamientos psicológicos tienen como objetivo cambiar un cerebro que no funciona normalmente y devolverlo a un estado más normal. Los psicofármacos se han llamado «psicoterapia química» porque también cambian el cerebro, pero no lo devuelven a un estado normal. Crean un tercer estado artificial, un territorio desconocido, que no es ni normal ni el estado de enfermedad con el que llegó el paciente.[51] Resulta problemático porque no se puede pasar de este estado inducido químicamente a uno normal, a menos que se reduzcan los medicamentos, e incluso así, no siempre será posible. Es la misma razón por la que no se debe practicar el electrochoque: provoca daños cerebrales irreversibles, y muchos pacientes sufren una pérdida permanente de memoria después del tratamiento.[1] Algunos psiquiatras creen que tiene efectos milagrosos, lo que no coincide con el hecho de que un solo paciente puede recibir muchos choques y con que el «efecto» no dura más allá del periodo de tratamiento.

Es fundamental adoptar un enfoque humano del dolor emocional, y los resultados dependen más de las alianzas terapéuticas que se forman que de si se usa psicoterapia o farmacoterapia.[52] Además, cuanto más de acuerdo se pongan los médicos y los pacientes con lo que es importante para curarse de la depresión, mejores serán los resultados en cuanto a las relaciones afectivas y sociales positivas y la ansiedad.[53]

La mayoría de los problemas a los que se enfrentan los pacientes psiquiátricos están causados por la regulación de las emociones desadaptativas, y los psicofármacos empeoran las cosas porque sus efectos constituyen la regulación de las emociones desadaptativas.[54] En contraste, la psicoterapia tiene como objetivo enseñar a los pacientes a manejar mejor sus sentimientos, pensamientos y conducta. Por lo tanto, la regulación adaptativa de las emociones puede cambiar permanentemente a los pacientes para mejorarlos y fortalecerlos ante las pruebas de la vida. De acuerdo con esto, los metaanálisis han encontrado que la efectividad de la psicoterapia frente a los antidepresivos depende de la duración del ensayo, y que la psicoterapia tiene un efecto duradero y supera claramente a la farmacoterapia a largo plazo.[55,56]

Existen problemas sustanciales para comparar la psicoterapia con los psicofármacos. Los ensayos no se enmascaran de manera efectiva, ni en la psicoterapia ni en la farmacoterapia, y es de esperar que la creencia predominante en el modelo biomédico sesgue la evaluación de los psiquiatras a favor de los medicamentos. Por lo tanto, los ensayos que muestran que los efectos de un fármaco y la psicoterapia combinados son mejores que cualquiera de los tratamientos por sí solos deben interpretarse con cautela. También hay que tener en cuenta que solo debemos interesarnos por los resultados a largo plazo, es decir, a partir de un año o más.

No recomendaría la terapia combinada. Puede ser difícil hacer psicoterapia efectiva cuando los pacientes tienen el cerebro entumecido por sustancias psicoactivas, de modo que estén tan inconscientes que no puedan pensar con claridad ni evaluarse a sí mismos. Esta falta de comprensión de los sentimientos, pensamientos y comportamientos se llama «fascinación por la medicación».[4,57] Por lo general, los pacientes y sus médicos ignoran este fenómeno, lo cual es sorprendente porque los efectos de la marihuana son bien conocidos, y todos sabemos que las personas que beben demasiado alcohol no pueden juzgar su propia capacidad para conducir. El principal efecto del sesgo que produce la fascinación de los medicamentos es que se subestiman los daños de los psicofármacos.

A pesar de los diversos sesgos que surgen en los ensayos clínicos, son evidentes algunos hechos contundentes sobre la psicoterapia. La terapia cognitiva conductual reduce a la mitad el riesgo de un nuevo intento de suicidio en personas que ingresan de forma aguda después de un intento de suicidio.[20] Los antidepresivos aumentan el riesgo de suicidio y violencia. Es una locura no dejar estas pastillas para siempre y ofrecer psicoterapia para todos. La psicoterapia cognitiva conductual no solo es efectiva, la psicoterapia de regulación emocional y la psicoterapia dialéctica conductual también son efectivas para las personas que se autolesionan.[58]

La psicoterapia parece ser efectiva para toda el conjunto de trastornos psiquiátricos, incluidas las psicosis.[1,59] Un estudio comparativo entre lo que se hace en Laponia y lo que se hace en Estocolmo ha demostrado la diferencia entre un enfoque empático y el uso de fármacos. El enfoque finlandés Open Dialogue [diálogo abierto] tiene como objetivo tratar a los pacientes psicóticos en sus hogares con la colaboración de sus redes sociales y familiares, y comienza en un plazo de veinticuatro horas desde el primer contacto.[60] Los resultados a cinco años en 72 pacientes fueron mucho mejores que en 71 pacientes comparables tratados en Estocolmo.[60,61] Se utilizaron neurolépticos en el 33%, frente al 93% (uso continuado después de cinco *años*: 17% frente a 75%). Después de cinco años, el 19% de los pacientes finlandeses y el 62% de los suecos recibían un subsidio por discapacidad o estaban de baja por enfermedad. Aunque no fue una comparación aleatoria, los resultados son demasiado sorprendentes para descartarlos, y hay muchos otros estudios que respaldan el enfoque sin fármacos.[1] El modelo de diálogo abierto se está extendiendo a varios países.

La psicoterapia no le sirve a todo el mundo, y algunos terapeutas no son competentes o no combinan bien con determinados pacientes. Por lo tanto, puede ser necesario probar con más de un terapeuta. Sin embargo, hay personas a las que no podemos ayudar por mucho que queramos, lo que también es cierto en otras áreas de la sanidad. Además, es importante tener en cuenta que la psicoterapia puede ser nociva. A los niños soldados reclutados por el ejército ugandés les ha ido bastante bien evitando el afrontamiento de sus vivencias.[62] Si un terapeuta insiste en confrontar a estas personas con sus traumas enterrados, el resultado podría ser bastante contraproducente.

Ser tratado humanamente es difícil en la psiquiatría de hoy. Si sufres un ataque de ansiedad y acudes a una sala de emergencias psiquiátricas, es probable que te digan que necesitas un medicamento, y si lo rechazas diciendo que solo necesitas descansar para recuperarte, es posible que te digan que la sala no es un hotel.[63]

Volvamos al símil de la pierna rota que presenté al comienzo de este capítulo. Las piernas rotas se curan solas. Podemos ayudar con escayolas y tornillos, pero sanarán incluso sin nuestra ayuda. La psiquiatría es similar. Al igual que necesitamos dolor físico para evitar peligros, necesitamos dolor emocional para guiarnos en la vida.[63] Los problemas agudos como las psicosis y la depresión a menudo están relacionados con traumas, y tienden a curarse por sí mismos si somos un poco pacientes. A través del proceso de curación, ya sea asistido por psicoterapia o no, aprendemos algo importante que puede sernos útil si volvemos a tener problemas. Tales experiencias pueden aumentar nuestra confianza, mientras que las pastillas pueden evitar que aprendamos porque adormecen nuestros sentimientos y, a veces, hasta nuestros pensamientos.

Las pastillas también pueden proporcionar una falsa sensación de seguridad. Es posible que los médicos crean que no necesitan implicarse tanto porque un paciente está tomando medicamentos, por lo que probablemente estará bien (sin embargo, no será así porque los medicamentos no poseen ningún efecto relevante).[63]

La censura

Los psiquiatras y la industria farmacéutica han sido tan efectivos a la hora de crear mitos sobre el efecto de los psicofármacos que puede ser muy difícil crear un espacio para una perspectiva más veraz. En mi experiencia, cuando se trata de censura, autocensura y corrección política, Suecia es un lugar especialmente complicado.

Cuando salió en sueco mi libro sobre la psiquiatría,[1] fui entrevistado por dos periódicos importantes, *Dagens Nyheter* y *Svenska Dagbladet*, antes de dar una charla pública en Estocolmo. Por suerte, hablo sueco con fluidez, de modo que no hubo malentendidos. Sin embargo, para mi gran sorpresa, ninguna de las entrevistas fue publicada. Uno de los periodistas ignoró mis correos electrónicos de seguimiento, y el otro explicó que el editor sentía que mi afirmación de que los antidepresivos eran peligrosos ponía en peligro a los pacientes. Por el contrario, un tercer periódico importante, *Aftonbladet*, me dedicó una página completa que firmé yo mismo.

Cuando una excelente psiquiatra sueca escribió recientemente un libro sobre su decisión de no emplear fármacos[63] —tenía formación como psicoterapeuta—, un colega que leyó su manuscrito temió que el libro pudiera provocar muertes. Otro creía que sería desastroso que las personas cuestionaran sus diagnósticos psiquiátricos. Yo creo que es un libro maravilloso.

Cuando me invitan a dar conferencias públicas, los organizadores a menudo se ponen nerviosos porque los psiquiatras los presionan argumentando que también debe hablar un psiquiatra para equilibrar mis puntos de vista «extremos». Por lo general, zanjo la cuestión señalando que la mayor parte del tiempo no hay equilibrio alguno, porque la gente tiene la cabeza llena de las mentiras habituales sobre lo útiles que son los psicofármacos, incluida la de que salvan vidas, cuando en realidad hacen lo contrario.

La censura de las revistas especializadas, cuyos editores suelen estar en nómina de la industria farmacéutica, es tan común que algunos publicamos en otros medios cartas que se rechazaron sin ningún motivo, sobre todo en madinamerica.com, un sitio web propiedad de Robert Whitaker, que tiene aproximadamente dos millones de visitas al año. Hace poco reseñé allí un artículo señalando que ni el autor principal ni el editor de la revista querían ayudar al mundo a entender por qué las personas con esquizofrenia mueren tan jóvenes. Estos se negaron a decirnos cuáles fueron las causas de muerte y si estuvieron provocadas por los médicos con sus fármacos o por otras cosas.[64]

En el sitio web de Whitaker, expuse también la mala conducta editorial del *Finnish Medical Journal*. Un editor académico de esa revista aceptó mi artículo sobre un mayor riesgo de suicidio a causa de los antidepresivos, pero después otro editor más orientado a los negocios lo rechazó sin ninguna razón.

Hace no mucho, Whitaker publicó un artículo con el bíblico título de «No criticarás nuestros medicamentos», acerca de dos cartas muy relevantes que critican un pésimo artículo sobre los efectos a largo plazo de los neurolépticos.[66] Las cartas fueron rechazadas por el editor del *American Journal of Psychiatry*, propiedad de la Asociación Estadounidense de Psiquiatría, una organización tremendamente corrompida por el dinero de la industria.[1] Estas cartas se pueden leer en el sitio web de Whitaker.

El festival de cine documental de Copenhague (CPH: DOC), el más grande del mundo, mostró en 2017 una película noruega muy conmovedora, *Cause of death: unknown* [Causa de muerte: desconocida]. Trata sobre la hermana del cineasta, que murió muy joven después de que su psiquiatra le diera una sobredosis de olanzapina (Zyprexa), un neuroléptico que la convirtió en zombi. Su psiquiatra era tan ignorante que ni siquiera sabía que la olanzapina podía causar la muerte súbita. Aparecí en el metraje y el cineasta les pidió a los organizadores que me incluyeran en un coloquio para discutir la cinta tras el visionado. El festival anunció así el acontecimiento: «¿Medicina o manipulación? Película y debate sobre la industria de los psicofármacos con Peter Gøtzsche».

Ese anuncio permaneció igual hasta siete días antes de que la película fuera proyectada. Luego me expulsaron del coloquio con la excusa de que los organizadores no pudieron encontrar a ningún psiquiatra dispuesto a debatir conmigo. Al final resultó que la Fundación Lundbeck había otorgado una importante subvención al festival. La Fundación Lundbeck parece un fondo independiente, pero no lo es. Su objetivo es apoyar las actividades comerciales de Lundbeck, un fabricante danés de medicamentos psiquiátricos, incluidos los neurolépticos. El festival no volvió a llamarme, a pesar de que conozco a varios psiquiatras que están dispuestos a debatir conmigo.

Además de la directora de la película, su productor y una paciente anterior que había escrito un libro sobre sus experiencias, la lista de participantes en el coloquio fue vergonzosa: Nikolai Brun, jefe de personal de la Agencia Danesa de Medicamentos, contratado cuatro meses antes tras una larga carrera en la industria farmacéutica, y la psiquiatra Maj Vinberg, quien tenía un conflicto de intereses económicos en relación con Lundbeck y AstraZeneca. Vinberg es muy positiva con respecto a los psicofármacos, pero parece saber poco sobre ellos. También ha publicado tonterías acerca de que la depresión es hereditaria y observable en los escáneres cerebrales. A principios de ese año, respondí a otras declaraciones sin sentido que había hecho en una revista danesa financiada por la industria, donde describió el metaanálisis más completo que se ha hecho sobre los antidepresivos[3] como «una campaña de desprestigio contra los medicamentos antidepresivos [...] discusiones dudosas y populistas [...] divagaciones fútiles [...] realizadas por un grupo de médicos, estadísticos y estudiantes de medicina sin conocimientos especiales sobre psiquiatría y, por lo tanto, sobre los trastornos depresivos» (no es cierto). Este metaanálisis fue un experimento científico de alto nivel que demostró que los antidepresivos no funcionan y son dañinos.[3] Sin embargo, aquello enfureció a Vinberg: ¡no derribarás los mitos de la psiquiatría sin provocar la ira del Señor!

De hecho, en *Mad in America*[67] comenté que había escrito

un artículo para una revista, «La reunión estuvo patrocinada por los mercaderes de la muerte»,[68] en el que incluía a uno de los benefactores de Vinberg.

La charla que hubo tras la película fue una farsa total. Después de veinticinco minutos muy aburridos, a excepción de las contribuciones de los cineastas, solo quedaban cinco minutos de tiempo. En ese momento, un expaciente interrumpió a Nikolai Brun —que no había parado de hablar—, al grito de: «¡Preguntas!». De entre el público asistente, algunos habían perdido a seres queridos a causa de los psicofármacos y habían ido enfadándose progresivamente porque los participantes solo parloteaban entre ellos, sin incluir al resto. Solo quedó tiempo para tres preguntas.

Una mujer preguntó por qué no habían retirado los neurolépticos del mercado, dado que mataban a personas. Brun respondió que no era un experto en psicofármacos, pero se embarcó en otra charla interminable, esta vez sobre medicamentos contra el cáncer, que era totalmente irrelevante. Sí, sabemos de sobra que algunas personas mueren a causa de la quimioterapia contra el cáncer, pero son más las vidas que se salvan. Por eso la usamos. Si los medicamentos psiquiátricos han salvado a alguien, sería una gota en el océano en comparación con la cantidad de personas que han matado. Es por eso por lo que deberían retirarse del mercado.

Entonces ya había tenido suficiente y exigí: «¡Preguntas del público!». Un joven dijo que había intentado dejar de tomar sus pastillas para la depresión varias veces sin conseguirlo, y que no había recibido ninguna ayuda por parte de los médicos. Más adelante, el Centro Nórdico Cochrane lo ayudó a desintoxicarse.

La última pregunta la planteó una cineasta danesa, Anahi Testa Pedersen, quien hizo una película sobre mí y sobre sus propias experiencias como paciente psiquiátrica, *Diagnosing Psychiatry*, que se estrenó en el mismo cine siete meses después. Pedersen preguntó por qué me sacaron del coloquio, ya que podía haber hecho una buena contribución. Un portavoz del festival respondió que habían preguntado a «mucha gente», pero que nadie quería debatir conmigo. Pedersen interrumpió y nombró a un psiquiatra al que le hubiera gustado venir. En lugar de contestar a eso, el portavoz dijo que, dado que la película en sí era crítica, no era necesario contar conmigo, sino dialogar sobre el mensaje de la cinta.

En medio de las interminables excusas del portavoz, alguien gritó: «¡No hay debate!», a lo que respondieron que me invitarían al «coloquio de mañana», que por supuesto no acepté, porque me habían echado del estreno mundial de la película.

Segundos antes de que se agotara el tiempo asignado, me puse de pie y grité (porque dudaba que me entregaran el micrófono): «En realidad, estoy aquí. Aunque debato con psiquiatras de todo el mundo, en mi ciudad natal no se me permite hacerlo», lo que provocó grandes risas y aplausos.

Después del festival de cine, Pedersen escribió sobre el asunto en una revista de periodismo.[69] En ella señaló que antes de que me echaran, habían anunciado que la charla se centraría en el consumo excesivo de psicofármacos, y acerca de si estos eran el mejor tratamiento para los trastornos psiquiátricos. Después de darme la patada, el enfoque se trasladó a las relaciones entre médicos, pacientes e industria farmacéutica, el tema de mi galardonado libro de 2013.[70]

El festival afirma en su sitio web: «Tenemos muchos años de experiencia con acuerdos de patrocinio que atañen tanto a empresas individuales como al festival. Todas las colaboraciones se crean a partir de un diálogo cercano con estas empresas individuales y se basan en visiones, desafíos y oportunidades comunes».[69]

En respuesta al artículo de Pedersen, Vinberg escribió que era una pena que un debate que se suponía que era sobre mejorar el tratamiento futuro de las personas con trastornos mentales graves, en forma de esquizofrenia, hubiera terminado siendo un debate bastante poco interesante sobre otras personas (refiriéndose a mí).[69] Tal declaración no se correspondió en absoluto con sus respuestas evasivas durante el coloquio.

Doble homicidio por paroxetina en Holanda

En 2016, testifiqué como experto de la defensa en un juicio por homicidio ante el Tribunal Superior de los Países Bajos. El 2 de octubre de 2013, una joven madre, Aurélie Versluis, había matado a sus dos hijos bajo la influencia de la paroxetina. En mi declaración escrita destaqué que la negligencia profesional desempeñaba un papel crucial en estos homicidios.

Después de un empeoramiento de los «síntomas que posiblemente apuntaban a la depresión», a Versluis se le recetó paroxetina en 2008. Al cabo de nueve meses, dejó de tomarla gradualmente porque sufría efectos adversos. No obstante, continuó teniendo síntomas de abstinencia, incluida la depresión.

Tres años después, volvió a tomar paroxetina en una dosis más baja. Debido a que presentó tendencias suicidas a los tres meses, fue visitada por un psiquiatra del hospital que le aconsejó el uso continuo de paroxetina. Eso es negligencia. Una persona que se vuelve suicida después de tres meses con una pastilla para la depresión debe dejar el medicamento lo más rápido posible.

El otro testigo experto fue el profesor Anton J. M. Loonen. Aunque había trabajado como médico y farmacólogo clínico responsable de la atención psiquiátrica intensiva a largo plazo de pacientes con trastornos psiquiátricos graves, en su informe experto no comentó si Versluis había sido tratada de acuerdo con las mejores prácticas profesionales. Escribió que en los meses previos a los homicidios, Versluis sufrió efectos secundarios constantes a causa de la paroxetina: mareos, ansiedad, melancolía y cambios de humor. Lloraba mucho, estaba inquieta y no paraba de hacer cosas sin encontrar la paz.

Loonen no explicó en su informe lo que significaba eso, aunque es obvio: aquellas eran señales claras de advertencia de que podía ocurrir un suicidio u homicidio inducido por los medicamentos.[1,5,6]

Durante este tiempo, Versluis se desmayó y cayó por las escaleras. La mujer contó a dos personas que había tenido pesadillas en las que degollaba a sus hijos. Un par de días antes de los homicidios, informó a su «supervisor» de que estaba enferma y dijo a varias personas que no se sentía bien. También acudió a su médico de familia (que le había recetado paroxetina) para comentarle sus quejas y visitó al médico de su trabajo, que no le hizo caso. Finalmente, contactó con su psicólogo, el cual no tuvo tiempo para recibirla.

Me parece que Versluis hizo todo lo posible, pero las personas encargadas de su cuidado se mostraron indiferentes a la gravedad de sus síntomas. Llegué a la conclusión de que «la negligencia profesional era un factor causal que resultaba parcial o totalmente responsable de los dos homicidios». Me pareció muy preocupante que Loonen no dijera nada acerca de la terrible conducta de sus colegas en su largo informe.

Versluis dejó una nota de suicidio e intentó suicidarse después de matar a sus dos hijos. Cuando la detuvieron, no reaccionó ni respondió a órdenes y preguntas. Al cabo de tres días, fue vista por un psiquiatra forense, quien observó que no funcionaba bien ni intelectual ni racionalmente, con un entumecimiento aparente en las áreas del sentimiento, la emoción y el afecto, una especie de zona gris con deseos continuos de desaparecer. Versluis indicó que solo podía recordar fragmentos y no recuperó completamente la conciencia hasta que estuvo en la celda.

Loonen señaló que Versluis seguía sin ser ella misma tres días después de los homicidios y reconoció que los antidepresivos pueden provocar una disminución de la conciencia de diversas maneras.

Está claro que Versluis tenía acatisia, una forma extrema de inquietud producida por los medicamentos que predispone al suicidio y al homicidio.[1,5,6] Es típico que las personas que la sufren actúen de un modo completamente distinto al habitual mientras cometen un delito; es decir, que no son ellas mismas cuando lo hacen. Las pesadillas homicidas son extremadamente raras en las personas que no toman fármacos, pero son efectos adversos bien conocidos de los antidepresivos.

Loonen afirmó que, el día de los homicidios, Versluis tomó una sobredosis de paroxetina y midazolam (una benzodiacepina, otra droga que puede causar violencia). También indicó que debió de estar tomando paroxetina de forma irregular antes de aquel día, porque su nivel de paroxetina en la sangre era demasiado alto, lo que pudo estar relacionado con el hecho de que Versluis era un metabolizador intermedio (es decir, que su capacidad de descomponer y excretar la paroxetina estaba disminuida).

Asimismo, Loonen reconoció que el consumo irregular puede provocar síntomas de abstinencia: suicidio, alucinaciones (esto es, psicosis) y agresividad. Sin embargo, opinó que no era probable que la paroxetina hubiera sido la única causa de la tragedia, y que los síntomas de Versluis podían estar relacionados con su estado psicológico. Loonen no contaba con ninguna base probatoria para lanzar una declaración tan aventurada y tan perjudicial para Versluis.

Los médicos de Versluis siguieron haciéndole daño. El tratamiento con paroxetina se interrumpió de golpe al medio año de entrar en la cárcel tras los homicidios, lo que le causó una gran cantidad de problemas (mareos, desmayos, náuseas, ansiedad, inestabilidad emocional, llanto) que persistieron durante cinco meses. Para mí es surrealista que un médico pueda tratar tan mal a un paciente.

En la prisión, hubo otras pruebas de negligencia profesional grave. Versluis recibió entre 10 y 20 mg de diazepam al día durante siete meses, a pesar de que las recomendaciones dicen que las benzodiacepinas no deben usarse de manera continuada durante más de cuatro semanas debido a su enorme potencial de adicción y síndrome de abstinencia, que pueden ocasionar comportamientos violentos. Además recibió un par de benzodiacepinas al mismo tiempo, otro ejemplo de mala praxis.

Versluis fue acusada de haber segado la vida de sus hijos de manera deliberada y premeditada, lo que es totalmente absurdo. Si los hubiera matado en plena psicosis de LSD, dudo que el tribunal hubiera tenido en cuenta ese cargo. Y lo que es más, tal como expliqué en mi informe al tribunal, mi grupo de investigación acababa de terminar una revisión sistemática de ensayos con enmascaramiento doble controlados con placebo de antidepresivos administrados a voluntarios adultos sanos: en ella se demostró que los medicamentos duplicaban la aparición de efectos secundarios que predisponen a las tendencias suicidas y a la violencia.[35]

Loonen declaró en su informe que el riesgo de violencia grave (suicidio y homicidio) causado por los antidepresivos debía considerarse extremadamente bajo. Sin embargo, para emitir un juicio sobre las relaciones causa-efecto es irrelevante lo infrecuentes que sean los resultados. El riesgo de accidentes aéreos también es extremadamente bajo, pero, cuando ocurren, tratamos de averiguar por qué.

Según el derecho penal holandés, los delitos no se pueden atribuir a las personas involucradas si en ese momento estas carecían de información sobre el alcance y las consecuencias de sus actos. Creo sin duda que ese fue el caso de Versluis. Así pues, comuniqué en mi informe que era muy probable que los homicidios no se hubieran producido si la acusada no hubiera estado tomando paroxetina, y denuncié varios ejemplos de negligencia grave por parte de los médicos encargados de su cuidado. Por lo tanto, pensaba que debían ser en parte responsables de los delitos que cometió bajo la influencia de una droga que se sabe que es peligrosa.

En un momento del proceso, de repente, Loonen solicitó permiso al tribunal para entregar un comentario de cuatro páginas que había escrito, lo que le fue concedido. Como estaba en holandés, no pude leerlo, pero alguien me lo tradujo durante el almuerzo. En él, Loonen intentó contrarrestar mis críticas a su propio informe ante el tribunal y concluía diciendo: «Soy de la opinión de que este caballero se extralimita en su informe y, por lo tanto, obstruye el curso de la justicia. Espero que la imparcialidad del juicio contra la señora Versluis no se vea perjudicada por ello». Unas declaraciones escandalosas teniendo en cuenta que hice todo lo posible para que la mujer recibiera un trato justo, y que él mismo había hecho todo lo contrario.

En la primera página, Loonen afirmó que me había convertido en una figura controvertida al hacer varias aseveraciones sobre la calidad científica de la psiquiatría, declaraciones que iban más allá de mi campo de especialización, tachándolas de trágicas y falsas, y añadió que la Colaboración Cochrane se había posicionado en contra del contenido de mi libro sobre psiquiatría.[1] Loonen sospechaba que sufría un trastorno mental que me desinhibía gravemente y aconsejó que me examinara un médico. Para protegerme de mí mismo.

Yo dije al tribunal que era muy injusto, tanto para Versluis como para mí, que Loonen presentara un documento que no había visto de antemano y que, por lo tanto, no podía comentar, por lo que pedía que fuera excluido, como así ocurrió. Más adelante, me quejé de la conducta poco ética de Loonen hacia un colega en varias de las instituciones en las que trabajaba y ante la Asociación Médica Holandesa, donde rechazaron mi protesta con la excusa de que no era un médico holandés. En cada ocasión me dijeron que no era asunto suyo, o que debía quejarme en otra parte. La Universidad de Groninga, en la que trabajaba Loonen, me hizo el vacío durante dos años. Hicieron falta media docena de correos electrónicos para que reaccionaran. Entonces me informaron de que el decano había convocado una reunión durante la que se le dijo a Loonen que su conducta fue inapropiada y que debía evitar que la universidad sufriera perjuicios debido a su comportamiento.

Un par de semanas después del comienzo del juicio, el fiscal solicitó una sentencia de prisión de catorce años y una orden de tratamiento psiquiátrico obligatorio. Yo manifesté al abogado de Versluis que no había nada que pudiera ayudar a su defendida, salvo alejarla de los psicofármacos.

Loonen se dio cuenta de que se había metido en un berenjenal. Al cabo de un mes, me envió una carta de lo más curiosa. En ella mencionaba que Versluis había sido condenada a nueve años de prisión seguidos de custodia preventiva, aludió a los malentendidos que se habían producido durante el juicio y declaró que su carta difamatoria contra mí, que había distribuido abiertamente en los juzgados, era confidencial. No estaba de acuerdo conmigo sobre la acatisia y se consideraba un experto en el tema. Terminaba diciendo que deseaba saber por qué califiqué a la psiquiatría de seudociencia y que le gustaría invitarme a cenar para discutir los antecedentes de mis «ideas y sentimientos». La carta empezaba con un «Querido Peter» y concluía con «saludos cordiales». Mi relación con Loonen no es cordial. Fue, y sigue siendo, fría como el hielo.

A los cuatro meses de finalizar el juicio, volví a Holanda para dar una conferencia sobre psiquiatría como ponente invitado en un congreso internacional celebrado en Leiden.[71] Loonen intentó evitar que hablara. Escribió al organizador refiriéndose a los procedimientos judiciales y alegando que, por razones personales, yo había violado los requisitos de confidencialidad como testigo experto al hacer públicos los informes de

Loonen ante el tribunal. Eso no era cierto. Le mostré la nota difamatoria a un periodista, lo que tenía derecho a hacer porque no tenía nada de confidencial. Curiosamente, otro ponente, Allen Frances, quien en su momento fue considerado como el psiquiatra más influyente de Estados Unidos, dijo durante su charla que le había hecho un gran favor a la psiquiatría.

El caso fue apelado ante el Tribunal Supremo holandés. El abogado de Versluis quería que participara, pero el tribunal lo rechazó, argumentando que no podía proporcionar una investigación imparcial sobre el caso porque ya había presentado mis puntos de vista. Interesante. Incluso si te esfuerzas al máximo para ser imparcial, el simple hecho de hacerlo te descalifica.

Versluis debe ser puesta en libertad. No tiene sentido mantenerla en la cárcel. También creo que su caso constituye un error judicial.

9

El dolor físico

¿Qué debes hacer si sientes dolor en alguna parte de tu cuerpo? Lo más importante es recordar que es algo que nos sucede a todos y que suele desaparecer bastante rápido. Por lo tanto, la actitud ante el dolor es crucial (véase también el apartado sobre el dolor de espalda del capítulo 2).

Casi nunca deberíamos hacer nada con respecto al dolor, pero no es así como funciona el mundo. A menudo veo a madres dando analgésicos a sus hijos por dolores de cabeza, fiebre (véase el capítulo 5) u otras causas. En mi casa, eso es algo que no se hace.

He indagado sobre los efectos del paracetamol (acetaminofeno), pero no he encontrado resultados maravillosos que me hagan querer tomarlo. También lo probé en el pasado sin notar nada.

Los AINE

Jamás se me ocurriría tomar una aspirina para el dolor, puesto que pertenece a la clase de medicamentos engañosamente denominados como antiinflamatorios no esteroideos (AINE). En realidad, se trata de fármacos nocivos, y la aspirina puede provocar hemorragias, entre otras cosas.

Muchas personas toman AINE, algunos de los cuales se pueden comprar sin receta médica, como el ibuprofeno. La gente cree que son inofensivos, lo cual es un concepto erróneo y peligroso. Los AINE se cuentan entre los productos más letales que existen, y matan de muchas maneras diferentes, incluidas las úlceras estomacales sangrantes y los ataques cardiacos.[1] Estos medicamentos son tan tóxicos que deben evitarse. Un reumatólogo me dijo hace poco que si un paciente con artritis reumatoide estaba en tratamiento con un AINE, era porque no fue tratado lo suficiente con fármacos modificadores de la artritis reumatoide (que tampoco son inofensivos, pero dado que la enfermedad destruye las articulaciones, los daños pueden ser un coste necesario para obtener los beneficios, lo que no es el caso de los AINE).

El fraude en la investigación y comercialización de los AINE es formidable.[1] Puede que la mayor mentira sea la que dio lugar a su nombre: antiinflamatorios. La historia parte de cuando la cortisona recién sintetizada se administró por primera vez a pacientes con artritis reumatoide en 1948, y el efecto fue tan sorprendente que algunos creyeron que se había descubierto una cura.[2] Sin embargo, el entusiasmo inicial se evaporó rápidamente, cuando los graves daños del medicamento salieron a la luz.

Su denominación, antiinflamatorios no esteroideos, sugiere que producen espectaculares efectos parecidos a los esteroides como la cortisona, porque son antiinflamatorios como ellos. Es raro nombrar algo por lo que no es (no esteroideos), pero este fue un truco de *marketing* tan bien planificado y que funcionó tan bien que uno de cada ocho daneses toma AINE habitualmente.[1]

Sin embargo, mis investigaciones han demostrado que estos medicamentos no son antiinflamatorios.[1] Simplemente, reducen el dolor y la fiebre como el paracetamol, pero son mucho más peligrosos y costosos. Retrasan la cicatrización de las heridas, por lo que es mala idea usarlos para tratar lesiones deportivas, y también porque el dolor es una señal importante que nos ayudó a sobrevivir durante el proceso de evolución. Cuando nos duele algo después de una lesión, es una advertencia para dejar que esa parte del cuerpo descanse hasta que sane. Si la señal se atenúa con analgésicos, podría empeorar las cosas y hacer que los problemas agudos se vuelvan crónicos.

No todos los dolores desaparecen rápidamente, y si no se sabe cuáles son sus causas, hay que intentar averiguarlas. Lo único que podemos esperar es encontrar el motivo y un tratamiento que funcione. Es decir, no un analgésico, sino un tratamiento que pueda eliminar el origen del dolor.

El dolor crónico es diferente. Muchas personas se vuelven dependientes de los opioides y muchas mueren, ya hayan abusado de ellos o no. Para los médicos, los pacientes con dolor crónico pueden ser muy difíciles de tratar, porque es posible que estén siempre insatisfechos, se haga lo que se haga por ellos. Cuando nada parece funcionar, es importante darse cuenta de que suele deberse a factores psicológicos. Por lo tanto, en lugar de ponerse testarudo con ir cambiando de un medicamento a otro, deberíamos centrarnos en tratar de persuadir a los pacientes de que el dolor depende en gran medida de cómo elijan reaccionar ante él.

Los antiepilépticos

El dolor es un mercado tan lucrativo que se venden todo tipo de medicamentos como analgésicos. Al igual que ocurre en psiquiatría, prácticamente todo lo que tiene efectos secundarios (lo cual sucede con todos los medicamentos) parece «servir» para el dolor. Los medicamentos para la epilepsia y la depresión se usan mucho, a pesar de su peligrosidad. A menudo me pregunto cuánta parte del supuesto efecto es producto del sesgo y cuánto es efecto verdadero, si es que lo hay, pero no tengo tiempo para seguir indagando en todas las dudas que me surgen sobre los medicamentos. Ahora que ya sabes cómo encontrar las pruebas, lo dejo en tus manos. Pero ten cuidado. Hay una gran cantidad de fraude en estos ensayos,[1] lo que significa que no te puedes fiar de los informes publicados ni de las revisiones.

Por lo tanto, es sorprendente que, en 2016, la traducción al español del artículo sobre pregabalina para el dolor agudo y crónico en adultos fuera la revisión más vista en cochrane.org. Según sus autores, la pregabalina no funciona en el dolor postoperatorio, pero tiene una eficacia comprobada en afecciones con dolor neuropático y fibromialgia.[3] Muchos de los pacientes no obtendrán beneficios o serán mínimos, si no abandonan el tratamiento debido a los efectos adversos. Por ejemplo, entre el 15 y el 25% de los pacientes experimentaron somnolencia, entre el 27 y el 46% tuvieron mareos, y entre el 18 y el 28% dejaron el fármaco antes de tiempo.

Estos datos no parecen particularmente atractivos, y la información que Pfizer proporciona a los médicos estadounidenses es aterradora.[4] Aunque consta de setenta páginas, hay un breve resumen al comienzo. En el apartado de «Reacciones adversas», se establece que estas ocurren en al menos el 5% de los pacientes y que son el doble de comunes con el medicamento que con el placebo. Entre ellas se incluyen: mareos, somnolencia, sequedad de boca, edema, visión borrosa, aumento de peso y alteración de la actividad mental (principalmente, dificultad para concentrarse y falta de atención). El resumen advierte que la pregabalina puede causar «daño fetal» durante el embarazo (lo que suele significar deformaciones) y no se recomienda amamantar. En las «ADVERTENCIAS Y PRECAUCIONES» se enumeran: angioedema (inflamación de la garganta, la cabeza y el cuello) que puede ser mortal, reacciones de hipersensibilidad, aumento de la frecuencia de las convulsiones en pacientes con trastornos convulsivos si se suspende bruscamente el tratamiento con Lyrica (pregabalina), aumento del riesgo de pensamientos o comportamiento suicidas, y edema periférico. Además, el Lyrica puede producir mareos y somnolencia que perjudican la capacidad para conducir y operar maquinaria.

¿Tomarías este medicamento si tuvieras dolor neuropático o fibromialgia? Yo no lo haría, por mucho que me doliera. Los mareos y la somnolencia son comunes en los fármacos antiepilépticos, y el riesgo de muerte no es para nada insignificante: podrías morir en un accidente de tráfico o caerte y romperte la cadera, en cuyo caso existe un 20% de probabilidades de que mueras en el próximo año. Hay muchas maneras de matar a la gente con medicamentos, y casi ninguna se reconoce como lo que son: muertes yatrógenas. Eso significa que no aprendemos nada de los numerosos fallecimientos que continúan acumulándose.

Tampoco conviene olvidar la cantidad de fraude que se ha documentado acerca de otro antiepiléptico, la gabapentina (Neurontin), que Pfizer comercializa como analgésico.[1] Las manipulaciones de los ensayos incluyeron análisis estadísticos selectivos, informes selectivos de resultados que mostraban un efecto positivo, exclusión o inclusión inapropiada de pacientes para los análisis, publicación múltiple de resultados deseables y reformulación para que los resultados negativos parezcan positivos. El sesgo ya se introdujo en la etapa de diseño, puesto que se utilizaron dosis altas que dejaban claro cuál era el medicamento y la notificación sesgada de resultados subjetivos. Pfizer reconoció incluso que el desenmascaramiento debido a los eventos adversos podía corromper la validez del estudio.

Los autores fantasma pusieron la guinda del pastel de la falta de integridad científica: «Necesitaríamos tener control "editorial"», «No le estamos permitiendo que lo escriba él mismo». Kay Dickersin, director del Centro Cochrane de Estados Unidos, descubrió el escándalo y lo resumió de la siguiente manera: «Un engaño absoluto hacia la comunidad biomédica, muy poco ético, perjudicial para la ciencia, un derroche de los fondos públicos y potencialmente peligroso para la salud... Igual que todos los ensayos que revisé, los análisis selectivos... podrían explicar cualquiera de los hallazgos positivos observados».[1]

En pocas palabras, estos medicamentos son adictivos y aumentan la tasa de mortalidad.[5]

Los opioides

La de los opioides es otra historia de miedo. Una carta publicada en la *New England Journal of Medicine* en 1980 ha hecho mucho daño. Fue escrita por dos personas del Boston Collaborative Drug Surveillance Program bajo el informativo título de «La adicción es poco frecuente entre los pacientes tratados con opioides».[6] Solo contenía cinco frases:

> Recientemente, examinamos nuestros archivos actuales para determinar la incidencia de la adicción a los opioides... Aunque hubo 11.882 pacientes que recibieron al menos un preparado opiáceo, solo hubo cuatro casos de adicción razonablemente bien documentada en pacientes sin antecedentes de adicción... Llegamos a la conclusión de que, a pesar del uso generalizado de opioides en los hospitales, el desarrollo de la adicción es poco frecuente en pacientes sin antecedentes de adicción.

Es extremadamente raro que los editores de esta revista admitan sus errores,[1] como tampoco lo hicieron en esta ocasión. En el sitio web de la revista hay una nota del editor, publicada treinta y siete años después:

> Por razones de salud pública, los lectores deben tener en cuenta que esta carta ha sido «citada en gran medida y sin criterio» como prueba de que la adicción a los opioides es rara.

La página Retraction Watch, que hace un seguimientos de las retractaciones científicas, escribió sobre el asunto al día siguiente.[7]

La revista no hizo comentarios sobre los méritos de la carta, sino que culpó a otros: el problema era cómo la habían utilizado los demás. Unos investigadores canadienses señalaron que la carta se había citado mucho y sin sentido crítico (608 veces), lo que había contribuido a la crisis de los opioides en América del Norte, al crear una realidad alternativa que disipó las preocupaciones de los médicos sobre el riesgo de adicción asociado al tratamiento a largo plazo.[8]

En 1995, OxyContin (una formulación de oxicodona de acción prolongada) se introdujo en el mercado. Fue comercializado de manera muy insistente con afirmaciones fraudulentas y peligrosas de que no causaba adicción. Desde 1999 hasta 2015, se informaron de más de 183.000 muertes por opioides recetados en Estados Unidos, y millones de estadounidenses son ahora adictos. En 2007, el fabricante de OxyContin y tres altos ejecutivos se declararon culpables de cargos penales federales por haber engañado a autoridades sanitarias, médicos y pacientes sobre el riesgo de adicción. El fármaco se había convertido en el narcótico de moda bajo el apodo de «la heroína de los paletos». En Dinamarca, la promoción de OxyContin fue tan brutal que mi hospital tuvo que prohibirlo por completo, de modo que los médicos ya no podían pedirlo a la farmacia.[1]

Un antiguo editor de *Anesthesia & Analgesia* exigió unas disculpas por parte de los autores de la carta de 1980 y de los editores de la *New England Journal of Medicine*:[7] «Tanto unos como otros deberían estar profundamente avergonzados de haber publicado dichos datos sin aportar la información pertinente sobre la metodología, los resultados y las limitaciones del estudio. Deben disculparse por los increíbles daños provocados por su irresponsabilidad, que incluye vidas destruidas, comunidades arrasadas y miles de muertes... Es algo tan despreciable que casi representa un delito».

Hemos visto fraudes similares con el tramadol, otro fármaco ampliamente utilizado en su momento. El primer anuncio que se publicó en la *Danish Medical Journal* lo presentó de esta manera: «Finalmente, un analgésico altamente efectivo con un bajo riesgo de dependencia».[9] En efecto, se dijo que era muy poco adictivo, tras lo que la televisión danesa preguntó a las autoridades sanitarias en qué estudios se habían basado para aceptar la afirmación de los laboratorios Grünenthal. Así pues, la agencia del medicamento presentó ocho estudios que tres expertos analizaron; estos dictaminaron que ninguno aportaba datos probatorios. Algunos de los estudios no tenían en cuenta la adicción, o incluyeron a toxicómanos y personas que solo habían tomado el fármaco durante un par de semanas. También se realizó un estudio con cuatro macacos, uno de los cuales murió.

Frente a esto, la agencia del medicamento respondió que también se apoyaron en otros datos para tomar su decisión; sin embargo, cuando se les pidió que los proporcionara, nunca más se supo.

La crisis de los opioides no tiene fácil solución. Todos son perjudiciales, con receta y sin ella. Entonces, ¿qué hizo la agencia del medicamento para ayudar a los trescientos mil daneses (el 5% de la población) que tomaban tramadol o para rectificar sus propios errores? Nada. No abandonó su creencia totalmente infundada de que el riesgo de dependencia era bajo,[10] sino que le pasó el muerto a quienes creyeron su propaganda, obligando a los médicos a informar de los casos de dependencia que detectaran. Menuda solución más falsa y poco profesional. La agencia descargó su responsabilidad en otros, todo por dejar que Grünenthal lanzara el bulo de que su opioide no causaba adicción —cosa que causan todos los opioides—, sin tener una sola prueba de su veracidad.

Un documental de televisión danés, *Smerter til salg* (Dolor a la venta), emitido en diciembre de 2017, desveló las corruptelas del negocio del dolor, entre las que Grünenthal se alza como el gran capo. Está en todas partes, patrocinando congresos, untando a médicos y organizaciones de pacientes, y hasta redactando las pautas sobre cómo tratar el dolor. Incluso el director de la agencia del medicamento danesa ha trabajado en Grünenthal, el fabricante de la talidomida, que negó ferozmente que este fármaco pudiera causar defectos de nacimiento en los años sesenta del pasado siglo. Nada ha cambiado. Ahora, Grünenthal ha lanzado el sucesor del tramadol, tapentadol, que es veinte veces más caro, y ha vuelto a decir que la dependencia no es motivo de preocupación, de nuevo sin pruebas científicas que respalden tan absurda afirmación.

Lo cierto es que, a medida que el efecto del tratamiento disminuye con el tiempo, se necesitan dosis más elevadas.

La glucosamina

El suplemento Revadol se anunció a toda página en un importante periódico danés prometiendo la curación. Según nos dijeron, los estudios clínicos habían demostrado que reducía el dolor después de cuatro semanas y mejoraba la movilidad articular de los pacientes con artrosis. ¿Parece demasiado bueno para ser verdad? Exacto.

La glucosamina es una sustancia natural de nuestro cuerpo que se encuentra en los huesos y es uno de los componentes básicos del cartílago. Por lo tanto, no tiene sentido que los suplementos que contienen glucosamina ayuden a las personas con artrosis. ¿Hay algún indicio de que la artrosis aparezca porque el organismo produzca muy poca glucosamina? No, y si la hubiera, nos lo habrían dicho en los anuncios. Tal como explica la Wikipedia, es uno de los suplementos dietéticos más utilizados por los adultos en Estados Unidos, después de las vitaminas y los minerales.

Si buscas en Google «glucosamina Cochrane», encontrarás una revisión Cochrane[11] que, por desgracia, no es de fiar. El resumen en términos sencillos dice que la glucosamina reduce el dolor y mejora la capacidad física, pero solo si se emplea la preparación de la farmacéutica Rotta.

La revisión es de 2005, y el sentido común nos dice que tal afirmación no puede ser cierta. Así pues, debemos esforzarnos un poco más y seguir indagando. Si buscas en Google «revisión sistemática de glucosamina», la primera entrada es una revisión en BMJ del año 2010.[12] Uno de los autores es uno de mis antiguos estudiantes de doctorado, de modo que esperaba que esta revisión estuviera bien, como de hecho lo estaba.

Algunos de los autores habían demostrado previamente que los ensayos más pequeños sobre la glucosamina eran demasiado positivos,[13] por lo que solo incluyeron ensayos aleatorizados con más de doscientos pacientes. No obstante, no se encontraron efectos significativos, y los ensayos independientes arrojaron efectos más leves que los ensayos financiados por las farmacéuticas. Por consiguiente, los autores desaconsejaron el uso de la glucosamina en sus conclusiones. ¡Bravo! Sin tonterías de hablar con tu médico para saberlo. Pero, por supuesto, los autores son europeos, no de Estados Unidos, y la glucosamina no es un medicamento con receta.

10

Los tratamientos contra el cáncer

Se habla mucho de los avances en la lucha contra el cáncer, ahora llamado «una enfermedad crónica», aunque la mayoría de la gente sigue muriendo de cáncer, a pesar del optimismo de las últimas estadísticas. Sin embargo, en realidad, se está progresando poco, lo cual no es la impresión que se obtiene de los periódicos y la televisión, que a menudo propagan de manera bastante acrítica información muy engañosa de organizaciones benéficas contra el cáncer.[1]

El grado de propaganda es enorme, así que explicaré qué tiene de malo el tipo de datos que nos suelen vender. Hace falta prestar un poco de atención para ver más allá de la fachada y descubrir las exageraciones, porque hay varias formas de medir el progreso, todas ellas con sus inconvenientes.

Una de las mejores estrategias consiste en observar la mortalidad anual ajustada según la edad de cada tipo de cáncer. Dado que la población envejece cada vez más, es importante que la mortalidad esté ajustada por edad, por lo que también seremos más los que muramos de cáncer, hagamos lo que hagamos.

El problema de este método es que es difícil saber de qué muere la gente, especialmente porque ya no se practican muchas autopsias. Cuando una persona ha sido diagnosticada con un cáncer, existe el riesgo de que el diagnóstico también se considere la causa de la muerte si esa persona muere en un estado de demacración. No obstante, la causa podría ser otro cáncer o una enfermedad cardiaca no reconocida.

También puede ocurrir lo contrario. Si se cree que un paciente superó un cáncer gracias al tratamiento, se podría pensar que fue otra cosa la que acabó con su vida.

Sin embargo, el criterio más habitual es la tasa de supervivencia al cabo de un tiempo determinado después de haber recibido el diagnóstico, por ejemplo, la supervivencia a cinco años. A diferencia de la mortalidad ajustada por edad, en la que el sesgo tiende a ser leve y bilateral, en este caso casi siempre conduce a una sobrestimación de los resultados de la detección y el tratamiento del cáncer. De hecho, puede ser tan grande que las intervenciones que no ejercen efecto alguno llegan a parecer bastante efectivas.

Si el diagnóstico se produce antes, veremos un aumento en la tasa de supervivencia a cinco años, pero el diagnóstico temprano no mejora la supervivencia, por lo que la tasa de mortalidad ajustada por edad no cambia. En el fondo, no es que los pacientes vivan más, es que viven más tiempo sabiendo que tienen cáncer, porque el reloj se puso antes en marcha. Así pues, se ven perjudicados por este diagnóstico precoz.

Ahora se detectan antes algunos tipos de cáncer porque los pacientes y los médicos se han vuelto más conscientes de los síntomas. Por ejemplo, en el caso del cáncer de mama, el tamaño promedio de los tumores descubiertos en Dinamarca fue de treinta y tres milímetros entre 1978 y 1979, y solo de veinticuatro milímetros diez años después.[2] Cabe señalar que esta disminución no tuvo nada que ver con el cribado, ya que este se implantó más tarde.

Aquí tenemos un ejemplo claro de publicidad engañosa: en 2008, un periódico danés anunció que la supervivencia a cinco años del cáncer de mama había aumentado del 60% al 80% en treinta años.[3] Aunque sabían que no era cierto, los portavoces del Grupo Danés Cooperativo del Cáncer de Mama y la Sociedad Danesa contra el Cáncer declararon que ello se debía a la existencia de mejores tratamientos y exámenes de detección. Nadie explicó que una tasa de supervivencia a cinco años en un horizonte de treinta años es extremadamente engañosa.

En 2016, un periodista afirmó que el tratamiento del cáncer en Dinamarca estaba al mismo nivel que el de nuestros países vecinos, tras haber ocupado la última posición en el pasado.[4] El argumento se basaba en que la supervivencia a cinco años del cáncer de mama había aumentado del 12% al 18% en un par de décadas, pero entonces ya se habían implantado las pruebas de cribado con mamografía, lo que deriva en un 33% de sobrediagnósticos.[5] Eso quiere decir que se diagnosticará de cáncer a muchas mujeres que jamás habrían recibido ese diagnóstico si no se hubieran hecho la prueba. Y como ninguna de ellas morirá por la enfermedad, la tasa de supervivencia a cinco años mejora, claro.

Hace veinte años, solo hacíamos pruebas de detección al 20% del país. Para hacerlo sencillo, si suponemos que esa tasa de supervivencia a cinco años del 18% proviene de una población que no se analiza, y el 12% proviene de una población controlada, el cálculo es fácil. Sin cribado, el 18% de 100 mujeres con cáncer de mama muere en cinco años, es decir, 18 mujeres. Con el cribado, muere el 12% de 133 mujeres (las mismas 100 más 33 mujeres sanas y sobrediagnosticadas), lo que equivale a 16 mujeres, que es casi lo mismo. Eso no quiere decir que no haya habido avances en el tratamiento, pero el cálculo demuestra que la supervivencia a cinco años después de un diagnóstico de cáncer de mama es muy engañosa. El avance verdadero debe de ser mucho menor que la diferencia que hay entre el 18 y el 12%.

La mortalidad del cáncer se compara a veces con su incidencia, pero tal comparación puede ser tan engañosa como la supervivencia a cinco años, o incluso más, y por las mismas razones. Por ejemplo, la tasa de mortalidad del melanoma maligno ha sido bastante constante durante muchos años, mientras que la incidencia ha aumentado considerablemente.[6,7]

Si los cánceres fueran siempre iguales, este sería un avance sobresaliente en el tratamiento del melanoma, pero no es así. La explicación es que ahora se dan muchos más diagnósticos porque es más probable que la gente vaya a que le revisen las manchas en la piel, aunque la mayoría de estos melanomas adicionales son inofensivos.[6,7]

Lo mejor que podemos hacer para averiguar si un tratamiento contra el cáncer tiene alguna ventaja es llevar a cabo un ensayo aleatorizado. Siendo así, no hay ningún problema en utilizar la supervivencia a cinco años porque, para empezar, todos los participantes tienen cáncer, y la aleatorización garantiza que ambos grupos sean comparables para los factores pronósticos.

Entonces, ¿qué nos dicen los ensayos aleatorios? Un metaanálisis de 2004 con 250.000 pacientes adultos con cáncer tratados con quimioterapia en ensayos aleatorizados mostró un efecto sobre la supervivencia a cinco años del cáncer testicular (40%), el linfoma de Hodgkin (37%), el cáncer de cuello uterino (12%), el cáncer de ovario (9%) y el linfoma (5%).[8] Aunque resulte tranquilizador, estos tipos de cáncer representaron menos del 10% de todos los casos de cáncer. En los pacientes restantes, la supervivencia a cinco años aumentó en menos del 2,5%, lo que correspondió a solo tres meses. Los nuevos medicamentos para el cáncer sólido aprobados por la Agencia Europea de Medicamentos aumentaron la supervivencia en solo un mes en comparación con otros tratamientos.[8]

El cáncer de mama no se encontraba entre los cánceres en los que se demostró un efecto valioso de la quimioterapia. Sin embargo, eso no es lo que piensa la gente. Siempre se está hablando del cáncer de mama, y se cree que la detección sistemática funciona, cuando no es cierto (véase el capítulo 7), y que la quimioterapia es efectiva, lo que tampoco es verdad. Yo mismo fui otra víctima de la publicidad. Sabía que la quimioterapia aumentaba la supervivencia, y supuse que sería una mejora sustancial, e incluso lo recomendé a una paciente preocupada por los daños graves, pero eso fue antes de escribir este libro. Cuando empecé a documentarme, me llevé una sorpresa.

Si buscas «quimioterapia cáncer de mama» en Google, la primera entrada es el sitio web de la Sociedad Estadounidense contra el Cáncer, en la que se te pide que hagas una DONACIÓN en letras blancas sobre un fondo rojo. La verdad es que no deberías donar nada, porque ya son asquerosamente ricos, y mucho de ese dinero va a parar a sus propios bolsillos, igual que sucede en la sociedad contra el cáncer del país. En 1989, las reservas de efectivo de la sociedad superaban los setecientos millones de dólares; el 74% de su presupuesto se empleó en «costes de gestión», lo que incluía alrededor de un 60% en sueldos generosos, pensiones, beneficios de los ejecutivos y gastos generales.[1] Además, entre sus socios se cuentan empresas farmacéuticas como Pfizer, Bristol-Myers Squibb, Abbvie, Merck, Quest Diagnostics, AstraZeneca, Abbott, Eli Lilly y Genentech. Algunas de estas empresas ganan cantidades exorbitantes de dinero vendiendo quimioterapia a precios infladísimos que no reflejan los costes de investigación y desarrollo.[9] Incluso Morgan Stanley, que desempeñó un papel importante en la crisis financiera mundial de 2009, es uno de los socios. Menudo grupo de amigos.[10]

La Sociedad Estadounidense contra el Cáncer anunció una vez que la detección temprana del cáncer de mama da como resultado una cura «casi en el cien por cien de los casos»,[11] lo que es un error casi al cien por cien, porque el cribado con mamografías no cura el cáncer.

La sociedad no dice nada acerca de los efectos de la quimioterapia, sino cuándo debe emplearse. Además, aunque proporciona una larga lista de daños graves, omite los datos sobre su frecuencia. El texto comienza diciendo que «la quimioterapia puede causar efectos secundarios». ¿Puede? ¿Alguien ha oído hablar de algún paciente que no los sufriera? No. Todo tiene un precio.

Si añades la palabra Cochrane a la búsqueda anterior, el cuarto resultado te lleva a una página que dice que hay diecisiete revisiones Cochrane sobre la quimioterapia del cáncer de mama, divididas según si el cáncer estaba avanzado o no. La Sociedad Estadounidense contra el Cáncer indicó que es frecuente el uso de poliquimioterapia, y la primera revisión Cochrane demostró que la adición de uno o más al tratamiento causaba una mayor reducción de los tumores observados por imagen, pero también los efectos secundarios.[12] No hubo pruebas suficientes para determinar el efecto sobre la supervivencia global o la duración de la progresión de la enfermedad. El cociente de riesgos de la supervivencia (similar al riesgo relativo) fue de aproximadamente uno, un 0,96 (IC del 95%: 0,87 a 1,07; P = 0,47), y el tiempo hasta la progresión tampoco cambió, quedándose en 0,93 (0,81 a 1,07, P = 0,31).

Siempre preferimos los riesgos absolutos a los riesgos relativos (es decir, el cociente de riesgos instantáneos al de riesgos relativos), y eso es precisamente lo que nos ofrece un gran metaanálisis ejecutado en 2005.[13] Este estudio trata sobre el cáncer de mama temprano, lo que significa que el cáncer y los ganglios linfáticos afectados pueden ser extirpados quirúrgicamente, e incluye quimioterapia y tratamiento hormonal. Ocupa más de treinta y un páginas en *The Lancet*, lo que llevaría muchas horas de leer y de digerir, pero no es necesario. Un gráfico muestra que, entre las mujeres de cincuenta a sesenta y nueve años que recibieron poliquimioterapia, la mortalidad por cáncer de mama fue del 47,4% después de quince años, en comparación con el 50,4% de las mujeres que no recibieron múltiples medicamentos. No hay mucha diferencia, pero es tranquilizador que la mitad de las mujeres con cáncer de mama temprano no murieran a causa de la enfermedad al cabo de quince años.

Sin embargo, eso no significa que la mitad de las mujeres sigan vivas al cabo de quince años. Algunas murieron por otras causas, incluida la quimioterapia que recibieron, por lo que la mortalidad por cáncer de mama es un criterio defectuoso. Por lo tanto, el resultado más importante en los ensayos de cáncer es siempre la mortalidad total. No sabemos si la poliquimioterapia reduce la mortalidad total porque el documento de treinta y una páginas no nos lo dice. A los lectores se les remite a las figuras 1, 6 y 8 de un apéndice publicado en la web que no se incluye en el artículo.

Entonces comenzó un extraño juego del escondite académico. En ninguna parte del artículo había ni siquiera una pista sobre cómo encontrar el apéndice. Busqué el resumen en PubMed, pero allí tampoco había ni rastro. Tengo acceso gratuito a *The Lancet* a través de la biblioteca de la universidad, así que probé desesperadamente todas las opciones que pude encontrar. Incluso entré en el número de la revista donde se publicó el artículo, pero no hallé ningún enlace a ningún apéndice. Había un PDF sin enlaces y un registro detallado que no llevaba a ninguna parte. El apartado de información relacionada estaba en blanco. Me quedé totalmente atascado.

En mi desesperación, olvidé las medidas que había probado. En un momento dado, estaba en un sitio web con varias opciones que incluían enlaces a un resumen y material complementario, pero cuando hice clic en el material complementario, ¡me llevaron de vuelta al resumen! Lo intenté varias veces con el mismo resultado. Fue solo cuando me desplacé hacia la parte inferior de la pantalla cuando, de repente, me di cuenta de que necesitaba una contraseña para poder entrar. Como tenía una contraseña para *The Lancet*, por fin tuve éxito y encontré lo que llamaban los apéndices del documento. Por lo tanto, aunque tenía acceso gratuito a la revista a través de mi universidad, no tenía acceso libre para averiguar si la poliquimioterapia reduce la mortalidad. Fue de lo más extraño.

Sin embargo, mis problemas no habían terminado. Había tres archivos PDF. Como el primero se llamaba «Anexo-Figuras 1-13», debía de ser el que estaba buscando. Sin embargo, no era lo que se suponía que debía ser. Había 249 páginas de gráficos y, a menudo, más de un gráfico en cada página, sin leyendas significativas que me ayudaran a encontrar lo que buscaba. No pude localizar las 1, 6 y 8. El primer gráfico mostraba las tasas de acontecimientos anuales, pero no se indicaba si se referían a la mortalidad total, a la mortalidad por cáncer de mama, a la recidiva del cáncer u otra cosa.

El segundo PDF decía que la información que estaba buscando se encontraba en otro sitio web, fuera del control de la revista. El tercer documento, de ciento cuarenta y dos páginas, contenía otra información.

Miré por la ventana y maldije en voz alta, mas no quería rendirme, así que empecé a bucear entre los cientos de gráficos. En ninguna parte aparecían las figuras 1, 6 y 8, pero en la página diecisiete encontré el gráfico sobre la mortalidad por cáncer de mama que también había visto en el artículo, con una diferencia del 3% después de quince años (50,4% frente a 47,4%). El siguiente gráfico representaba la tasa de muertes por cualquier causa, que era del 55,7% frente al 53,6%, es decir, una diferencia del 2,1%. ¡Lo sabía! Por supuesto, la mortalidad total era mayor que la del cáncer de mama solo y, por supuesto, la mejora de la mortalidad era menor porque la quimioterapia había matado a unas cuantas mujeres.

¿Por qué no hubo datos sobre el único resultado imparcial (la mortalidad total) en el artículo de treinta y una páginas de

The Lancet? ¿Y por qué estos datos estaban tan bien escondidos que solo gente tan terca como yo podría encontrarlos?

Esta historia ilustra algo que se ha demostrado muchas veces antes: el mundo académico puede ser tan parcial como la industria farmacéutica e igual de hábil para ocultar los hechos más importantes.

Si aquella paciente con cáncer de mama me preguntara hoy, le diría que no le recomendaba la poliquimioterapia, y probablemente tampoco un tratamiento con un solo fármaco, teniendo en cuenta el metaanálisis mencionado anteriormente.[8] Los taxanos producen algún efecto en comparación con otras quimioterapias, como demuestra una revisión Cochrane,[14] pero la pregunta es si estos pequeños efectos hacen que valga la pena el esfuerzo.

Descubrir los efectos de las monoterapias llevaría algún tiempo, porque hay muchas de ellas. También habría que aprender unos cuantos aspectos básicos, como la diferencia entre el tratamiento adyuvante y el neoadyuvante (quimioterapia antes de la cirugía). Además, también hay muchas formas de cáncer de mama. Por ello, el camino más fácil será preguntarle a tu médico cuál es el efecto preciso en comparación con no recibir ningún tratamiento, algo que debería ser capaz de responder.

Las personas, incluida la mayoría de los médicos, suelen decir que un pequeño beneficio promedio puede valer la pena, porque algunos pacientes se benefician más que otros: «Quizá sea uno de los afortunados que alargue su vida unos seis o doce meses, en lugar de la media de entre uno y tres meses». A veces, los pacientes se refieren a otras personas que vivieron muchos años después de la poliquimioterapia.

Son falsas esperanzas. Algunos pacientes viven mucho más tiempo porque el cáncer es muy variable, con tasas de crecimiento muy dispares.[1] De este modo, algunas mujeres están predestinadas a vivir mucho más tiempo que otras. No tiene nada que ver con la quimioterapia. Solo podemos tomar decisiones racionales si las basamos en la extensión de vida promedio obtenida en ensayos aleatorizados.

El problema más importante de tener cáncer es saber cuándo negarte a la quimioterapia. El hecho de que se administre de manera intensiva, incluso en las últimas semanas antes de que el paciente muera, se ha documentado en numerosas ocasiones.[15] Terminar la vida pasando tiempo junto con nuestros seres queridos es mucho mejor que sufrir los efectos tóxicos de la quimioterapia y con las frecuentes visitas al hospital. Morir en una cama de hospital es lo peor de todo. Queremos morir en nuestros hogares, lo que hizo mi madre por un cáncer de mama ulcerado, en lugar de recibir la última dosis de quimioterapia de camino a la funeraria. Así era como describimos en broma ese tipo de enfoque excesivamente intervencionista cuando fui oncólogo.[16] Mi madre conservó su dignidad, autodeterminación e independencia hasta el último momento, lo cual fue importante para nosotros.[9]

En Dinamarca, varios médicos prominentes han declarado públicamente que se abstendrían de recibir quimioterapia que prolongara la vida si tuvieran un cáncer letal,[9] y pocos oncólogos y enfermeros están dispuestos a aceptar la quimioterapia que soportan sus pacientes a cambio de un beneficio mínimo.[9,17] Me pregunto por qué no ofrecemos a los pacientes los mismos privilegios que disfrutamos los profesionales sanitarios. Una mujer de solo treinta y nueve años, que murió recientemente de cáncer de mama, dijo después de cuatro ciclos de quimioterapia: «Si esta es mi última primavera, me gustaría vivirla, en lugar de tener que ir al hospital todo el tiempo».[16] Fue su última primavera.

Hay algo muy equivocado en la manera en que abordamos el cáncer incurable (lo que son casi todos los cánceres), por lo que concluiré este capítulo con dos historias recientes sobre mi familia más cercana que ilustran lo absurdo que puede ser librar una batalla que no puedes ganar.[16]

Las notas necrológicas suelen decir: «Perdió la batalla contra el cáncer». Preferiría que omitiéramos la retórica de la guerra y dijéramos algo positivo, como «Tuvo una buena vida».

Mis dos parientes lucharon hasta el último momento. Uno, un hombre de 67 años, fue diagnosticado con cáncer de estómago incurable con metástasis en el riñón y el hígado. Por lo que yo sé, no se podía hacer absolutamente nada, pero el paciente se sometió a muchas pruebas de diagnóstico que, debido a su naturaleza invasiva, agravaron su condición. Se probaron varios tipos de quimioterapia y, en un momento dado, se le dijo al paciente y a su esposa que le ofrecerían un tratamiento que prolongaba la vida. Ambos percibieron este mensaje de manera muy positiva, como una extensión de la vida de cuatro años. La realidad era que resultaba extremadamente improbable que se obtuviera una extensión de vida; de hecho, era más probable que la quimioterapia lo matara. Sin embargo, esta falsa esperanza condujo a una serie de tratamientos de quimioterapia adicionales que enturbiaron los últimos seis meses de su vida. No pasó un solo día tolerable y estuvo constantemente aquejado por los efectos nocivos de los fármacos. Eso no fue digno, ni fue una buena muerte.

Mi otro pariente, un hombre de sesenta y cuatro años, tenía cáncer en el páncreas con metástasis, que también es incurable. Estaba dispuesto a hacer todo lo posible y se sometió a veintisiete tratamientos de radiación en Dinamarca, después de consultar a un nuevo médico en cada ocasión. Luego solicitó ser operado en Alemania, lo que no fue un gasto para él, debido a un acuerdo de cooperación entre los dos hospitales. Sin embargo, el médico que lo operó experimentó mezclando glóbulos blancos con las células cancerosas y reintroduciéndolas en el paciente mediante inyecciones mensuales para fortalecer su sistema inmunológico. Ese tratamiento no fue gratuito. El paciente falleció un año y medio después del diagnóstico, convencido de que estas intervenciones habían prolongado su vida. Nadie lo sabe con certeza, pero es bastante improbable.

Para más inri, nuestras autoridades sanitarias tienen el cuajo de aprobar medicamentos contra el cáncer sin tener la menor idea de si son mejores o peores que los que ya tenemos.[9,18] Este sistema defectuoso ha generado grandes gastos en quimioterapia con graves efectos secundarios asegurados, pero con dudosas ventajas. Incluso cuando se han llevado a cabo ensayos aleatorizados y se han hallado mejorías mínimas, estas diferencias insignificantes pueden desaparecer cuando los medicamentos se administran en la vida real a pacientes que padecen enfermedades concomitantes.[18]

11

El tracto digestivo

Un íleo pasado por alto

Una mañana de hace tres años, tuve un dolor en la parte inferior del abdomen que no me molestó demasiado. Entonces, de repente, un dolor extremadamente fuerte ascendió hasta mi boca que, en segundos, se llenó de saliva con un pronunciado sabor a sangre. Me apresuré al baño en muy malas condiciones pensando que iba a morir. He tenido dolor causado por cálculos renales, descrito en los libros de texto como el dolor más intenso que se puede experimentar, pero esto era peor, e inmediatamente pensé que debía de ser un íleo. Mi esposa, que también es médica, llegó a casa una hora más tarde y ambos auscultamos mi estómago con un estetoscopio. No había ruidos intestinales, de modo que los dos sospechamos que se trataba de un íleo.

El dolor no estaba presente todo el tiempo y, por la tarde corrí cinco kilómetros solo por el bosque, lo que fue una irresponsabilidad, pero ilustra lo optimista que soy. A diferencia de otras veces, no tuve gases durante la carrera ni el resto del día. Tampoco hubo deposiciones. Luego tuve ataques igualmente violentos tanto por la tarde como por la mañana y nos convencimos de que tenía un íleo.

Llamamos a un cirujano del Hospital Nacional Danés (Rigshospitalet), donde ambos trabajábamos, y me recomendó una tomografía abdominal urgente. No obstante, estaba obligado a ir al hospital Hillerød. Me sentí bien al llegar allí, pero estaba tan seguro del diagnóstico que me sometí a los análisis de sangre de rutina advirtiendo: «No se puede diagnosticar el íleo con una analítica». Estaba convencido de que lo que necesitaba era una tomografía.

Dos horas después, un médico declaró que no tenía íleo porque tenía ruidos intestinales, mi abdomen estaba blando y no parecía afectado. Le repetí que sufría dolores intermitentes increíblemente fuertes, pero no me escuchó. Había decidido que no era íleo, a pesar de que no había tenido gases ni defecado en todo el día. Sin embargo, en mi historia clínica no ofreció hipótesis alguna sobre lo que sufría. Me disculpé por cancelar los análisis de sangre, y él me dio la tarjeta de un coordinador con el que podía comunicarme si no mejoraba.

Al día siguiente, seguía teniendo dolor, pero evacué algunas heces sueltas.

Al tercer día, experimenté un fuerte dolor abdominal durante la noche y ataques insoportables de dolor con salivación a la mañana siguiente. Conduje hasta el departamento de cirugía del hospital Hillerød y comuniqué al personal que estaba convencido de que tenía íleo y que estaba en muy mal estado.

Los ataques de dolor eran tan fuertes que estuve a punto de desmayarme. Me puse en contacto con el personal varias veces y pedí que me viera un médico. Vi a varios entrar a mi habitación para ocho personas durante la mañana y escuché una conversación sobre un hombre que iba a ser trasladado a otro hospital. Me preguntaba por qué los médicos se ocupaban de los problemas menores antes de ver a un paciente con dolor abdominal agudo que indicaba íleo. Continuaron con sus tareas menores toda la mañana. Sentí que me castigaban por cancelar los análisis de sangre dos días antes.

Encontré una silla en el pasillo y me senté para demostrar mi existencia. Vi a más médicos yendo y viniendo, y les dije a las enfermeras que no entendía por qué los médicos no atendían a un paciente con dolor abdominal agudo. Sabían que era médico, pero se limitaron a responder que los médicos tenían sus propias prioridades.

Unas cinco horas después, mi desesperación se había convertido en furia. Llamé a mi esposa y acordamos que la situación era insostenible y que debía ir al Rigshospitalet.

Ella llamó a un colega de allí, pero estaba ocupado en ese momento.

Paré a un médico de camino a una sala con otros médicos. Escondí mi ira y amablemente dije que tenían que atenderme porque estaba en malas condiciones y era probable que tuviera un íleo. «Pronto vendrá un médico», dijo el médico antes de alejarse. Todos sabían que yo era médico; mi castigo no había terminado aún.

Al cabo de media hora, por fin vino una médica. Estaba convencida de que tenía gastroenteritis, a pesar de que yo señalé que los ataques de dolor extremadamente violentos eran incompatibles con ese diagnóstico. Le expliqué que tenía cierta experiencia con pacientes de cirugía gastrointestinal y también con infecciones de mi trabajo anterior en hospitales. Se preguntó por qué el primer médico me dio la tarjeta del coordinador; ella no podía ayudarme porque estaba cuidando a pacientes con cáncer.

Me enviaron a casa.

Al cuarto día, mi sufrimiento continuó. Tuve vómitos explosivos, una característica clave del íleo. Mi esposa estaba muy preocupada y dijo que debería haberme realizado una tomografía. Los días siguientes fueron horribles. Me acostaba sobre el estómago y no podía dormir debido a la intensidad del dolor.

En el Hospital Hillerød me dijeron que debía ver a mi propio médico si no mejoraba. Mi médico sospechaba cálculos biliares y quiso enviarme de regreso a Hillerød para un examen de ultrasonido. Me negué rotundamente. Bajo ninguna circunstancia volvería a un lugar donde no se tomaban en serio las quejas de los pacientes. Nunca más volveré a ese hospital. Luego me envió al Herlev, donde otro médico acordó hacerme una ecografía a la mañana siguiente, a pesar de que coincidimos en que los cálculos biliares no causan la diarrea acuosa que tenía en ese momento. Todavía estaba convencido de que sufría un íleo.

No se encontraron cálculos biliares. Llegó el médico jefe, Thomas Boel, e inmediatamente ordenó una tomografía de emergencia. Esta mostró una larga invaginación del intestino grueso de unos treinta centímetros donde había penetrado en sí mismo. Boel consultó con un especialista en cirugía de colon y decidieron que tenía que extirparme la mayor parte del intestino grueso al día siguiente, porque ya era demasiado tarde.

Pregunté varias veces cuán incapacitante podía ser esa operación y si era posible hacerme otra cosa, porque mi intestino no estaba mal.

Entré en Internet y leí artículos sobre la invaginación en adultos. La recomendación en todas partes es eliminar el intestino en su totalidad, lo que tiene que ver con el suministro de sangre. Había que extirpar mucho más que la parte invaginada. Me advirtieron que podría despertar con una bolsa en el vientre para las heces.

A la mañana siguiente, media hora antes de que llegara el celador, hice de vientre con normalidad por primera vez en una semana. Si no hubiera sido médico, me habrían operado, pero sabía que eso significaba que mi dolencia estaba mejorando. Por lo tanto, salí de la cama y se lo conté a las enfermeras y a Boel. Vino el camillero, pero se le pidió que esperara porque los médicos hablarían sobre mi caso en su reunión matutina. Un poco más tarde, Boel me dijo que los radiólogos habían detectado un tumor de cinco centímetros en el colon transverso, que parecía ser un lipoma que causaba mi íleo. Intentarían extraerlo a través del ano con colonoscopia para conservar el intestino.

La reunión de esa mañana había estado animada. Algunos sostuvieron que había que extraerme el colon, mientras que otros preferían ser más comedidos. Debería haber participado en la discusión. Habían debatido sobre mi vida y mi colon, y yo también era médico. Inmediatamente habría dicho que, dado que tenían dudas, debían ser prudentes.

Había tanto edema en la pared intestinal que no se atrevieron a extirpar el tumor de inmediato. Además, el departamento no tenía un cabestrillo lo suficientemente grande como para pasarlo alrededor del tumor y quemar su tallo, y no querían cortarlo ya que podía ser maligno.

Un milagro ocurrió en el último momento. El dolor desapareció y el tumor palpable en mi abdomen desapareció, lo que significaba que la invaginación se había enderezado. Tenía mucha hambre y pude ingerir comida de verdad por primera vez en una semana. Los médicos obtendrían un cabestrillo más grande del fabricante, pero la pared intestinal debía volver a la normalidad antes de poder usarlo. Estaba muy preocupado de que pudiera sufrir una recaída y que tuvieran que extirparme el colon de todos modos. Propuse que se reescribieran los libros de texto: siempre debe hacerse una colonoscopia antes de decidir eliminar una gran parte de un colon sano. Boel se mostró de acuerdo.

Me dieron cita para extirparme el tumor al cabo de cuatro semanas, pero era demasiado tiempo. Inmediatamente después tenía que presidir un importante simposio internacional en Copenhague que había organizado y, si algo salía mal, no podría hacerlo. Por lo tanto, solicité una cita tres semanas después.

No pudieron colocar el cabestrillo alrededor del tumor, por lo que colocaron dos bandas de goma alrededor del tallo para que muriera y fuera expulsado con las heces al cabo de dos a cinco días.

El dolor volvió al día siguiente y gradualmente empeoró. Uno de los médicos me había dicho que él creía que, si volvía a tener íleo, podrían sacar el intestino en sentido contrario con una colonoscopia. Eso era lo que yo pensaba. La noche anterior a la fecha programada para la resección de colon, hablé con un cirujano veterano y le pregunté si no podían enderezar mi colon en lugar de extirparlo. Él dijo que no, aunque tal vez podrían: la invaginación es un trastorno muy raro en adultos, y dado que los cirujanos no tienen experiencia con ella, eligen la solución más drástica porque el íleo puede ser mortal.

Fue una lucha contrarreloj. Lo peor llegó a los cuatro días. Bebí mucho y solo tomé sopa con la esperanza de facilitar la expulsión del tumor a través de las heces.

Lo hice justo a tiempo. Seis días después de que pusieran las bandas de goma, salió el tumor. Me resultó extraño ver un pedazo tan repugnante de mí mismo que ya no formaba parte de mi cuerpo. Lo lavé y lo corté. Era blanco por dentro, pero más coloreado con hemorragias en la periferia, y también había sangre en la superficie. Después de todo, me preocupaba que pudiera ser maligno, a pesar de que una biopsia lo había descartado cuatro semanas antes. Sabía que las microscopias pueden pasar por alto un cáncer, y que los tumores de colon grandes en personas de mi edad casi siempre son malignos.

Dos semanas después, se transmitió un documental en la televisión sobre el departamento de cirugía gastrointestinal del hospital Hvidovre,[1] donde fue ingresado un paciente al que vieron veintiún médicos diferentes en diecisiete días sin recibir un diagnóstico. Luego acudió a un hospital privado, donde solo tardaron veinte minutos en darle el diagnóstico correcto: cálculos biliares en la vejiga y el conducto biliar. También tenía una infección potencialmente mortal con estafilococos.[2,3]

El paciente, que era periodista, se quedó tan sorprendido por la experiencia vivida durante su hospitalización que hizo grabaciones secretas con su iPhone. De ese modo, pudo demostrar que los médicos cambiaron sus dictámenes para encubrir sus errores.[3] Después del diagnóstico, el cirujano jefe le dijo al periodista por teléfono que el riesgo de infección del tracto biliar aumentaba el tiempo necesario para llegar a un diagnóstico. Más tarde, el subdirector del hospital negó que eso fuera así durante una entrevista en directo. Y, más tarde aún, el cirujano jefe cambió su diagnóstico.

«Lo que se dijo entre el médico y yo divergió por completo de lo que dijo la gerencia cuando llegué con una cámara en la mano. Eso demuestra que están tratando de adaptar sus explicaciones», dijo el periodista.

El caso fue denunciado a la Junta de Seguridad del Paciente, que criticó al Hvidovre por tardar demasiado en iniciar las pruebas pertinentes.[1] El periodista recibió una disculpa del director del hospital, no por pasar por alto una infección potencialmente mortal, sino por cosas menores como consultas en los pasillos, la falta de limpieza adecuada y la multitud de médicos que lo atendieron.[1] Con una fiebre de cuarenta grados y una infección estafilocócica en la sangre, el periodista se levantó a rastras de su cama del hospital e informó de que todavía había heces antiguas en el borde del inodoro, y que seguía habiendo orina en el suelo, a pesar de que había grabado a la limpiadora saliendo del baño después de haber terminado su trabajo menos de un minuto antes.[3] Lamentablemente, esto es típico de las administraciones hospitalarias. No ahorran dinero en medicamentos demasiado caros; reducen el personal, prescindiendo primero de los más indefensos: los limpiadores.

El documental animó a más pacientes con vivencias similares a sacarlas a la luz. Como todavía estaba conmocionado por las propias, envié un correo electrónico y fui entrevistado en las noticias dos días después.[4] Esperaba que al contar mi historia, como lo hago en este libro, pudiera salvar la vida de otros. Los periodistas se pusieron totalmente de mi lado. Les parecía escandaloso que un profesor de medicina con años de experiencia en el sistema sanitario pudiera pasar tantas horas en un hospital con una afección potencialmente mortal sin que lo viera un médico. También les perturbó profundamente que mis síntomas fueran ignorados, a pesar de mis muchos años de experiencia en cirugía gastrointestinal. Además, mi mujer era una médica jefe experimentada que enseñaba a estudiantes de Medicina sobre infecciones gastrointestinales, y ambos habíamos acordado que tenía un íleo.

Expliqué que el íleo requiere una operación urgente y que tiene una tasa de mortalidad de alrededor del 16%: «Cuanto más tiempo se tenga el íleo, peor será. El intestino se vuelve vulnerable, y si las bacterias se deslizan a través de la pared intestinal e infectan la cavidad abdominal, un tercio de los pacientes mueren. Por lo tanto, estaba en una situación muy peligrosa. Me sentía muy solo y sabía que podía morir porque he visto morir a muchas personas en cirugías gastrointestinales y plantas hospitalarias. No es agradable estar así, y encima, advertir semejante falta de pericia médica».

Presentar una queja casi nunca lleva a ninguna parte, pero aun así lo hice por el bien de futuros pacientes. En primer lugar, me quejé al hospital Hillerød. Por una parte, me pareció chocante que, aunque había insistido en la intensidad del dolor, este no se describía en mi informe, en el que se describía un dolor bastante leve. En vez de mencionar su gravedad, el médico indicó un dolor parecido al «ardor de estómago», aunque en ningún momento referí reflujo o acidez estomacal, así que eso fueron imaginaciones suyas y una subestimación colosal de mis problemas. También señalé:

> En todos los departamentos donde he trabajado, siempre tomamos a las enfermeras en serio, y si una dice que un paciente está en malas condiciones y debe ser atendido por un médico, así lo hacemos, por supuesto. El hecho de que ninguna de las enfermeras le pidiera a un médico que me viera, o que si lo hizo, los médicos desestimaran su solicitud, da fe de unas prácticas cuestionables que podrían ser un peligro para los pacientes.
>
> Durante el transcurso de seis días, no comí casi nada. Algunos, nada, y otros, un trozo de pan crujiente en todo el día. Esa pérdida extrema del apetito tampoco es característica de la gastroenteritis.
>
> Nadie se tomó en serio la gravedad y la rareza de mis síntomas en ningún momento, y ni siquiera aparecen en el informe. Lo que los pacientes explican a sus médicos es de suma importancia, y si uno escucha con atención, a menudo puede hacer un diagnóstico solo con eso, en lugar de rechazar cualquier parte de la historia que no encaje con el diagnóstico provisional que hayamos creado en nuestra mente.
>
> La gran mayoría de las afecciones médicas y quirúrgicas graves fluctúan en intensidad, y es posible que el paciente no parezca afectado. Ese tipo de «impresiones» no deben llevar a los médicos a creer y mantener que probablemente la situación no sea tan mala como dice el paciente, pero eso fue justo lo que sucedió en mi caso.
>
> Es totalmente inaceptable dejar que un paciente espere cinco horas, sobre todo cuando ese paciente es un profesional médico y se presenta con un abdomen agudo, su esposa también es una profesional y ambos piensan que tiene un íleo. No entiendo que algo así pueda ocurrir, pese a que había muchos médicos presentes aquel domingo. Nunca he experimentado nada parecido durante mis años como médico en los hospitales universitarios de Copenhague. No debería ser posible. En el departamento se llevan a cabo unas prácticas repugnantes que deben erradicarse de manera drástica. Permítanme recordarles que el íleo es una afección potencialmente mortal.

El periodista aquejado de cálculos biliares también había declarado que el sistema era defectuoso.[2]

El hospital no salió al paso de mis críticas. Lo único que recibí fue una respuesta evasiva que decía que, sin duda, podía haber dudas acerca de la calidad del tratamiento que me habían ofrecido (!).

Los pacientes son muy pacientes y pueden perdonar mucho con tan solo una disculpa, pero los administradores no lo entienden. Nunca se disculpan por nada a menos que estén bajo una enorme presión, como en el caso del periodista. En la carta que me mandaron no había nada parecido a una disculpa. Por eso la gente se enfada.

Luego me quejé ante la Junta de Seguridad del Paciente, que tardó un año y medio en darme una respuesta, para terminar excusando al hospital Hillerød de toda infracción. Fue entonces cuando me di cuenta de los graves errores que había en mi historia médica, porque el hospital los envió junto con su informe a la junta.

Por ejemplo, se suponía que el médico y yo no tuvimos «ninguna sospecha de íleo fulminante, por lo que estábamos de acuerdo» en que volviera a casa. Eso no es cierto. En ningún momento descarté mi sospecha de íleo, y menos aún durante mi primera visita al hospital.

La peor parte fue una declaración de Henrik Stig Jørgensen, el cirujano jefe del departamento, quien manifestó estar muy sorprendido de que un cirujano jefe del Rigshospitalet (el hospital nacional) me recomendara una tomografía de urgencia después de una simple conversación telefónica sin reconocimiento médico, y por el hecho de que «un médico del Rigshospitalet pudiera hacer un diagnóstico por teléfono, mientras que otro médico del Hillerød no había llegado a esa conclusión después de un examen físico».

Esas declaraciones desprenden cierto tufillo a celos profesionales: «No te creas tan importante por trabajar en el Rigshospitalet, el mejor hospital del país». Además, al contrario de lo que afirma Jørgensen, el cirujano del Rigshospitalet no me hizo un diagnóstico, sino que me recomendó una prueba diagnóstica muy pertinente. Jørgensen también obvió el hecho de que mi mujer y yo somos médicos, que habíamos realizado el examen físico del que hablo y que habíamos acordado que probablemente tenía un íleo. Por último, pareció olvidar que casi nada es constante en este mundo, y que pude haber tenido un aspecto diferente cuando llegué al Hillerød.

La soberbia de Jørgensen no tenía límites. Yo había firmado mi carta a la Junta de Seguridad del Paciente con todos mis títulos. Aunque la respuesta de Jørgensen constaba solo de dos páginas, se refirió a mí, en diecisiete ocasiones, como el «profesor, investigador y licenciado en Biología y Medicina Peter Christian Gøtzsche», lo que en determinados momentos resultaba del todo grotesco. Por ejemplo: «El personal sanitario y la cirujana jefe percibieron que el profesor, investigador y licenciado en Biología y Medicina Peter Christian Gøtzsche se mostraba impaciente en la sala de espera. Si bien es cierto que cinco horas suponen una larga espera, en realidad se le dio prioridad al profesor, investigador y licenciado en Biología y Medicina Peter Christian Gøtzsche por delante de otros pacientes».

Eso es mentira. No se le dio ninguna prioridad a mi ataque agudo. Además, Jørgensen también faltó a la verdad al decir que «La cirujana jefe recuerda con claridad que ambos coincidieron en que no había signos de enfermedad grave». La cirujana escribió en mi historia médica que podía tener gastroenteritis. Y aunque hubiera aceptado esa posibilidad tan remota, estaba convencido de que mi caso era grave y de que tenía un íleo. Técnicamente, no se trataba de un íleo sino de un subíleo, porque este mejora a veces con la defecación, pero eso es irrelevante para la cuestión que nos ocupa. Si hubiera podido escoger, me habría hecho una tomografía de urgencia. Sin embargo, a pesar de mi experiencia, estaba a merced de otras personas. Lo más curioso es que uno de los primeros diagnósticos que hice como estudiante de Medicina fue un íleo en una anciana que se quejaba de dolor de estómago. En aquel entonces, di ese diagnóstico provisional usando las manos y el estetoscopio. El médico jefe se quedó tan impresionado que me ofreció trabajo para cuando acabara la carrera.

Jørgensen terminaba la carta diciendo que la directiva del departamento no consideraba en absoluto que sus prácticas fueran incorrectas. Lo que ocurre es que uno no puede evaluarse a sí mismo de manera creíble, y, de hecho, Jørgensen demostró lo contrario en su misiva. Hace falta ser muy retorcido para pisotear a un paciente que ya está en el suelo y que teme las consecuencias de la grave enfermedad que se había diagnosticado él mismo, pero que el departamento desoyó. Otra muestra evidente del desprecio del jefe del departamento hacia los pacientes es que eligiera referirse a la víctima como el «profesor, médico jefe, licenciado y máster en Medicina Peter Christian Gøtzsche».

Varios de los miembros de mi familia han tenido experiencias horrorosas en ese departamento en particular, razón por la cual mi mujer intentó evitar terminar allí. «El bacalao se pudre desde la cabeza hacia abajo», como dicen los canadienses.

Hay varias conclusiones que pueden sacarse de mi caso:

> Los médicos no deben tergiversar las palabras del enfermo para que se ajusten mejor a lo que ellos creen que padecen sus pacientes, ni escribir síntomas que no existen en las historias clínicas, como se hizo conmigo. Cuando ocurre algo así dentro del mundo científico, se le llama fraude.

No podemos confiar en las historias clínicas. Los médicos las han alterado en muchas ocasiones cuando se han metido en líos, a pesar de que sea un delito. Por ello, es recomendable pedir los informes desde el principio, para solicitar enmiendas si son incorrectos o no reflejan bien tu estado. En mi caso, la Junta de Seguridad del Paciente repitió la falsedad de la acidez estomacal al eximir al hospital Hillerød de toda responsabilidad. Los pacientes pueden solicitar una copia de sus historias clínicas, y también deben tener el derecho de aprobar lo que se registra en ellas.

Por desgracia, habrá momentos en los que sea necesario llevar un micrófono o una cámara oculta, ya que es posible que los médicos mientan para encubrirse a sí mismos o a sus colegas.

Los pacientes deberían tener la oportunidad de participar en las reuniones de los médicos para decidir qué pruebas de diagnóstico o tratamientos se les ofrecen, máxime cuando haya desacuerdo entre los facultativos, cuando la enfermedad del paciente sea grave y cuando el diagnóstico o el tratamiento presenten riesgos significativos.

La epidemia del sobrepeso

En el verano de 2017, nos fuimos toda la familia de vacaciones a un hotel de lujo en Grecia. Una mañana, mientras desayunaba, me sorprendió tanto la apariencia del resto de los huéspedes que hice un recuento.[5] Nueve de cada diez adultos tenían un sobrepeso evidente, y muchos estaban realmente gordos, algo que no se podía achacar a la luz del sol. Los más gordos eran los que más se llenaban los platos, y casi siempre repetían. Era alucinante lo que comía esa gente. Una mujer griega se zampó unas setenta tortitas con chocolate. Lo más desgarrador fue la imagen de los niños, ya rollizos, que no tardarían en estar tan gordos como sus padres.

La mayoría eran griegos. La economía de Grecia sigue siendo pobre, y aquel era un hotel de lujo, así que eran todos pudientes. Deben de saber que el sobrepeso aumenta el riesgo de complicaciones y muerte prematura. Supongo que tienen algo de autodisciplina porque les ha ido bien en la vida, y eligen volverse obesos porque les proporciona una mejor calidad de vida que compensa el mayor riesgo para la salud.

La obesidad no es una enfermedad, pero aumenta el riesgo de hipertensión, cardiopatías y diabetes. Si una persona obesa visita a su médico por cualquier motivo, este pueden indagar un poco y recetar tres o cuatro medicamentos para reducir la tensión, el colesterol y la glucemia.

En Dinamarca, estos medicamentos están subvencionados. Pero ¿acaso tiene lógica que los contribuyentes paguen por ellos? Algunas personas tienen sobrepeso a causa de otros problemas de la vida y se consuelan comiendo demasiado; otras comen sin restricciones y sin pensarlo; y unas cuantas son obesos porque toman psicofármacos. Sin embargo, la mayoría de los obesos no tienen excusa: simplemente, han elegido comer más de lo necesario.

¿Debemos subvencionar los medicamentos que no tratan enfermedades, sino factores de riesgo? A fin de cuentas, disminuyen un poco el riesgo de complicaciones, pero también ocasionan muchos daños. Todos tenemos factores de riesgo para todo tipo de cosas, de modo que la industria farmacéutica aprieta las tuercas con insistencia y perseverancia. Además, no hay que olvidar que el sector, en connivencia con médicos corruptos a sueldo, está bajando continuamente el listón de lo que se considera normal, con el objetivo de vender medicamentos a personas sanas. Deberíamos subir un poco ese listón, y solo subsidiar medicamentos cuando los riesgos sean considerables; por ejemplo, cuando los pacientes tienen la tensión muy alta o hipercolesterolemia hereditaria, pero no si se trata de un estilo de vida elegido.

John McDougall es un especialista en medicina interna residente en California, que al principio de su carrera se dio cuenta de que era mejor enseñar a la gente a comer de otra manera que administrar medicamentos. Imparte cursos para profesionales sanitarios y personas con sobrepeso, y recomienda una dieta vegana, sin productos animales. Además, es un gran comunicador. En 2014 me invitó a dar un par de charlas un fin de semana y me hizo cuatro entrevistas el último día. Uno de ellas la han visto más de trescientas mil personas en YouTube (*Dr. Peter Gøtzsche exposes big pharma as organized crime*) [El doctor Peter Gøtzsche denuncia el crimen organizado de la industria farmacéutica].

Al perder peso, mucha gente puede dejar de tomar medicamentos. Todos los médicos saben que la pérdida de peso es un método muy eficaz para resolver muchos problemas, no solo la hipertensión y la diabetes, sino también los dolores de artrosis. El motivo principal de que no lo tengamos más en cuenta es porque resulta difícil de mantener. Además, llegar a conseguirlo conlleva tiempo y esfuerzo. Es mucho más fácil y más lucrativo repartir pastillas para adelgazar, pero es mejor no tomarlas, porque son demasiado peligrosas (véase más abajo).

En 2017, di otro curso de fin de semana en Estados Unidos, cuyo organizador también estaba interesado en el tema de la nutrición. Creo recordar que la mayoría de los doscientos participantes eran veganos. La comida que se sirvió era vegana, como cuando visité a McDougall. Hubo quien dijo que comer solo plantas era como comer tierra, pero al final se acostumbraron. Yo reconozco que me costó pasar aquellos dos fines de semana veganos en Estados Unidos. Cuando uno de los participantes me comentó que hacía cuarenta años que era vegano, no pude evitar responderle: «¡Pues yo llevo sesenta y siete comiendo de todo!». Una mañana confesé públicamente cuánto me gustaba desayunar con dos huevos fritos, beicon y una salchicha, alimentos prohibidos para los veganos. También dije que iban a tener que enseñarme ensayos clínicos que demostraran que el veganismo alargaba la vida al menos cinco o diez años para que me planteara dejar de comer lo que me gusta.

Aun así, he de admitir que escuché testimonios sobre lo mucho que se podía adelgazar con la dieta vegana, lo que me pareció creíble debido a lo poco estimulante que resulta alimentarse únicamente de plantas. También he oído hablar de personas que superan la enteropatía inflamatoria (enfermedad inflamatoria intestinal) crónica. Creo que es probable que un cambio en la dieta induzca cambios en las bacterias intestinales, lo que podría afectar a diversas enfermedades, pero insté a los participantes a publicar sus hallazgos y a investigar sobre estos temas (sobre todo con ensayos aleatorizados). Un amigo mío tuvo una enteropatía inflamatoria durante treinta y cinco años, pero mejoró con el tiempo, y ahora tiene largos periodos asintomáticos, de hasta un par de años. Si se hubiera pasado a una dieta vegana antes de mejorar, ahora estaría convencido de que se debía a la alimentación, y no a un proceso de curación natural.

Los veganos no obtienen las sustancias nutritivas esenciales que necesitan. La falta de vitamina B12 se menciona con mayor frecuencia, pero es más que eso. Puedes averiguarlo buscando en Google las recomendaciones de suplementos veganos.

No entiendo por qué tantos veganos recurren a los excesos. ¿Por qué no sabe a nada la cerveza de los restaurantes veganos (si es que tienen cerveza)? Porque se ha eliminado el alcohol mediante un proceso químico. Eso no es natural y no tiene nada que ver con ser vegano. ¿Y por qué solo se ofrece agua helada, tanto para el almuerzo como para la cena? El agua helada sirve para que los osos polares puedan nadar. Fui a la recepción para pedir una cerveza para el almuerzo, pero no pude conseguirla porque el bar no abría hasta las cinco, a pesar de que me alojaba en el Hilton. Entonces pregunté dónde podía comprar una cerveza en la ciudad, y me llevaron en el autobús del hotel hasta un bar alemán en el que conseguí una botella de cerveza negra, lo que me ayudó a pasar la comida vegana. Siempre como con una cerveza los fines de semana.

Dado que perder peso y mantenerse es difícil, debemos hacer todo lo posible para evitar el sobrepeso. Pero si fracasamos y «comemos por adelantado», como me dijo mi mujer durante unas vacaciones en Francia, ¿qué hacemos para pagar nuestras deudas?

El mundo de las dietas es una gran industria, y los consejos suelen ser confusos y contradictorios. Entonces, ¿qué harías si quisieras perder seis kilos? Yo decidí no hacer cambios en mi dieta aparte de comer menos y hacer más ejercicio. Mi enfoque fue científico y muy simple. En Internet se puede averiguar fácilmente cuál es tu metabolismo básico; el contenido calórico de los alimentos y alcohol; cuántas calorías se consumen al hacer ejercicio y la cantidad de calorías que hay en el tejido adiposo. Eso es todo lo que necesitas para hacerte una hoja de cálculo. Cuando se habla de calorías, la gente suele referirse a las kilocalorías, pero las llaman así. Así pues, empecé a pesar mi comida todos los días, hacía ejercicio la mayoría de ellos, y la hoja de cálculo me iba indicando cómo perder doscientos gramos diarios, según había planeado.

El peso varía con la cantidad de líquidos que haya en el cuerpo, pero te puedes hacer una idea bastante aproximada de tu progreso. Cuando te subes a la báscula cada mañana, te conviertes en tu propio juez despiadado, y bajar de peso se convierte en una especie de deporte.

Descubrí que ciertos alimentos que no consideraba «engordantes» tienen una cantidad de calorías sorprendentemente alta, como las galletas, que dejé de comprar para evitar la tentación. Cuando mi mujer horneaba un pastel, me comía un trozo la mitad de grande que de costumbre y disfrutaba un poco más de ese pequeño trozo. Si por la noche tenía tanta hambre que me dolía la barriga, no lo echaba todo por tierra volviéndome loco, sino que me comía una rebanada fina de pan con queso, lo que no tiene tantas calorías.

Al cabo de tres semanas, después de haber perdido cinco kilos, la cosa se puso difícil. No sabía por qué, pero leí el motivo en Internet. Cuando uno adelgaza, su metabolismo básico disminuye y gasta menos calorías al hacer ejercicio. Si se hace mucho ejercicio, el peso muscular aumenta. Por lo tanto, habrá que ajustar los valores de la hoja de cálculo. En ese momento, tienes que ponerte muy serio. Mi pérdida de peso disminuyó, y tardé otras cuatro semanas en perder tres kilos más. No había estado tan delgado desde hacía treinta años.

El problema es que hay que estar constantemente en guardia. Un año después, recuperé cuatro kilos y tuve que hacer otra ronda, aunque esta vez sin la hoja de cálculo, porque ya había aprendido lo que tenía que hacer.

Es difícil, pero esta es la mejor manera de adelgazar. Si evitas comer en exceso, lo que normalmente es un mal hábito, es muy probable que puedas mantener tu calidad de vida sin necesidad de medicarte. Sin embargo, a medida que envejecemos, es sorprendente la poca cantidad de comida que vamos necesitando, incluso si corremos muchos kilómetros en el bosque todos los días.

En lugar de ofrecer fármacos, deberíamos ofrecer cursos gratuitos sobre cómo comer menos y mejor. Si eso no ayuda, y los pacientes quieren tomar medicamentos por sus factores de riesgo inducidos por la obesidad, deberían pagárselos ellos mismos. Los cierto es que estos fármacos reducen la calidad de vida de muchas personas. Pueden provocar cansancio y dolor muscular, reducen el deseo sexual, causan impotencia y muchos otros problemas que suelen asociarse a la edad, cuando en realidad se deben a los medicamentos.

Afirmar estos hechos es una especie de tabú. No estoy en Facebook, pero, cuando escribí sobre estos temas en un periódico,[5] me dijeron que se publicaron cientos de comentarios de gente indignada. Y cuando me invitaron a unas bodas de oro, un colega me atacó en el acto diciendo que esperaba que fuera mi mujer la que condujera el coche. ¿Por qué? Porque si tenía un accidente, yo mismo debería pagar los gastos del hospital (!). Fue imposible convencerlo de que mi artículo no podía interpretarse así. Si nos ponemos enfermos, claro que debemos recibir atención sanitaria gratuita, al menos en mi país, tengamos sobrepeso o no. Y si un fumador tiene cáncer de pulmón, le tratamos el cáncer de manera gratuita. Es increíble cómo las emociones pueden inducir a que las personas no piensen con claridad.

Uno de los mayores culpables de la epidemia de obesidad es el azúcar. En los años sesenta, la US Sugar Research Foundation quiso «refutar» la preocupación que había en torno al papel del azúcar en las enfermedades cardiacas y echar la culpa a los alimentos grasos. Así, la fundación patrocinó una investigación realizada por científicos de Harvard, que publicaron su revisión en la *New England Journal of Medicine* en 1967 sin advertir que estaba financiada por la industria azucarera.[6] La fundación seleccionó los estudios que verían los investigadores, y luego aplicaron distintos raseros a diversos estudios. De esta manera, criticaron muy duramente las investigaciones que asociaban el azúcar con enfermedades cardiacas y pasaron por alto los defectos de los estudios que desvelaban los riesgos de los alimentos grasos.

Los estudios de observación que vinculan el consumo de azúcar con las enfermedades fueron descartados por incluir demasiados factores potencialmente confusos. Por el contrario, los estudios experimentales se descartaron por ser muy diferentes a la vida real. Uno de esos estudios, en el que se descubrió un beneficio para la salud de las personas que comen menos azúcar y más verduras, fue descartado porque los cambios en la dieta no eran factibles. Otro estudio en el que las ratas recibieron una dieta baja en grasas y alta en azúcar fue rechazado porque «tales dietas rara vez son consumidas por los seres humanos».

Así, los investigadores de Harvard recurrieron a estudios que analizaban los riesgos de las grasas, que incluían el mismo tipo de estudios epidemiológicos que habían descartado cuando se trataba del azúcar. Citando pocas características de cada estudio y ningún resultado cuantitativo, determinaron que eliminar las grasas era «sin duda» la mejor opción dietética para prevenir las cardiopatías.

La Universidad de Harvard está en Boston, sede también de la *New England Journal of Medicine*. Una vez más, esta revista médica fue muy perjudicial para la salud pública.

Durante la década de los setenta, la Asociación Estadounidense del Azúcar convenció a la FDA para que emitiera la declaración de que el azúcar no era peligroso para la salud.[7] Cabe señalar que el presidente del comité de la FDA también era el presidente de esa asociación. Y la corrupción continúa hasta nuestros días. En 2015, el *New York Times* obtuvo correos electrónicos que revelaban las cálidas relaciones entre Coca-Cola y los investigadores subvencionados que realizaron estudios con la intención de trivializar los efectos de las bebidas azucaradas en la obesidad.[6] La Associated Press obtuvo correos electrónicos que exponían cómo un fabricante de dulces financiaba e influía en los estudios para demostrar que los niños que comen dulces tienen un peso corporal más saludable que los que no lo hacen.[6] Las tácticas de la industria azucarera son muy similares a la negación organizada que empleaba la industria del tabaco, y las asociaciones del corazón y contra el cáncer han sido corrompidas por sus millones.

En Dinamarca, Arne Astrup, el experto más reconocido en nutrición, realizó un ensayo sufragado entre 1990 y 1994, pero no se publicó hasta 2002.[8] El gigante azucarero danés, Danisco Sugar, fue uno de los financiadores, y el ensayo demostró que las bebidas azucaradas producen aumento de peso. En 1997, Astrup escribió un folleto en nombre de Danisco en el que afirmó que el azúcar no se convierte en grasa, a pesar de que se sabe desde hace décadas.[9] Astrup también ha sido consultor de Coca-Cola y fue presidente del Consejo Danés de Nutrición, un organismo público. En 2015, se descubrió que Astrup estaba en la junta directiva de Global Energy Balance Network, una red internacional de investigación que ha recibido muchos millones por parte de Coca-Cola,[10] una de las compañías más perniciosas del mundo. Ojo al dato: esta red afirma que las bebidas azucaradas y la comida rápida no son las causas principales del sobrepeso (!).

El azúcar está presente en todas partes, incluso en los alimentos procesados, y a menudo en grandes cantidades. En mi supermercado local, encontré estas cantidades de azúcar: salsa de tomate y salsa de barbacoa, 24%; mostaza dulce, 32%; chutney de mango, 42%; salsa de chile dulce, 51%, y chutney de mango dulce, 55%. El azúcar está oculto en muchos productos que no sospecharías, por el simple hecho de que no tienen un sabor particularmente dulce. Algunas personas toman más de un kilo de azúcar a la semana.

Es importante comer la menor cantidad de azúcar posible porque causa muchos otros daños, aparte de la obesidad. Los refrescos destruyen los dientes a través de las caries y el azúcar puede actuar casi como un narcótico, aumentando el ansia de más azúcar, mientras que los niveles de insulina oscilan hacia arriba y hacia abajo. Además, los cambios de humor, la irritabilidad, la fatiga y la falta de concentración pueden estar relacionados con el consumo de azúcar. El azúcar estimula los mismos centros de recompensa del cerebro que la nicotina, la cocaína y el sexo, y como ocurre con los otros estimulantes, sus «subidones» no duran mucho. Luego tenemos la diabetes, la insuficiencia renal, los ataques cardiacos y una multitud de problemas más.

Los refrescos siempre han estado prohibidos en nuestra casa. Lo único aceptable es el zumo de fruta recién exprimido. Nuestras hijas nunca los echaron de menos porque no les permitimos volverse adictas a la Coca-Cola y demás. La mayoría de las veces, también evitamos comprar dulces y chocolate.

El azúcar consiste en cantidades iguales de glucosa y fructosa, y ambas sustancias se pueden convertir en grasa. Cuando un joven delgado comenzó a comer una dieta rica en azúcares que come tanta gente, incluidos los cereales para el desayuno, el yogur y el té helado, ganó ocho kilos y medio en dos meses, a pesar de que no había consumido más calorías de lo habitual y no tocó los refrescos, el helado ni el chocolate.[7] Una caloría no es solo una caloría, depende de dónde viene. Cuando retomó su dieta normal, los kilos desaparecieron de su vientre, pero tuvo que pasar un periodo con síntomas de abstinencia.

Para aumentar las ventas, la industria alimentaria ha llevado a cabo experimentos para descubrir cuál debería ser la cantidad óptima de dulzor.[7] Coca-Cola ha sido muy efectiva en la venta de sus productos en las zonas más rurales y empobrecidas del mundo. En 2008, la compañía dijo que el Territorio del

Norte en Australia era la región en la que más vendía por habitante del mundo.[7] Pues bien, muchos de los aborígenes mueren jóvenes de diabetes e insuficiencia renal, por lo que parece que Coca-Cola ha acortado la vida de millones de personas.

¿Qué deberíamos comer?

¿Qué comemos entonces? Si buscas en Google «dieta de Cochrane», te aparecerán entradas interesantes en la primera página, incluida una revisión sistemática de 2017 sobre estudios observacionales de dietas vegetarianas y veganas.[11] Por desgracia, no es convincente. Los estudios de cohortes mostraron un riesgo reducido de incidencia o mortalidad por cardiopatía isquémica (riesgo relativo [RR] = 0,75; IC del 95%: 0,68 a 0,82) y la incidencia de cáncer (RR = 0,92; 0,87 a 0,98), pero no del total de enfermedades cardiovasculares y cerebrovasculares, la mortalidad general y la mortalidad por cáncer. El análisis realizado entre los veganos reveló una disminución del riesgo de contraer cáncer (RR = 0,85; 0,75 a 0,95), aunque este resultado solo se obtuvo en un número limitado de estudios.

Hay muchas revisiones Cochrane sobre dietas. Si buscas la palabra «dieta» en la Biblioteca Cochrane, te sale una lista de doscientas ochenta revisiones que se pueden examinar rápidamente, ya que la gran mayoría se centra en enfermedades específicas y no en prevención.

Un documental televisivo llamado *The World's Best Diet* investigó algunas de las dietas más variadas del mundo. La de las Islas Marshall quedó en última posición, con la tasa de mortalidad asociada a la diabetes más alta del mundo, y una de las poblaciones con más sobrepeso. Sus habitantes comen principalmente alimentos enlatados de Estados Unidos, y también verduras enlatadas, porque cuestan menos que los productos frescos. Por sorprendente que parezca, no toman mucho pescado, y prefieren las colas de pavo estadounidenses, que contienen un 73% de grasa.

México sufre inmensamente por el acuerdo de libre comercio con Estados Unidos. La población consume una gran cantidad de refrescos y es muy obesa. Cómo no, los Estados Unidos se encuentran entre los últimos puestos de la clasificación.

El extremo superior de la lista resulta igual de interesante. Aquí nos encontramos a los países nórdicos, Francia, Italia y España. Por ejemplo, los habitantes del pueblecito italiano de Campodimele disfrutan de una esperanza de vida de noventa y cinco años, cultivan sus propios huertos, usan aceite de oliva, comen pollo y muy poca ternera. Francia es particularmente interesante porque sus gentes desafían los consejos dietéticos habituales, se deleitan con quesos y carnes grasas, pero aun así tienen una larga esperanza de vida.

La conclusión es que las poblaciones que lo hacen bien consumen una ingesta mínima de alimentos procesados, por lo que parece que las industrias de alimentos y bebidas son las grandes culpables. Si se las sometiera a una regulación estricta, los efectos sobre nuestra epidemia de obesidad, nuestra salud y nuestra longevidad podrían ser espectaculares. De momento están prácticamente desreguladas, a pesar de que ejercen una influencia en nuestra salud similar a la de la industria tabacalera, algo que sin duda debería cambiar.

En definitiva, creo que lo más prudente es seguir el viejo consejo de tomar una dieta variada con poca carne de ternera y muchas verduras, evitando los refrescos y el azúcar.

El ejercicio

Cuando la Asociación Estadounidense contra la Diabetes, una organización sin ánimo de lucro, anunció en su sitio web que el tratamiento de la diabetes era más que controlar la glucemia, y que también debía vigilarse la tensión arterial y el colesterol, nada dijeron sobre las mejores curas posibles y comprobadas: la pérdida de peso y el ejercicio.[12,13] No sé, es posible que fuera porque las supuestas organizaciones «sin ánimo de lucro» que lideran esta iniciativa estaban patrocinadas por AstraZeneca, Aventis, Bristol-Myers Squibb, Eli Lilly, GlaxoSmithKline, Merck/Schering-Plough, Monarch, Novartis, Pfizer y Wyeth.

El ejercicio es bueno para tantas cosas que no hay duda de que todos deberíamos hacerlo. Antes de una de mis reuniones en el Ministerio de Salud de Dinamarca, el guardia de la entrada me señaló el ascensor, así que le pregunté: «¿No es este el Ministerio de Salud?», y le dije que los ascensores eran para las personas discapacitadas y los repartidores. Yo uso siempre las escaleras, incluso hasta el piso catorce de mi hospital, subiendo los escalones de dos en dos. Me consideraré muy viejo cuando ya no pueda hacerlo.

Sin embargo, tiene sus riesgos. Cuando envejeces, no levantas tanto los pies al correr, lo que significa que puedes tropezar con piedras y raíces de árboles que no ves. También es más fácil caerse de la bicicleta cuando un perro se cruza de pronto en tu camino. He decidido correr ese riesgo, porque me resulta extremadamente aburrido correr en las cintas de los gimnasios. Si corres ocho kilómetros por el bosque, el paisaje cambia a cada momento, y aunque estás familiarizado con él, el camino no se hace largo. Ocho kilómetros en una cinta de correr parece una media maratón, y no puedes escuchar a los pájaros ni conocer a gente, perros y caballos.

La osteoporosis produce predisposición a las fracturas, pero si corres, tus huesos estarán en buena forma. Un estudio reciente arrojó el sorprendente resultado de que los jugadores de fútbol masculino de entre sesenta y cinco y ochenta años,

que habían entrenado toda su vida, tenían una mayor densidad ósea en las piernas que los jóvenes sin entrenamiento de cuarenta y siete años menos.[14]

Si el ejercicio se convierte en una parte de tu vida, puedes optar por aceptar el riesgo de caerte porque te gusta lo que estás haciendo, lo que aumenta tu calidad de vida.

Los consejos dietéticos de las autoridades

Hay muchos consejos dietéticos a mano, pero muy pocos son útiles. La mayor parte es pura especulación sin pruebas que la respalde, por lo que no debe sorprender que los consejos suelan ser contradictorios. Existe un gran mercado de vitaminas, minerales y otros suplementos, pero el mejor consejo que puedo darte es este: no compres ninguno a menos que seas vegetariano o vegano. Si comes una dieta variada, lo más probable es que obtengas lo que necesites, y si tomas suplementos, podrían hacerte daño. Por poner un ejemplo, una revisión de ensayos controlados con placebo sobre antioxidantes demostró que el betacaroteno y la vitamina E aumentan la mortalidad.[15]

¿Qué pasa con los consejos de las autoridades sanitarias? También has de ser escéptico. En primer lugar, las instituciones siempre piensan en términos utilitarios: «Si toda la población lo hiciera así, podríamos salvar tantas vidas». Pero cada cual debe pensar en sí mismo. En segundo lugar, se dispone de muy pocas pruebas fiables sobre los efectos de los cambios dietéticos que proponen, porque se han realizado muy pocos ensayos aleatorizados. A continuación, expongo un ejemplo.

En 2001, la Junta Nacional de Salud de Dinamarca lanzó la campaña Seis al Día, que yo pensé que significaba que debíamos comer seis piezas de fruta todos los días, lo que me pareció imposible. Algunos días no me comía ni una, simplemente porque lo olvidaba. Resultó que las verduras también contaban, así que podía comer, por ejemplo, tres manzanas, un tomate grande, una zanahoria grande y un plátano. Sigue siendo un gran desafío.

No estoy obsesionado con lo que como, y además supuse que nuestras autoridades no tendrían ningún dato firme que respaldara tales recomendaciones. Nuestra junta de salud también ha aconsejado a los hombres que limiten su consumo de alcohol a un máximo de tres bebidas al día, y solo dos para las mujeres.

Ante esta clase de consejos, lo primero que debes preguntarte es: ¿este consejo se basa en ensayos aleatorizados? Obviamente, no, porque no sería factible designar al azar diferentes niveles de ingesta de frutas y alcohol durante años.

Los estudios observacionales están plagados de dificultades. Las personas que comen poca fruta y verdura, o beben más que otras, no pueden compararse con vegetarianos y abstemios. Se diferencian de ellos en toda clase de cosas que podrían influir en su longevidad. Si vamos a confiar en la observación, se requiere una investigación de alta calidad, y la posterior disminución de la mortalidad debe ser sustancial. De lo contrario, cualquier disminución podrá atribuirse al sesgo. Pero ¿qué es algo sustancial? Muchos epidemiólogos respetados han publicado resultados erróneos que indican que, debido a lo fácil que es ser engañado, cuesta creerse hasta los resultados menos sorprendentes.[16] Algunos han declarado que ni siquiera un triple aumento de riesgo basta para convencer, y la persuasión solo se logra si el límite inferior del nivel de confianza del 95% es superior a un riesgo tres veces mayor (lo que significa que estamos seguros al 95% de que el riesgo real aumenta al menos tres veces).

Pongamos algunos ejemplos para aclararlo. Al buscar «duplica el riesgo» en los títulos de los resúmenes de PubMed, el artículo más reciente se llamaba: «La ingesta de alcohol aumenta más del doble el riesgo de episodios cardiovasculares tempranos en los fumadores jóvenes hipertensos».[17] Suena bastante aterrador, ¿no? Incluso si no eres joven, no tienes la tensión alta y no fumas, igual te planteas dejar el alcohol. Podrías deducir que si el alcohol es tan perjudicial para las personas con estas características, también lo será para la gente como tú.

Este es el tipo de estudio que continuamente aparece en los titulares de las noticias, y que siempre contradicen otras investigaciones al cabo de un tiempo, lo que crea una gran confusión y hace que algunas personas desconfíen de cualquier consejo dietético.

¿Cuál era el riesgo real? En su resumen, los autores indican que, en un modelo multivariable que también incluye el seguimiento de los cambios en la tensión arterial y el peso corporal, el cociente de riesgos fue de 1,48 (IC del 95%: 1,20 a 1,83) en el caso de los fumadores, y 1,82 (1,05 a 3,15) en el de los consumidores de alcohol.

Entonces recelé bastante y descarté los hallazgos por completo. Los autores afirmaron que el riesgo de episodios cardiovasculares por beber alcohol era mayor que el riesgo por fumar, lo cual me resulta difícil de creer. Además, el límite inferior del intervalo de confianza del 95% se acercó mucho a 1, lo que significa un aumento del riesgo nulo.

Otro estudio de PubMed no trataba sobre dietas, pero quiero mencionarlo porque es típico de gran parte de la bibliografía médica. En él se examinó si el llanto infantil excesivo podía prever problemas emocionales y de comportamiento entre los cinco y seis años.[18] El llanto infantil excesivo se asoció con un riesgo doble de problemas de conducta, hiperactividad y problemas de humor en general. Los cocientes de posibilidades (que son muy similares a los cocientes de riesgo cuando las tasas episódicas son bajas) variaron entre 1,75 (IC del 95%: 1,09 a 2,81) y 2,12 (1,30 a 3,46).

Cuando empecé a leer el resumen, mi primer pensamiento fue: «Claro, seguro que los bebés llorones tienen un mayor riesgo de problemas posteriores. Es razonable suponer que los bebés difíciles puedan seguir siéndolo cinco años después; igual es una cuestión genética. O tal vez fuera la madre la difícil, en ambos momentos».

Además, ser la madre de un bebé que llora puede ser muy estresante. No se puede esperar que todas sean observadoras neutrales en cinco años. Por lo tanto, busqué todo el artículo y descubrí que el estudio se basó en las evaluaciones de estas madres de sus hijos. Llegado a este punto, normalmente habría dejado de leer. Aparte del sesgo de las evaluaciones, el cociente de posibilidades tampoco era muy impresionante.

Sin embargo, tenía curiosidad sobre las conclusiones de los autores, porque yo no habría podido sacar nada en claro de un estudio como este. Estos dijeron que una atención especial a las madres agobiadas por el cuidado de sus bebés llorones podía ser una estrategia factible para la prevención de los problemas de humor y comportamiento al cabo de los años. Bastante descabellado, aunque típico de los buenistas de la sanidad. Pedir ayuda para los necesitados te hace quedar bien, pero todo tiene un precio, y no debemos proponer intervenciones sin estar seguros de que funcionarán.

Volviendo a las dietas, la búsqueda de vínculos sutiles entre la alimentación, el estilo de vida o los factores ambientales y las enfermedades son una fuente inagotable de terrores que ofrecen pocas certezas.[16] No sé en qué se basó la campaña Seis al Día, pero, al buscarla en Google (en danés) y permitir la sugerencia de opciones mientras escribía, enseguida encontré un gran metaanálisis de noventa y cinco estudios ejecutado en 2017.[19] De acuerdo con sus resultados, combinando frutas y verduras, el riesgo relativo de la mortalidad general era de 0,90 (IC del 95%: 0,87 a 0,93) con una ingesta de doscientos gramos al día (correspondiente a dos manzanas). También se observaron menos riesgos consumiendo hasta ochocientos gramos al día, en cuyo caso se calculó una reducción de la mortalidad del 31%.

Los autores concluían así: «Se estima que entre 5,6 y 7,8 millones de muertes prematuras durante 2013 pueden atribuirse a una ingesta de frutas y verduras por debajo de quinientos y ochocientos gramos al día, respectivamente, si existe una relación de causalidad entre las observaciones».

Sin embargo, no sabemos si dicha relación de causalidad existe o es un mero producto del sesgo. Lo que se notificó fue una reducción del 31% en la mortalidad si comes ocho manzanas al día, lo que me parece muy estresante. Si lo expresamos con la fórmula 0,69 a 1/0,69 = 1,45, vemos que el límite inferior del intervalo de confianza del 95% no indica que los riesgos se tripliquen si no comemos ocho manzanas al día.

Estoy totalmente en contra de que los investigadores digan que si esto o aquello es correcto, millones de personas morirán (cuando, en realidad, sus hallazgos son muy inciertos). No deberían asustar al mundo con mensajes mal razonados. Me pregunto cuántas manzanas habrá que tomar al día para mantener a los epidemiólogos lo más lejos posible.

El café

El café debe de ser muy saludable, ya que ha sido sometido a numerosos estudios de observación y ha sobrevivido a estos ataques, a pesar de los prejuicios inevitables en dichas investigaciones. Por ejemplo, si sufres de estrés, puede que tomes más café y tengas un mayor riesgo de enfermedades cardiovasculares. Además, también se encuentran más fumadores entre los bebedores de café. Incluso si te ajustas a esto, es posible que no te hayas ajustado lo suficiente y, por lo tanto, parecerá que el café causa las mismas enfermedades que fumar.

Si buscas en Google «el café es saludable», encontrarás muchos estudios interesantes. Un gran ensayo indicó que el café aumenta el riesgo de muerte, pero eso fue antes de que se ajustara según el número de fumadores.[20] En realidad, cuantas más tazas bebamos al día, más disminuiremos nuestro riesgo de mortalidad. Sin embargo, estas diferencias son pequeñas, por ejemplo, una reducción del 10% en la mortalidad por seis tazas. Por consiguiente, se podría argumentar que no deberíamos prestar atención a este hallazgo, y estoy de acuerdo. Pero lo interesante del café es que haya tantos estudios, con diseños muy variados y, por lo tanto, que no tienen los mismos sesgos, que han demostrado que el café no mata. Uno presentado en un congreso de cardiología en 2017 descubrió que aquellos que consumían al menos cuatro tazas al día tenían un riesgo de mortalidad general un 64% más bajo que aquellos que nunca o casi nunca consumían café (cociente de riesgo ajustado = 0,36; 0,19 a 0,70).[21]

Nunca he entendido por qué tantos estadounidenses piden café descafeinado cuando parece que el café no puede hacerte daño. En un estudio reciente y enorme de 58.397 muertes, la relación dosis-respuesta fue similar para el café con cafeína y descafeinado, y ya con dos o tres tazas al día, la mortalidad se redujo un 18% con respecto a los no cafeteros.[22]

Así pues, ¡disfruta de tu café! Lo bebemos para eso, no porque creamos que nos hará vivir más tiempo.

Las pastillas para adelgazar

No le preguntes a tu médico si te convienen; no las tomes y punto. Por desgracia, no hay una solución rápida para el sobrepeso. La mayoría de las pastillas para adelgazar se retiraron del mercado después de matar a muchas personas. A veces, estas muertes fueron precedidas por periodos de sufrimiento horrible en los que las víctimas sentían que se asfixiaban o se ahogaban lentamente.[12] Hace un par de años, revisamos la única pastilla que todavía estaba en el mercado de mi país, y tampoco pintaba bien.[23] Examinamos los informes de los estudios clínicos de orlistat que habíamos obtenido de la autoridad europea, la EMA. Identificamos disparidades importantes en la notificación de eventos adversos entre protocolos, informes de estudios clínicos y artículos publicados que habían minimizado sistemáticamente los resultados adversos. Si los datos disponibles son ciertos, este medicamento es mucho más problemático de lo que parece.

Uno de los medicamentos que se retiraron del mercado fue elogiado en un editorial de la *New England Journal of Medicine*,[12,24] en el que no se mencionó ni una sola palabra sobre el hecho de que sus dos autores eran consultores remunerados de las compañías que vendían dichos medicamentos. Estos dijeron que el riesgo de hipertensión pulmonar era bajo y se veía superado por las ventajas del medicamento. Sin embargo, la ventaja fue una insignificante pérdida de peso del 3%, según lo declarado por la empresa, como pasar de cien a noventa y siete kilos.[12] Además, muchos pacientes abandonaron los ensayos y el método estadístico convencional que emplean las empresas consiste es extrapolar el último peso registrado hasta el final del ensayo. Dado que gran parte del peso que se pierde al principio se recupera más tarde, ese es un método defectuoso. En nuestro propio estudio de una píldora adelgazante, demostramos que la última observación extrapolada al final arrojó una pérdida de peso de 6,4 kilos por encima del placebo, mientras que los resultados evaluados desde el comienzo mostraron un beneficio de solo 1,5 kilos.[25]

Lo fundamental es que no debemos aceptar los argumentos utilitarios. Obviamente, el riesgo de complicaciones de una persona no cambiará de manera importante porque pierda tres kilos. Además, quienes toman pastillas para adelgazar no esperan morir entre terribles sufrimientos a causa de estas. Por último, ni siquiera sabemos si estas pequeñas pérdidas de peso salvan más vidas que las que arrebatan. Tal cálculo no solo se basaría en datos defectuosos (la pérdida de peso), sino también en datos observacionales sobre el riesgo de muerte en personas con diversos pesos corporales. Sin duda, una falacia científica como tantas otras.

12

Otras dolencias

Nuestras vivencias en el ámbito sanitario pueden ser muy cómicas, cuando no tragicómicas. En lugar de culebrones eternos sobre lo que sucedió en un hospital rural hace setenta años, me gustaría ver sátiras contemporáneas, porque hay mucho de lo que reírse. Una de mis experiencias más divertidas proviene de mi fuerte impulso de conciliar el sueño en las situaciones más precarias.

Apnea del sueño: de persona a paciente, y al contrario

En una ocasión me visitaron dos amigos de Dartmouth que se reían mucho de las patochadas que suelen verse en el campo de la salud. Cuando les conté mi experiencia con la apnea del sueño, insistieron en que debía ponerla por escrito, cosa que hice.[1]

No hubo dudas sobre el diagnóstico. Mis ataques repentinos de fuertes ronquidos resonaban como el rugido de un animal feroz que no solo despertaba a mi mujer, sino también a mí mismo. A veces estaba exhausto y sudoroso durante el día, y experimentaba deseos irrefrenables de dormir en los momentos más inoportunos, como cuando estaba conduciendo o durante la cena. La necesidad de dormir podía ser tan intensa que tuve que abandonar una fiesta para echarme una siesta tras excusarme porque me encontraba mal, lo cual era cierto y sonaba mejor que decir que tenía sueño.

A lo largo de mi vida adulta, me he quedado dormido de repente en determinados momentos, así que en 2009 cedí y fui a que me revisara un otorrinolaringólogo, quien me entregó unos cuantos aparatos para controlar mi patrón de sueño, por lo que descubrí que había periodos en los que no respiraba durante un minuto entero. El especialista propuso extirparme la úvula, y posiblemente otros tejidos, pero yo me negué en redondo, porque la operación no solo es irreversible, sino que hasta puede resultar perjudicial. Como le dije que no existían datos de ensayos aleatorizados que mostraran que dicha cirugía funcionaba,[2,3] sugirió usar presión positiva continua en las vías respiratorias (CPAP), lo que acepté sin saber que sus beneficios en la apnea del sueño leve a moderada no eran concluyentes.[3] Él me remitió a un centro del sueño, así que le pedí que enviara una copia del archivo que contenía las grabaciones para que estuvieran allí cuando yo llegara.

Por lo tanto, cuando el especialista en sueño quiso hacerme más pruebas, le dije que no hacía falta, puesto que el diagnóstico era indiscutible. Sin embargo, resultó que no había recibido las grabaciones, pero yo insistí en que las solicitara, en lugar de someterme a pruebas innecesarias.

Según él, las grabaciones faltantes no eran importantes, por lo que sacó un aparato de CPAP y me enseñó cómo se usaba. Mencionó que podía obtener un permiso especial que me permitiera llevar el aparato como equipaje de mano cuando estuviera volando. Le expliqué que no tenía la intención de llevarlo conmigo, porque no me veía como un paciente desahuciado y no quería que me miraran con lástima.

El especialista me dijo que el aparato tardaba veinte minutos en empezar a funcionar tras el encendido, lo que permitía que la gente se quedara dormida. También dijo que podía ajustar la presión de inhalación si era demasiado alta, pero no me contó cómo.

Al volver a casa, abrí el aparato de CPAP con gran temor, sintiéndome mal ante mi nuevo papel como paciente de cuidados intensivos. Por lo general, me quedo dormido de inmediato, pero, acostado allí con mi mascarilla, esperé hasta que el aparato comenzó a funcionar, cuando sentí que me inflaba como un globo. Fue de lo más desagradable y me dejó la garganta muy seca. Consulté el manual de instrucciones, que tenía unas cien páginas, pero no pude encontrar ninguna descripción de una de las funciones más básicas: cómo reducir la presión. Me rendí, guardé la máquina y me quedé dormido.

La noche siguiente, mi mujer me convenció para que lo intentara otra vez, pero ocurrió exactamente lo mismo.

El tercer día leí el manual de instrucciones con más atención, hasta que llegué a una página que, a pesar de su gravedad, no estaba al comienzo del manual, cuando lo cierto es que ese aparato no debería utilizarse bajo ninguna circunstancia sin haber leído esa página crucial. Sin duda, fue toda una genialidad por parte de los fabricantes ocultarlo de esa manera. Así, descubrí que no había garantías de que el aparato no fuera a matarme. Si no funcionaba correctamente, podía volver a respirar el mismo aire y morir pacíficamente sin activar ninguna alarma, y sin que ninguna enfermera de cuidados intensivos se apresurase a salvarme. Sorprendido por esto, busqué información en PubMed e Internet, pero no encontré nada sobre los riesgos de tan letal inconveniente.

Las molestias de mi afección no justificaban el riesgo de morir por el tratamiento. Consulté la bibliografía relacionada antes de volver a ver al otorrino, porque sabía que algunos estudios observacionales indicaban que la apnea del sueño aumentaba el riesgo de cardiopatía. Sin embargo, muchas cosas en la vida aumentan ese riesgo, y los estudios de observación suelen ser engañosos. La deficiencia de oxígeno prolongada no es buena para el corazón, pero no lo tuve en cuenta para tomar mi decisión.

En mi siguiente visita al centro del sueño, el especialista me preguntó cómo me había ido, así que le conté mis experiencias y reflexiones, y luego le devolví el equipo. Había recibido las grabaciones del otorrino y, para mi sorpresa, me dijo que, dado que mi apnea del sueño era leve, ¡no me habría recomendado el aparato de haberlo sabido! Continuó sorprendiéndome porque parecía basar su juicio en estas grabaciones más que en mis síntomas, que eran bastante pronunciados. También dijo que se consideraba que la CPAP solo funcionaba a ciertas edades y que no se recomendaba después de los setenta años. Al acercarme a los sesenta, le respondí que no veía ninguna razón para usar aquel terrible aparato que podía llegar a matarme.

Cuando le conté la historia a mis dos amigos, uno de ellos comentó que la mayoría de los pacientes no pueden tolerar el uso de CPAP para la apnea del sueño. Me envió un documento que indicaba que solo dos de treinta y cinco pacientes usaron CPAP durante siete horas al menos el 70% de las noches.[4] Eso me hubiera gustado saber a mí antes de toda la ordalía. Además, si hubiera conocido una revisión de la BMJ que cuestionaba el efecto de la CPAP en la apnea del sueño de leve a moderada, ni siquiera habría consultado a un médico.

Mi breve experiencia como paciente fue alarmante. Lo peor de todo es que perdí la autonomía ante los médicos que me dijeron lo que tenía que hacer. Así pues, abandoné pronto ese papel, porque no soy lo suficientemente «paciente» para ir al médico a menos que esté muy enfermo. Cuando escribí el artículo hace ocho años, lo que más me sorprendió fue el hecho de que un médico como yo, que investigó y estaba acostumbrado a buscar datos probatorios, era un privilegiado en comparación con la gran mayoría de los pacientes que no pueden hacerlo, a los que no les queda más remedio que confiar en los médicos. Y como me parece una injusticia, he tratado de compensarla escribiendo este libro.

Esta anécdota, y muchas otras similares a las que describí anteriormente, demuestran que demasiados tratamientos pueden caracterizarse como reacciones instintivas: el médico ve un clavo, tiene un martillo y lo martillea. ¿Qué pasa si en realidad es un tornillo? Pues que el médico sigue usando el martillo porque nunca aprendió a usar un destornillador.

Por su parte, el especialista afirmó que la apnea obstructiva del sueño afecta hasta al 24% de los hombres y al 9% de las mujeres.[5] La impresión que me da a mí es que cualquier cosa se vuelve común cuando se deja que sean los especialistas quienes decidan. El mío también dijo que la cirugía era posible en algunos casos, pero no hallé indicio alguno que lo respaldase.

Además, señaló que mis síntomas exagerados y subjetivos contrastaban con las grabaciones objetivas, lo que no era inusual. De hecho, las discrepancias no son raras en la atención sanitaria, por lo que las experiencias de los pacientes son mucho más importantes que los instrumentos de los médicos.

Ahora sufro mucho menos de apnea del sueño y de problemas cardiacos que hace algunos años, y ese es un mensaje que sí merece la pena recordar. No todo va cuesta abajo cuando envejeces. Y fíjate, no tomé ningún fármaco ni me operaron, pues rechacé ambas cosas. Mi amigo que tenía enteropatía inflamatoria también mejoró mucho con el tiempo, sin ningún tratamiento. E incluso la esquizofrenia y muchas otras dolencias pueden desaparecer o mejorar drásticamente.

Lo que no son enfermedades

En 2014, durante una reunión en California, una mujer me preguntó mi opinión sobre la «testosterona baja». Entonces le pedí que explicara a qué se refería, porque no había oído hablar de ningún trastorno de ese tipo, y todos rieron a carcajadas alrededor de la mesa. Resultó que su marido era impotente, y ella esperaba que las tabletas de testosterona lo enderezaran (por así decirlo). Aquel era un gran problema en Estados Unidos; sin embargo, nunca había oído hablar de nadie que hablara o escribiera de eso en Dinamarca.

Hay un montón de «alteraciones» que no son enfermedades. La industria farmacéutica no tiene suficiente con vender píldoras a quienes están enfermos e incluso a quienes corren el riesgo de enfermar, que somos todos. También se inventa muchas enfermedades inexistentes que siempre parecen ser graves, al menos para algunas personas. Ahora comentaré unos cuantos ejemplos.

La psiquiatría está llena de afecciones que no constituyen enfermedades, como el TDAH.[6] Esto no quiere decir que no haya personas que tengan esos problemas, pero se tratan mejor con psicoterapia y otros métodos psicosociales, sin necesidad de etiquetarlas como enfermas y sin recetar pastillas.

El citalopram, un antidepresivo, se ha probado para la adicción a las compras. En el programa *Good Morning America* se dijo a los televidentes que este nuevo trastorno podía afectar hasta a veinte millones de estadounidenses, el 90% de los cuales eran mujeres.[7,8] El escitalopram de Lundbeck, que contiene el mismo principio activo que el citalopram, ha sido sometido a pruebas de sofocos durante la menopausia;[9] la fluoxetina está aprobada en Estados Unidos para el trastorno disfórico premenstrual;[6] y las pastillas para la depresión se emplean para muchas otras enfermedades, incluidos los problemas matrimoniales, el acoso laboral, el estrés y los nervios ante un próximo examen.

También está la intolerancia a la glucosa o prediabetes, que significa que se tiene un mayor riesgo de contraer diabetes, lo que aumenta el riesgo de morir y de adquirir diversos problemas de salud. De esta manera, ahora nos hallamos en un territorio en el que las personas pueden correr múltiples riesgos, de presentar factores de riesgo, y de padecer problemas que podrían ser peligrosos. Es una locura que cada vez va a más. Los ensayos han demostrado que tratar a personas sanas con un medicamento para reducir la glucosa puede reducir el riesgo de tener diabetes.[7,10] Fantástico, ¿no? Hasta que lo piensas detenidamente. Dado que un diagnóstico de diabetes depende de la glucemia o la cantidad de glucosa en sangre, en realidad no es necesario realizar ensayos, porque los resultados son una especie de evidencia circular. Una vez que el tratamiento farmacológico se detiene, la diferencia en la incidencia de diabetes ya no existe. Por lo tanto, el medicamento no evitó que sucediera nada, ni siquiera la diabetes.

La prehipertensión es otro farol del mismo tipo. Si bajas la tensión, bajas la presión, ¿y qué?

¿Qué pasa con el nacimiento, el acontecimiento más peligroso de todos? El nacimiento causa un riesgo del cien por cien de morir desde el día en que llegamos al mundo, por lo que todos estamos muriendo poco a poco. ¿Qué debemos hacer al respecto?

La vejez

Cuando más riesgo de morir hay es cuando somos ancianos, pero la vejez no es una enfermedad, así que, por favor, dejad en paz a las personas mayores. Si tenemos la suerte de llegar tan lejos, y aún podemos ponernos de pie y cuidarnos, es hora de que los médicos y otros buenistas dejen de interferir en nuestras vidas. Jóvenes o viejos, todos atesoramos nuestra independencia. En la mitología griega, se consideraba una buena fortuna que un joven muriera asesinado en la batalla durante su apogeo, porque, si hubiera sobrevivido, su vida solo podría ir cuesta abajo. Tal vez sea un poco exagerado, pero ya sabes a lo que me refiero. Yo preferiría morir un poco antes con las botas puestas, a morir en una residencia de ancianos, demente y usando pañales. ¿Y quién no? El sentido de la vida es vivir, no ser un muerto viviente.

El otro día hablé con una colega estadounidense cuyo padre de ochenta y cuatro años todavía asistía a reconocimientos médicos anuales. A mí me pareció absurdo y le pregunté si sabía que los reconocimientos eran perjudiciales. La mujer era consciente de ello, pero, como suele ocurrir, el anciano le hacía más caso a su médico que a su propia hija, a pesar de que ella estaba bien informada. En mi país, la Junta Nacional de Salud de Dinamarca inició una campaña para recordar a las mujeres que se hicieran citologías para prevenir el cáncer de cuello uterino. La campaña está dirigida a todas las mujeres hasta los ¡cien años!

¿Qué significa envejecer hoy? Significa tomar muchas píldoras porque nuestras guías clínicas están escritas con estrechez de miras, analizando los problemas de uno en uno y sin tener en cuenta la visión de conjunto. ¿Qué significa ser tratado por una multitud de factores de riesgo y dolencias menores con innumerables medicamentos, muchos de los cuales no funcionan? Significa un mayor riesgo de muerte: cuantos más medicamentos tomes, mayor será el riesgo. La mayoría de los fármacos afectan la actividad cerebral, y cuando las personas mayores se caen y se rompen la cadera, una quinta parte morirá antes de un año. No olvides lo que escribí al comienzo de este libro: las medicinas constituyen la tercera causa de muerte en el mundo. Así pues, deberíamos realizar ensayos que comparen tomar muchos medicamentos simultáneamente con no tomar ninguno.

Sin embargo, a los médicos les cuesta mucho dejar en paz a los ancianos, y eso sucede cada vez más. En Corea, por ejemplo, la proporción de pacientes mayores que recibieron quimioterapia durante su último mes de vida aumentó del 26% en 2000, al 33% en 2005 y al 44% en 2010.[11]

Los medicamentos para tratar la demencia

No los tomes, porque no funcionan.[6] Los leves resultados que se han observado en ensayos patrocinados por la industria y controlados con placebo mediante escalas de valoración pueden atribuirse fácilmente a la falta de enmascaramientos, porque los medicamentos tienen efectos secundarios visibles. Además, incluso si los resultados fueran ciertos, eran demasiado pequeños para tener trascendencia clínica. Y eso por no mencionar que ocasionan muchos daños. Además, aún podemos apelar al sentido común, que todavía no está prohibido. ¿Qué probabilidad hay de que un medicamento disminuya el proceso degenerativo de nuestro cerebro? Cerca de cero ¿Qué probabilidad hay de que los ensayos estén sesgados? Cerca del cien por cien. ¿Qué probabilidad hay de que los leves efectos de estos ensayos se deban al sesgo? Una muy alta.

En una reunión celebrada hace poco en mi hospital, un farmacólogo clínico habló sobre los medicamentos para tratar la demencia y reconoció que sus efectos son tan pequeños que resultan intrascendentes. Sin embargo, continuó diciendo que se les podía dar una oportunidad, porque algunos pacientes respondían mejor que otros.

Entonces le expliqué en qué consistía la variación natural. El hecho de que no todos los pacientes presenten el mismo valor en una escala de valoración después del tratamiento es un fenómeno puramente estadístico, y si la prueba se repite en los mismos pacientes, algunos parecerán responder mejor la próxima vez.

Imagina que tu viejo coche está dando problemas y lo llevas al taller. El mecánico dice que intentará solucionarlo con algún método nuevo, pero añade que no puede garantizar que funcione. Tú preguntas cuáles han sido los resultados de este método en otros automóviles, y te explica que en general no fue bien, pero que a veces parecía funcionar un poco mejor en algunos coches que en otros. Yo creo que lo mirarías con incredulidad y te irías con tu vehículo defectuoso a otra parte. Después de todo, aún no se ha muerto del todo, y puede llevarte a donde quieras.

Por desgracia, los médicos saben muy poco de estadística y tienen muy poco en cuenta la variación estadística, lo que no indica que sus tratamientos vayan a servirnos. En cambio, le dan mucha importancia a su propia experiencia clínica, a pesar de que es un criterio muy engañoso. Así, administran a los pacientes medicamentos que no funcionan —como los fármacos para la demencia o los psicofármacos—, para ver qué pasa. Creen que podrán distinguir entre los pacientes que responden a un medicamento y los que no, algo imposible debido a la variación natural de la intensidad de la enfermedad y porque no tienen nada con qué comparar. ¿Les habría ido mejor a los pacientes sin tratamiento? Nadie lo sabe. Por tal motivo debemos tratar a la gente en función de lo que nos digan los ensayos más fiables, después de haber tenido en cuenta todo tipo de sesgos. Y eso significa que absolutamente nadie debería ser tratado con medicamentos para la demencia.[6]

Las autoridades farmacéuticas son tan poco razonables como los médicos. También recomiendan medicamentos para que los médicos los prueben, a ver qué tal.

Uno de los medicamentos para la demencia más populares es el donepezilo (Aricept). Los efectos adversos más comunes del donepezilo son náuseas, diarrea, desorganización del sueño, vómitos, calambres musculares, cansancio y falta de apetito.[6] No es exactamente lo que desearíamos para una persona mayor que ya podría tener problemas para dormir, pocas ganas de comer y sentirse cansada. La lista de daños frecuentes, llamados efectos secundarios en el prospecto de Pfizer sobre Aricept, es muy larga. La hipotensión y las lipotimias ocurren en más de un 1% de los casos; además, como ya se señaló, cuando las personas mayores se caen y se rompen las caderas, muchas de ellas mueren. Menuda medicina.

Un gran estudio canadiense demostró que las personas que tomaron medicamentos contra la demencia casi duplicaron su riesgo de ingreso hospitalario debido a lipotimias, en comparación con aquellos que no tomaron medicamentos. También se rompieron las caderas con más frecuencia, e incluso se implantaron más marcapasos.[12] Sorprendentemente, más de la mitad de los pacientes que ingresaron en el hospital con el pulso demasiado bajo (bradicardia) fueron tratados de nuevo con el mismo tipo de medicamento después del alta. Sin duda, la experiencia clínica que tan sobrevalorada está no produjo los efectos esperados y deseados en estos casos.

A lo mejor puedes dejar los medicamentos

A veces pienso que tenemos demasiados médicos, demasiadas especialidades y demasiados especialistas, al menos en el mundo occidental. Todos esos médicos necesitan algo que hacer. Todavía no he conocido a un geriatra que no haya empleado fármacos para tratar la demencia, a pesar de lo perjudiciales que son. Recetar medicamentos proporciona prestigio y autoridad a los médicos y les da algo de qué hablar con los pacientes: «¿Se ha acordado de tomar su medicación hoy?».

Los médicos deberían verse a sí mismos como trabajadores psicosociales y no como vendedores de píldoras. Se pueden hacer muchas cosas sin medicamentos para ayudar a quienes padecen demencia y otras dolencias.[6]

Consumimos tantos fármacos que es posible que algunos se mediquen cada día desde la cuna hasta la tumba. Cuanto más envejecemos y visitamos al médico, más pastillas nos dan. Los médicos no suelen «desrecetar»; si un especialista suspende un tratamiento farmacológico durante la hospitalización, lo habitual es que el médico de familia vuelva a recetarlo después. Por el contrario, si tu médico te quita una pastilla que te recetó un especialista, el especialista a menudo reanudará el tratamiento en tu próxima visita, a pesar de que tu médico te conoce mucho mejor, y sabe lo que más te conviene.[13]

Si estás en la tercera edad, trata de mantener alejados a los médicos. Es mucho más probable que necesites trabajadores sociales. Y si estás tomando fármacos, intenta reducirlos poco a poco, uno a uno. Por supuesto, hay excepciones, y puede que de verdad necesites los tratamientos que estés tomando, pero la mayoría de las veces te irá mejor sin ellos. Si no eres tú quien tiene el problema, sino tus ancianos padres, intenta ayudarlos. Puede que empiecen a sentirse mucho más jóvenes si se dejan algo.

A menudo es necesario hacer una retirada lenta para evitar los síntomas de abstinencia, ya que el cuerpo se acostumbra a los medicamentos que toma. Más adelante, es posible que descubras que la fatiga, la impotencia, el dolor muscular y pérdida de memoria no son signos de envejecimiento, sino los efectos adversos de los fármacos. También debes recordar que la medicina que te sienta bien cuando eres joven puede ser perjudicial cuando envejeces, porque las personas mayores las toleran peor. Además, puede que tu cuerpo se haya curado tanto que ya no necesites medicamentos.

La mayoría de los pacientes respeta la autoridad y jamás se les ocurriría recortar sus medicamentos sin la autorización de su médico. Sin embargo, dado que muchas veces recomiendan continuar con los tratamientos de manera indefinida, algunos pacientes deciden hacer lo contrario. Tomar medidas por tu cuenta puede ser arriesgado, pero más arriesgado es continuar con nuestro consumo actual de fármacos, tan exorbitado. Muchos de los que mueren podrían haber evitado la medicación que los mató.

Recibo un buen número de correos electrónicos de pacientes que describen lo que les pasó cuando decidieron reducir los medicamentos ellos mismos. Dejo aquí una versión abreviada de uno de esos ejemplos:[13]

> A los sesenta y siete años, mi vida se caracterizaba por una gran cantidad de problemas de salud física y mental, hasta el punto de que me pregunté si valía la pena vivir. Su libro me hizo dejar las pastillas para el colesterol, la mitad de las pastillas para la tensión y unas cuantas cosas más. He cambiado un poco mi dieta y he pasado de tener un médico que no se molestaba en escuchar los efectos secundarios a uno que no está involucrado con ningún laboratorio farmacéutico. Ahora tengo la tensión más baja incluso que cuando tomaba el tratamiento.
>
> Tras dejar la medicación para el colesterol, lo más sorprendente fue que no solo desaparecieron muchos problemas físicos, sino también los psicológicos, con los que ya me había resignado a vivir para siempre. Antes no me acordaba de nada, pero ya he recuperado la memoria a corto plazo. Tengo el colesterol bien, y hasta está entre los niveles recomendados por los más alarmistas.

Ahora le cuento mi historia a todo el mundo que quiera escucharla, incluso a los médicos que a menudo levantan las cejas y cambian rápidamente de tema o se hacen los suecos. También me he reunido con otros médicos que han confirmado algunas de mis experiencias. Sin embargo, todavía no he perdonado a la industria farmacéutica ni a sus lacayos.

13

La medicina alternativa no es la alternativa

Cuando doy conferencias para explicar lo peligrosos que son los medicamentos y cuántas vidas cuestan, a menudo me preguntan: «¿Cuál es la alternativa?».

Mi respuesta es simple: la alternativa a los medicamentos no son más medicamentos. Tendríamos una población más sana y más longeva si nos drogáramos menos. Por desgracia, los médicos y otros profesionales sanitarios, e incluso muchos pacientes, son incapaces de quedarse de brazos cruzados, aunque la mayoría seamos conscientes de que un buen cirujano es el que sabe cuándo no debe operar.

Muy a menudo, debemos dejar que la naturaleza siga su curso porque nuestro cuerpo y nuestra mente tienen una gran capacidad de autocuración. En otros casos, podemos optar por métodos sin fármacos que tengan efectos documentados; por ejemplo, la psicoterapia para los problemas de salud mental.

Una cuestión completamente diferente es la medicina alternativa. Resulta muy popular entre los pacientes y, por lo tanto, también entre los políticos, a quienes eligen personas que en muchos casos son pacientes. En Estados Unidos, se han gastado muchos miles de millones de dólares en la investigación de la medicina alternativa, pero esta gran inversión no ha valido la pena. Lo mismo está sucediendo en mi país, donde los políticos financiaron un centro que debía hacer revisiones e investigaciones en este campo. El centro se cerró quince años después porque la inversión no había arrojado ningún resultado sustancial. Sí nos dijeron que varios tratamientos alternativos carecían de base científica, lo cual ya sabíamos, pero también difundieron mensajes totalmente erróneos, como que la homeopatía ayuda a los niños con TDAH. La homeopatía no sirve para nada, como expongo más adelante.

Muchos pacientes y algunos médicos se sienten atraídos por la irracionalidad de la medicina alternativa, lo que supongo que está relacionado con la propensión de los seres humanos a las creencias religiosas. La medicina alternativa es tan popular que los editores del libro de texto de medicina interna (también llamada «medicina general»), utilizado por estudiantes de Medicina en Dinamarca, decidieron que se necesitaba un capítulo al respecto, a pesar de que permitir semejante añadido a buen libro de texto es muy extraño. La cuestión es que me pidieron que lo escribiera yo, no porque hubiera demostrado ningún interés en el tema, sino porque sabían que tenía la capacidad de revisar la bibliografía científica de manera crítica.

Así pues, busqué pruebas de los efectos beneficiosos de los tratamientos más utilizados y terminé con las manos vacías. Nada de lo que encontré fue lo bastante convincente para animarme a recomendar los tratamientos.[1] Además, como explicaré a continuación, la medicina alternativa no es inofensiva.

También llamada «medicina complementaria», no existe una definición comúnmente aceptada de la medicina alternativa que pueda marcar un límite lógico con otros tratamientos. La mayoría de las definiciones dicen que en la actualidad no se considera parte de la medicina convencional. Eso podría traducirse en que no funciona. Si lo hiciera, los médicos estarían encantados de usarla, y no la llamarían «alternativa». Como todas las definiciones, esta también causa problemas. Los médicos usan muchos tratamientos que no funcionan, como los antibióticos para las infecciones víricas. Los tratamientos convencionales también incluyen muchos medicamentos aprobados por las autoridades y comercializados por las farmacéuticas con indicaciones específicas, a pesar de que no proporcionan ninguna ventaja a los pacientes. Sin embargo, sí los llamamos medicamentos y no medicina alternativa. Por el contrario, rara vez ocurre que un remedio alternativo tenga un efecto verdadero, en cuyo caso digo yo que ya no sería una alternativa.

En gran medida, la creación de los medicamentos se basa en productos naturales. Por ejemplo, el primer fármaco eficaz contra el cáncer, el paclitaxel (Taxol), se extrajo de la corteza del tejo del Pacífico, y la quinina, el primer fármaco eficaz contra el paludismo por *Plasmodium falciparum* utilizado en Europa, provino de la corteza del árbol de cinchona sudamericano. Los europeos introdujeron el paludismo en América, y los pueblos quechuas de Perú, Bolivia y Ecuador descubrieron que una corteza que ya usaban para curar los temblores provocados por otras causas funcionaba también con el paludismo. Asimismo, el extracto de artemisa es eficaz, y es un tratamiento que ha sido utilizado por los chinos durante más de mil años. Sin embargo, cabe señalar que los chinos han empleado muchos otros remedios herbales, y este fue el único de entre casi doscientos que demostró ser efectivo cuando se investigó científicamente.

Cuando me siento en una mesa con personas que no conozco, trato de no revelar que soy médico, porque he experimentado que la conversación puede desviarse y volverse bastante agotadora. A veces me toca escuchar los largos y complicados historiales médicos de mis compañeros de mesa porque buscan mi opinión. Sin embargo, adoptar el papel de médico ante desconocidos suele ser una mala idea, porque ignoro los detalles de sus historias clínicas. La gente puede ponerse muy nerviosa cuando les digo amablemente que no estoy interesado en hablar de la medicina alternativa. Es como decirle a un fanático religioso que no creo en ningún dios y que no deseo discutir sobre ello.

En una de esas ocasiones, mi compañero de mesa era más tenaz y se negaba a aceptar mi excusa de que sabía muy poco sobre las hierbas chinas para decir algo de valor sobre ellas. Traté de iniciar una conversación con otra persona, pero el hombre no me dejó. No mostró la más mínima empatía, y menos aún educación.

Finalmente, lanzó su órdago: «¿No estás de acuerdo en que las hierbas chinas deben ser buenas para la gente, porque los chinos las han usado durante miles de años?». Entonces respondí: «También usaron bambú como material de construcción durante miles de años. Si fuera ingeniero, ¿me dirías que usara bambú para construir puentes de carretera porque los chinos lo usaron durante miles de años?». No volvió a mirarme a la cara durante el resto de la noche.

La fitoterapia se denomina medicina natural en algunos países, y se refiere al uso de medicamentos cuyos ingredientes activos son sustancias naturales en concentraciones no mucho mayores que aquellas en las que ocurren en la naturaleza. Sin embargo, la medicina «natural» no tiene nada de natural. En la batalla evolutiva por la supervivencia, muchas plantas han desarrollado toxinas que pueden ser mortales para los seres humanos y otros animales.

Los practicantes de la medicina alternativa rara vez tienen formación médica y, por lo tanto, los diagnósticos que hacen no se deben creer en general. Algunos de los métodos de diagnóstico son realmente «alternativos». No tiene sentido creer que se pueda hacer un diagnóstico mirando a las personas a los ojos (análisis del iris), examinando el aura del paciente, registrando la propagación de las vibraciones desde un diapasón colocado en la rodilla, o analizando el contenido mineral en el cabello de una persona, todo para diagnosticar una amplia variedad de problemas de salud y como base para recetar suplementos.

Uno de los estereotipos más repetidos en las críticas a la medicina tradicional es que es reduccionista, mientras que la medicina alternativa se describe como holística. Sin embargo, la medicina alternativa es en realidad la que ofrece las mayores simplificaciones. Una amplia variedad de enfermedades se reduce a tener explicaciones singulares. Los desequilibrios en los sistemas de energía de los clientes o las pequeñas desalineaciones vertebrales llamadas subluxaciones de columna reciben los mismos tratamientos, como frotarse las plantas de los pies, algunas manipulaciones físicas o un remedio homeopático para el dolor de cabeza, independientemente de si lo causa un tumor cerebral o un resfriado.

Algunos profesionales de la medicina alternativa tienen un enfoque psicológico y pueden ayudar a los clientes que sufren de estrés, perfeccionismo extremo, baja autoestima, ansiedad, tristeza y depresión, pero eso se debe a sus cualidades humanas. No tiene nada que ver con el uso de tratamientos alternativos. A eso se le llama a veces «efecto placebo», pero no existe una definición aceptada de lo que constituye el placebo y, en mi opinión, el término no debe utilizarse para hablar de métodos efectivos. La interacción humana puede ser efectiva, pero la llamamos «psicoterapia» porque trata de influir en la psique (o mente) de las personas.

Las explicaciones causales que emplean los terapeutas alternativos para respaldar sus afirmaciones de efectos positivos tienden a ser especulativas y alejadas de la realidad. En 1964, el mago estadounidense James Randi prometió una recompensa de un millón de dólares a cualquiera que, en circunstancias controladas y acordadas, pudiera probar postulados pseudocientíficos; por ejemplo, el supuesto mecanismo de acción de los efectos de la reflexología, la homeopatía, la acupuntura y la curación quiropráctica (aparte de los efectos sobre el dolor de espalda y articulaciones). Más de mil personas lo intentaron, pero todas fracasaron, y el reto finalizó en 2015.

Alrededor de una cuarta parte de los daneses contactan con un médico alternativo cada año,[1] y muchos más compran productos alternativos como suplementos y hierbas medicinales en farmacias y otros lugares. Los tratamientos más populares son aquellos que involucran contacto corporal, algo comprensible desde una perspectiva evolutiva. Los simios y los monos pasan bastante tiempo acicalándose unos a otros, lo cual es importante para la cohesión social y para mantener la jerarquía, por lo que es probable que los seres humanos extrañen ese tipo de proximidad física. Además, algunos terapeutas alternativos son buenos oyentes y les dicen a sus clientes lo especiales que son.

Las razones más frecuentes para buscar tratamiento alternativo son síntomas o trastornos leves, un deseo de mayor bienestar y la prevención de enfermedades. También desempeña un papel importante el deseo de participar activamente a la vez que se evitan los daños que provocan los medicamentos. Algunas personas se han dado cuenta de que sus médicos no pueden curarlos y están desesperadas por probar cualquier cosa, lo que los hace vulnerables a la explotación por parte de todo tipo de charlatanes y estafadores. Por desgracia, algunos de los que explotan el miedo de las personas a morir son médicos que usan remedios de pacotilla, como grandes dosis de vitaminas para el sida.

El inglés ha añadido un nuevo término a su acerbo para

aludir a quienes están sanos y en buena forma, pero temen sufrir alguna dolencia desconocida, así que van al médico, los llamados *worried well*. Como ya debería haber quedado claro, se trata de un auténtico disparate. Por su parte, los terapeutas alternativos no pueden hacer diagnósticos adecuados y, si lo hacen, es muy probable que sean especulativos, erróneos y carentes de base científica. Muchos les dicen a sus clientes que tienen un problema energético, que carecen de ciertos minerales o vitaminas o que están siendo envenenados con todo tipo de sustancias, por lo que necesitan tratamientos especiales como limpiezas intestinales o dietas peculiares.

Hoy en día, sabemos tanto sobre el cuerpo humano, su fisiología y fisiopatología, que la palabrería de los terapeutas alternativos no tiene perdón. Nadie necesita hacerse una «limpieza», porque el hígado y los riñones ya se encargan de eliminar las toxinas, y no existen pruebas fehacientes de que los empastes dentales de amalgama provoquen problemas de salud, ni de que algunas personas estén aquejadas de intolerancia química múltiple.

Los terapeutas alternativos suelen decir que es imposible investigar los efectos de la medicina alternativa mediante ensayos aleatorizados. Según ellos, las características de los estudios perturban la naturalidad de los tratamientos, lo que invalida los resultados porque los pacientes no pueden beneficiarse del efecto placebo. Sin embargo, no hay pruebas que sustenten su opinión. En primer lugar, las comparaciones entre pacientes que recibieron un tratamiento en un ensayo aleatorizado y los pacientes que recibieron el mismo tratamiento fuera de este no demostraron que el efecto fuera peor en los ensayos, sino que los efectos eran similares.[2] Segundo, la importancia del efecto placebo se ha exagerado mucho. Hicimos una revisión Cochrane de doscientos treinta y cuatro ensayos en los que se comparó un tratamiento con placebo con un grupo de control no tratado, y no detectamos diferencias estadísticamente significativas en cuanto a los tratamientos con placebo.[3] También descubrimos que, en determinados entornos, los tratamientos con placebo pueden influir en los resultados notificados por los pacientes, sobre todo el dolor y las náuseas, aunque no es fácil distinguir entre lo que son efectos del placebo notificados por los pacientes y lo que son informes sesgados. El grupo de control no admite enmascaramiento posible: los pacientes saben que no están siendo tratados, y puede que estén resentidos por ello.

Otro error común consiste en creer que si no se puede enmascarar un tratamiento, no se puede estudiar en un ensayo aleatorizado. Sin embargo, el enmascaramiento y la aleatorización son dos cosas diferentes, y los pacientes pueden asignarse al azar en dos grupos de tratamiento que luego se comparan. En algunas situaciones, el enmascaramiento es sencillamente imposible, por ejemplo, si el tratamiento consiste en una intervención quirúrgica, psicoterapia o reflexología. Sin embargo, en tales casos, los efectos del tratamiento pueden ser evaluados por alguien que desconozca los tratamientos que recibieron los pacientes. También podemos usar resultados objetivos que no se vean influidos por la ausencia de enmascaramiento, como la supervivencia o el regreso al trabajo. Los terapeutas alternativos serios reconocieron hace mucho tiempo que los posibles efectos de sus remedios deben investigarse en ensayos aleatorizados. En consecuencia, hay miles de ensayos aleatorizados de tratamientos alternativos y muchas revisiones Cochrane de estos.

Uno de los argumentos más habituales a favor de la medicina alternativa es que no duele. No obstante, aparte del hecho de que tratamos a las personas porque esperamos ayudarlas, y no hacerles daño, el argumento es erróneo por varias razones.

Primero, el fraude es muy común. Había una clínica dermatológica inglesa que vendía unas cremas a base de hierbas que daban muy buenos resultados en el eccema atópico, pero cuando se llevaron a analizar, se descubrió que veinte de las veinticuatro cremas contenían potentes corticosteroides.[4] Efectivamente, los corticosteroides locales funcionarán, seguro, pero provocan muchos daños irreversibles, como atrofia cutánea y propensión a la formación de hematomas.

En segundo lugar, los ingredientes pueden ser perjudiciales. Si lees libros sobre medicina alternativa, descubrirás que algunos de los ingredientes de sus tratamientos son muy peligrosos. Por ejemplo, ha habido casos de insuficiencia hepática y fallecimientos por el consumo de infusiones de hierbas chinas que contenían camedrio.[5]

Tercero, a menudo se somete a los pacientes a extrañas dietas con órdenes estrictas sobre qué pueden comer y beber, o reciben mezclas de minerales y grandes dosis de vitaminas, a pesar del peligro que entrañan. Como dije antes, una revisión de los ensayos controlados con placebo de antioxidantes demostró que el betacaroteno y la vitamina E aumentaban la mortalidad.[6] Sí, necesitamos vitaminas y minerales esenciales para el buen funcionamiento enzimático, como el cinc y el cobre, pero si tomamos cantidades demasiado elevadas nos podemos morir. El cuerpo humano es mucho más complicado de lo que los terapeutas alternativos quieren que sepamos, y está bien adaptado al medioambiente.

En cuarto lugar, muchos médicos alternativos desaconsejan las vacunas, aunque no haya duda de que sus efectos beneficiosos superan con creces los daños. Una encuesta de 2002 indicó que treinta y uno de setenta y siete homeópatas, y tres de dieciséis quiroprácticos desaconsejaban vacunar a los bebés de un año contra el sarampión, las paperas y la rubéola, la triple vírica.[7] Además, como sabían que estaban participando en un estudio de investigación, es posible que, por lo general, recomienden cosas aún peores.

El fraude de la medicina alternativa no se queda en añadir sustancias secretas e ilegales con efectos farmacológicos conocidos, también puede ser que no contengan los ingredientes anunciados. En 2015, cuatro minoristas estadounidenses fueron acusados de vender suplementos dietéticos fraudulentos que, en muchos casos, estaban contaminados con ingredientes no especificados.[8] Las autoridades sanitarias analizaron los suplementos herbales más vendidos de Walmart, Walgreens, Target y GNC, y descubrieron que aproximadamente cuatro de cada cinco productos no contenían ninguna de las hierbas enumeradas en sus etiquetas. En muchos casos, los suplementos eran poco más que rellenos baratos como arroz y plantas de interior, o sustancias que podrían ser peligrosas para las personas con alergias alimentarias. En el caso de las píldoras de ginkgo biloba, se encontró solo arroz, espárragos y abeto, tan típico de la decoración navideña. De los seis productos de la marca Target, tres de ellos (el ginkgo biloba, la hierba de San Juan y la valeriana) dieron resultados negativos en cuanto a la presencia de las plantas que figuraban en las etiquetas. En realidad, llevaban arroz en polvo, judías, guisantes y zanahorias silvestres.

La manipulación vertebral

Son varios los profesionales que ofrecen tratamientos mediante manipulación vertebral: médicos, quiroprácticos, fisioterapeutas y terapeutas alternativos.

La quiropráctica es un sistema terapéutico creado en 1895 por el magnetólogo estadounidense Daniel Palmer. Se basa en la creencia de que todas las enfermedades estaban causadas por pequeños desplazamientos (subluxaciones) en la columna vertebral.

Los quiroprácticos y similares suelen hacer radiografías de la columna vertebral para luego decir todos los problemas que ven, normalmente subluxaciones menores. Sin embargo, no hay que creerse nada. Se han llevado a cabo numerosos estudios aleatorizados para comparar radiografías con síntomas clínicos, y la correlación entre ambos es cercana a cero. Esa falta de correlación se produce también en otras partes del esqueleto. Las radiografías de las articulaciones de la cadera y de la rodilla pueden tener un aspecto terrible, casi sin cartílago, en pacientes sin dolor, mientras que otros pacientes, con muy pocos daños visibles en sus articulaciones, pueden sufrir grandes dolores de artrosis. Por supuesto, siempre hay excepciones que confirman la regla, como la osteoporosis con fracturas por compresión de la columna vertebral, pero ese no es un problema que deba tratarse con fisioterapia manual.

Se han llevado a cabo numerosos ensayos clínicos, pero dado que la valoración de los efectos es subjetiva, el hecho de que no puedan enmascararse los datos supone una traba importante. Los reducidos efectos que se detectan sobre el dolor podrían deberse al sesgo, porque tanto los terapeutas como los pacientes quieren creer que el tratamiento funciona. La manipulación espinal se emplea mucho, pero una revisión Cochrane de veinte ensayos que analizaban el dolor lumbar agudo no reveló efecto alguno.[9] La manipulación no fue más efectiva que la manipulación simulada, las intervenciones inertes y las combinaciones con otros métodos, ni mejor que otros tratamientos recomendados.

Los efectos de la manipulación espinal en el dolor lumbar crónico son igual de decepcionantes. Una revisión Cochrane de veintiséis ensayos halló efectos leves, estadísticamente significativos, pero clínicamente irrelevantes, con resultados a corto plazo en el alivio del dolor y la capacidad funcional en comparación con otras intervenciones.[10] Se aportaron escasos datos sobre la recuperación, el regreso al trabajo, la calidad de vida y los costes del tratamiento. El efecto sobre la capacidad funcional se midió mediante diversas valoraciones basadas en componentes individuales, de tal modo que una pequeña mejora en dicha valoración no nos dice si los pacientes han mejorado realmente, sino que no es muy probable.

Una tercera revisión Cochrane de cincuenta y un ensayos estudió la manipulación y la movilización en el tratamiento del dolor de cuello.[11] Los resultados fueron pocos y diversos. Los autores descubrieron cierta mejoría con el uso de la manipulación torácica para el dolor de cuello, la capacidad funcional y la calidad de vida, pero advirtieron que no se podía descartar el sesgo de publicación y que sería necesario realizar una investigación diseñada para prevenir determinados sesgos. Más de la mitad de los ensayos no ofrecían información sobre los daños, pero en algunos casos raros, la manipulación puede ocasionar apoplejía, hernia discal o déficits neurológicos graves. La manipulación del cuello puede desembocar en una parálisis permanente de brazos y piernas (tetraplejia). Según el veredicto en un tribunal de justicia danés en relación con un caso de parálisis, el deber de informar sobre los posibles daños es especialmente básico cuando los pacientes están sanos antes del tratamiento, incluso si los riesgos son muy poco frecuentes. Dudo mucho que los pacientes que se dejan manipular el cuello estén bien informados, ya que ¿quién querría correr el riesgo de quedarse tetrapléjico?

Lo más probable es que no se notifiquen todos los daños que provoca la manipulación vertebral. En 2012 salió a la luz el caso de una enfermera estadounidense con dolor crónico en el cuello que había visto al mismo quiropráctico una vez al mes durante más de diez años.[12] En vista del éxito, la mujer debería haber dejado de ir al quiropráctico, pero, debido a un nuevo síntoma (dolor al levantar la cabeza y moverla hacia la derecha), hubo una semana en la que acudió cuatro veces a la consulta. En la última manipulación, tras un giro brusco, se oyó un fuerte chasquido y la paciente sintió que la habitación daba vueltas. Los vértigos se intensificaron durante los minutos siguientes, y comenzó a sudar profusamente. También notó un punto ciego en el ojo izquierdo, junto con otras alteraciones del campo visual. Además, en una serie prospectiva realizada durante cuatro años en una sola institución se descubrieron trece casos de disección cervical relacionada con la manipulación quiropráctica. Doce pacientes presentaron síntomas neurológicos agudos, tres quedaron discapacitados permanentemente y uno falleció.

Se han producido otras muertes de pacientes tras una sesión de quiropráctica, y se han descrito varios cientos de complicaciones graves.[13]

Una vez vi a un especialista en reumatología practicar una manipulación cervical y me quedé horrorizado. El médico estaba detrás del paciente y le había colocado las palmas de las manos a cada lado de la cara. De repente, sin previo aviso, giró la cabeza del paciente rápidamente hacia la derecha. En mi opinión, debería ser ilegal realizar este procedimiento, y los pacientes no deberían aceptarlo.

Según parece, a la gente le chifla la fisioterapia manual. En el transcurso de un año, aproximadamente una quinta parte de todos los daneses recibieron fisioterapia o masajes al menos una vez.[1] Cada vez que tengo algún problema en la pista de tenis, ya sea un codo de tenista, un esguince, dolor lumbar agudo o un dolor de rodilla, siempre me dicen lo mismo: «Deberías ir a un quiropráctico». Aunque les digo que fui reumatólogo durante dieciocho meses y que sé de lo que hablo, siguen insistiendo en que debería ver a un quiropráctico. Lo único que cura el codo de tenista es descansar. La recuperación lleva su tiempo, y, mientras tanto, puedes mover la raqueta como un golfista, usando el cuerpo en lugar del brazo, lo que disminuye considerablemente la tensión sobre el codo. De hecho, quizá te ayude a jugar mejor.

Una de las personas con las que juego al tenis es reumatólogo, e insistió en manipularme la columna lumbar una vez que tuve una lumbalgia aguda. Así pues, me tumbé boca abajo en el banco del vestuario y él me dio una palmada en la espalda. Durante los primeros segundos, experimenté una sensación extraña y pude entender por qué algunos pacientes informan de efectos positivos. Sin embargo, al cabo de unos segundos más, el dolor regresó con la misma intensidad. Tal como yo lo entiendo, el objetivo de la manipulación parece ser desviar la atención del dolor. De hecho, no pude evitar pensar que un golpe en la cabeza o una patada en las posaderas debían de ejercer el mismo efecto.

La fisioterapia para el tratamiento de los cólicos y los trastornos del sueño en los bebés es aún más alternativo, por lo que no es de extrañar que los pocos ensayos realizados hayan sido poco concluyentes. No hay ninguna justificación para suponer que los problemas de cólico y sueño estén causados por subluxaciones, ni para creer que la fisioterapia pueda curar la alergia al polen y al asma. Sin embargo, muchos quiroprácticos ofrecen tratamientos absurdos. Existe una revisión Cochrane de los efectos sobre el asma, que incluyó tres ensayos, pero no se observó efecto alguno.[14] Los autores concluyeron diciendo que era necesario llevar a cabo estudios más amplios que examinaran los efectos de la fisioterapia manual. Pues, mira, no, no hace falta. No debemos desperdiciar nuestra energía y nuestros recursos en pruebas sin sentido. Si un ensayo mostrara un efecto sobre el asma algún día, lo más probable es que sea un fraude o un falso positivo. Cuando se examina un tratamiento que no funciona en un ensayo aleatorizado, hay un 2,5% de posibilidades de que el resultado favorezca significativamente el tratamiento.

Los masajes

Se han realizado muchas revisiones Cochrane sobre los masajes, pero los ensayos son pequeños y su calidad es cuestionable.

El masaje perineal prenatal para reducir el trauma perineal durante el parto practicado en embarazadas desde la semana treinta y cinco redujo la incidencia de episiotomía en un 16%

tras el primer nacimiento.[15] Sin embargo, como los autores de la revisión mencionaron, ese efecto tuvo muy poco que ver con el masaje. Lo más probable es que estas mujeres estuvieran más motivadas para evitar la episiotomía que las mujeres del grupo de control, porque ese era el resultado esperado de sus esfuerzos. El masaje perineal puede ser incómodo, desagradable e incluso producir una sensación de dolor o ardor. También es posible reducir la incidencia de episiotomía capacitando al personal obstétrico.

El masaje para mejorar la salud mental y física en bebés se ha estudiado en treinta y cuatro ensayos, pero los resultados no respaldan su empleo.[16] Los ensayos son de baja calidad y muchos de ellos no abordan la verosimilitud biológica de los resultados que se miden, ni los mecanismos por los cuales se puede lograr el cambio.

Una revisión de quince ensayos sobre el masaje en los trastornos mecánicos del cuello calificó la calidad de los mismos de baja o muy baja con respecto a la metodología, de tal modo que no se pudieron hacer recomendaciones para la práctica.[17]

Otra revisión Cochrane de veinticinco ensayos estudió los efectos del masaje sobre el dolor lumbar y la capacidad funcional,[18] pero, aunque se notificaron efectos importantes, el seguimiento fue a corto plazo, y los investigadores conocían los datos de los pacientes y los tratamientos. Por esos motivos, los autores dudaron de que el masaje sirviera para aliviar el dolor lumbar. Estoy de acuerdo. A veces creemos en los efectos de los tratamientos pese a desconocer sus mecanismos de acción, pero, en tales casos, los ensayos deben ser de alta calidad y proporcionar resultados bastante uniformes de un ensayo a otro. Cuando eso no sucede, y los datos no se enmascaran, y encima parece poco probable que el método pueda funcionar, lo más sabio será mostrarse escéptico. Sinceramente, no creo que haya ninguna razón que justifique el uso de masajes para el dolor lumbar.

Una revisión Cochrane del masaje por fricción profunda de la tendinitis incluyó solo dos ensayos pequeños y no detectó efectos positivos.[19]

Lo único que es seguro sobre los masajes es que duelen. Y, sin embargo, se supone que debemos estar agradecidos. El mundo de la atención médica tiene estas rarezas. Aunque el masaje de los puntos dolorosos es muy común, no existen indicios de que este insoportable tratamiento sirva de nada.

La reflexología

La reflexología tiene sus raíces en la medicina tradicional china y se basa en la idea de que el masaje en zonas especiales en las plantas de los pies puede curar los órganos enfermos. Sin embargo, nadie ha demostrado la existencia de esos enlaces topográficos entre las plantas del pie y los órganos internos, o de manos u oídos, que a veces también se masajean. Se han llevado a cabo pocos ensayos, y son pequeños y sesgados. No se han confirmado los efectos de la reflexología sobre las enfermedades ni se espera hacerlo. La reflexología puede estar relacionada con el bienestar, pero no sirve para curar y aliviar dolencias.

La acupuntura

Se han llevado a cabo más de mil ensayos aleatorizados sobre la acupuntura, pero la gran mayoría son de muy mala calidad. Los ensayos realizados en China tienen resultados más positivos que los demás, y una revisión panorámica de cuarenta y nueve ensayos chinos sobre ictus demostró que cuantos más pacientes había en el ensayo, menor era el efecto.[20] Sin duda, el sesgo era extremo, hay pocos ejemplos de parcialidad tan evidente y conocida como en el caso de la acupuntura. Otra revisión de ensayos sobre acupuntura publicada en revistas chinas halló que el 99,8% de ochocientos cuarenta ensayos daba resultados positivos en los resultados principales.[21]

Uno de los autores de la revisión panorámica sobre los ictus[20] les preguntó a los colegas chinos por qué los resultados eran siempre positivos. La respuesta uniforme que recibió fue que para ellos era inconcebible publicar un estudio que no confirmara los puntos de vista de sus colegas.[22] En otras palabras, la investigación de la acupuntura en China se lleva a cabo para confirmar suposiciones previas de que la acupuntura es efectiva. La conclusión fue que no se puede confiar en los ensayos de acupuntura realizados en China, que constituyen la mayoría de los ensayos existentes, y que deben descartarse por completo.

Además, la gran mayoría de los ensayos que emplearon placebo en el grupo de control no fueron enmascarados. Cuando se hace un estudio de resultados subjetivos sin enmascarar, es obvio que va a haber sesgo de notificación, lo que significa que los efectos positivos deben interpretarse con cautela, incluso si no se ejecutan en China. Ocurre lo mismo que con los ensayos sobre fisioterapia manual mencionados anteriormente.

Con datos de 2017, no menos de cuarenta y siete revisiones Cochrane contenían la palabra «acupuntura» en el título, y había algunas de lo más pintorescas. Muchas de las revisiones eran sobre enfermedades para las cuales no esperaríamos que los pinchazos de aguja ejercieran ningún efecto, como la esquizofrenia, la inseminación artificial, la inducción del parto, el autismo, la miopía, el glaucoma, la depresión, el insomnio, el TDAH, el ictus, la epilepsia, la lesión cerebral traumática, la encefalopatía isquémica en neonatos, la incontinencia urinaria de esfuerzo, los sofocos menopáusicos, los fibromas uterinos, el asma, las paperas, el consumo de cocaína, la parálisis facial, la demencia vascular, el tabaquismo, el síndrome de las piernas inquietas y el del colon irritable. Teniendo en cuenta la mala calidad de los ensayos, existe una alta probabilidad de que los hallazgos positivos sean fraudulentos o falsos positivos. En este sentido, es notable que se notificaran muy pocos efectos positivos sobre cualquiera de estas enfermedades. No creo que valga la pena comentar las revisiones individuales.

En 2009, publicamos una revisión sistemática de ensayos con tres grupos, uno de acupuntura, otro de placebo y un tercero sin tratamiento.[23] Incluimos tres ensayos y 3.025 pacientes con diversos tipos de dolor. Sorprendentemente, y de un modo inexcusable, los médicos que administraban los tratamientos de acupuntura y acupuntura placebo no fueron enmascarados en ninguno de los ensayos. Encontramos una pequeña diferencia entre la acupuntura y el placebo que correspondía a cuatro milímetros en una escala analógica visual de cien milímetros, lo que carece de trascendencia clínica. La diferencia fue mayor entre la acupuntura placebo y la ausencia de tratamientos, pero los resultados fueron heterogéneos. Además, los pacientes del grupo sin acupuntura sabían que no estaban siendo tratados y, por lo tanto, podrían haber valorado el resultado de manera sesgada. Descubrimos que no estaba claro si la punción en los puntos de acupuntura, o en cualquier otra parte, reduce el dolor independientemente del efecto psicológico del ritual de tratamiento. Nuestros resultados parecen indicar claramente que la base teórica para la existencia de puntos de acupuntura específicos a lo largo de los llamados meridianos es incorrecta.

Yo veo que el emperador anda desnudo. Sin embargo, es fácil dejarse engañar. «Una vez me invitaron a una conferencia en Florencia. Tenía muchas ganas de ver las famosos cuadros renacentistas de la Galería de los Uffizi, pero, por desgracia, me dio un fuerte dolor de espalda. Durante la cena, me senté junto a un acupuntor que tuvo la amabilidad de ofrecerme un tratamiento gratuito. Al día siguiente, ya no me dolía la espalda y pude visitar el museo sin ningún problema. Lo que hace que la historia sea interesante es que rechacé la oferta del acupuntor. Si hubiera aceptado, seguramente tendría una impresión más positiva acerca de la acupuntura de la que tengo».[24]

La acupuntura puede ser peligrosa. Durante un solo año, las autoridades danesas se enteraron de cuatro casos, incluidos los de dos niños, en los que las agujas perforaron los pulmones de los pacientes, lo que produjo la muerte de uno de ellos.[25]

Curación con ayuda de los dioses, o sin ella

Hubo una vez una revisión Cochrane sobre la curación por contacto terapéutico, en la que el terapeuta entra en un estado meditativo y pasa las manos sobre el cuerpo del paciente para encontrar y corregir cualquier desequilibrio en su energía vital o chi. La ciencia ha sido incapaz de detectar esta supuesta energía, y la revisión reveló resultados contradictorios en cuanto a la curación de heridas. Hubo cuatro ensayos, todos con el mismo primer autor, D. P. Wirth, pero la revisión se retiró cuando se señaló que Wirth había cometido fraude.[26] Existen dudas de que los ensayos se llevaran a cabo, ya que una investigación no pudo confirmar la participación ni la identidad de los pacientes y los terapeutas, ni probar la existencia de ningún registro de datos brutos. Además, Wirth había estado cometiendo fraudes, estafas, robo de identidad y otros delitos por los que cumplió penas de prisión, todo ello antes de acabar el doctorado y hasta mucho después de la fecha de sus artículos.

Hay varias revisiones Cochrane sobre los efectos del contacto terapéutico, el cual se basa en el concepto de que las enfermedades surgen a partir de desequilibrios en el supuesto campo de energía vital. Se cree que el efecto del contacto terapéutico se produce al insuflar energía con la que restaurar, recargar y equilibrar las perturbaciones del campo energético, para lo que pueden utilizarse las manos o no.[27]

Una revisión Cochrane notificó algún efecto sobre el dolor, pero la revisión se retiró, oficialmente porque estaba desactualizada,[27] aunque es posible que se debiera al uso de métodos inadecuados. Cuando el resultado que se analiza es el dolor, es crucial que se enmascaren los datos proporcionados a los investigadores, pero la revisión incluyó ensayos en los que no se hizo.

Otras revisiones Cochrane desestimaron la idea de que el contacto terapéutico ejerciera efecto alguno sobre la ansiedad y la depresión.[28,29]

Rezo por intercesor

Hay quien cree en la curación a distancia por medio de oraciones, como se estudia en otra revisión Cochrane.[30] La medicina alternativa tiene muchos elementos en común con la religión: es dogmática, seudocientífica y sobrenatural, y resiste inalterable al paso del tiempo por mucho que se la refute. Por ejemplo, los preparados homeopáticos siguen siendo los mismos desde hace doscientos años.

Así pues, nos podemos imaginar que una revisión Cochrane sobre el rezo por intercesor resultará bastante cómica, ya sea a propósito o no, como es el caso de esta. De hecho, sus autores rebasan los límites de la ciencia y de la razón con una disparatada mezcla de argumentos teológicos y científicos.[31] La revisión analiza diez ensayos aleatorizados destinados a probar la convicción religiosa de que rezarle a un dios puede ayudar a las personas por las que se reza. Desde una perspectiva científica, la probabilidad *a priori* de que la plegaria sea efectiva es extremadamente baja, ya que involucra tres supuestos muy improbables. Primero, la existencia de un dios; segundo, que la oración pueda viajar al espacio de alguna manera y alcanzar a dicho dios, o que funcione a través de otro mecanismo desconocido por la ciencia; tercero, que este dios responda a la oración y pueda influir, desde la distancia, en algo que no habría sucedido de otro modo. Por lo tanto, a la mayoría de los investigadores les parecería absurdo llevar a cabo ensayos clínicos sobre el efecto del rezo por intercesor, ya que lo más seguro es que cualquier efecto observado pueda atribuirse antes al azar, al sesgo o al fraude que a la intervención divina. Sin duda, sería más provechoso estudiar los posibles efectos de las oraciones mismas.

Por lo visto, los autores de la revisión no eran conscientes de que se sospechaba que uno de los ensayos más amplios era un fraude, ni de que el más grande no se publicó con el afán de mostrar datos científicos, sino de hacer reír.

Los autores señalan que «estos resultados no pueden presentarse de manera directa como prueba o refutación de la existencia de Dios», y que lo que intentan cuantificar es el «efecto del rezo que no depende de la intervención divina». A mí me cuesta entender qué quieren decir con esto. Entonces, si los efectos de la oración no se deben a la intervención divina, ¿qué motivo habría para rezarle a un dios, y cuál sería el mecanismo causal? Los autores no dan ninguna explicación, y además, si no aceptamos la existencia de la intervención divina, cuesta creer que se pueda hacer algo por unos enfermos que se encuentran al otro lado del mundo,[30] y que ni siquiera saben que se reza por ellos.

Del mismo modo, cuesta entender que Dios ayude a Fulano, que está en la cama A, porque alguien oró por él durante el ensayo, pero que no ayude al pobre Mengano de la cama B. Siguiendo esa línea, los autores se contradicen al afirmar que su revisión se centra en las personas «que le dedican tiempo a comunicarse con Dios», dado que no pretenden demostrar la existencia de Dios. También son inconsecuentes al declarar que «Si sabemos tan poco de Dios como dan a entender las Sagradas Escrituras (1 Corintios 13:12), las consecuencias de la intervención divina serían mucho más sutiles de lo que puedan revelar los resultados de un mero ensayo». Si en verdad les preocupaba eso, no deberían haber acometido la revisión, ya que sus reservas delatan que las observaciones de tales estudios no son fiables.

Los practicantes de la medicina alternativa suelen emplear esta clase de argumentos, aseverando que la idiosincrasia de la investigación hace que sea imposible analizar el efecto real de sus tratamientos. En el campo teórico, este enfoque se denomina invulnerabilidad de la hipótesis frente a la ciencia, lo que significa que los creyentes no se verán afectados por los resultados experimentales, y seguirán afirmando con igual convicción que lo suyo funciona.

En otra declaración relativa al ámbito místico, los autores sostienen que «Un dios omnipotente imposibilitaría el enmascaramiento de la asignación [de los participantes a cada grupo], vulnerando así las restricciones de los ensayos aleatorizados (Salmos 106:14,15, Job 42:2)». Puesto que los dioses podrían interferir en la ejecución de las pruebas, no se entiende que se excluyeran los ensayos sin enmascaramiento, ni que se molestaran en discutir el grado de ocultación de los datos.

El más amplio de los ensayos se publicó en el especial de Navidad de la *BMJ* con intención humorística, como es tradicional en la revista, y evaluaba el efecto de las plegarias que tuvieron lugar entre cuatro y diez años después de que unos enfermos recibieran el alta del hospital o hubieran muerto por septicemia. Fue un estudio sobre el efecto retroactivo del rezo por intercesor a partir de datos históricos, ya que según su autor no se debía suponer «que Dios esté limitado por la linealidad del tiempo». Por su parte, los autores de la revisión Cochrane olvidaron mencionar que los pacientes habían sido asignados al azar muchos años después de que se produjeran los resultados, ni abordaron la cuestión de que el tiempo pudiera retroceder y las oraciones lograran resucitar a los muertos.

El autor del estudio sobre el rezo retrospectivo respondió más adelante que «si la probabilidad previa al ensayo es infinitamente baja, los resultados no podrán alterarla, de modo que el ensayo no debe realizarse. En mi opinión, este hecho lo convierte en un estudio fútil».[32] Dicho estudio fútil «mostró» una reducción leve de la tasa de mortalidad de los receptores de las plegarias (cociente de riesgos = 0,93, IC del 95%: 0,84 a 1,03), pero, dado que constituía el 75% del peso del metanálisis realizado en la revisión Cochrane, terminó arrojando un efecto estadísticamente significativo.

Dos años después, también en el especial navideño, una serie de personas interesadas en la medicina alternativa, la oración y la curación trataron de explicar por qué los resultados del estudio retrospectivo podían ser ciertos apoyándose en argumentos de teoría cuántica. [33] Pese a ser un dislate, como demostró un físico al cabo de un año, otra vez en el número de Navidad, ellas parecían tomárselo muy en serio.[34] Aquí en la tierra, no debería ser tan difícil darse cuenta de que la oración no puede devolverle la vida a los muertos. Además, tanto los vivos como los muertos se repartieron al azar entre dos grupos que luego se compararon estadísticamente, lo que tampoco tiene sentido, puesto que ya sabemos que las diferencias que hubiera entre ambos fueron aleatorias.

Sin embargo, la diversión y las sorpresas no acabaron ahí. Se incluyó otro ensayo en el que inicialmente figuraban tres autores, aunque el principal retiró su autoría. En PubMed se hace referencia a una fe de erratas donde se exponían los motivos,[35] pero nuestra biblioteca universitaria nos informó de que la página no existía. Por lo tanto, se preguntó a los editores de la *Journal of Reproductive Medicine* si la cita de PubMed era incorrecta, o si es que la fe de erratas no llegó a publicarse. Por desgracia, no obtuvimos respuesta tras repetidos intentos, pero tampoco fuimos los únicos. También fueron desatendidas las quejas dirigidas a los autores y editores por parte de científicos y periodistas, y no se publicó ni una sola carta crítica en la revista.[36,37] El ensayo se había llevado a cabo en la Universidad de Columbia (Nueva York), la cual declaró mediante un comunicado que el autor principal había dirigido la investigación. No obstante, el vicedecano dijo que el autor principal supo por primera vez del ensayo entre seis y doce meses después de finalizado este, cuando se lo comunicó el primer autor.[36] El otro autor, el abogado Daniel Wirth (mencionado anteriormente), acabó en la cárcel después de veinte años de continuadas actividades delictivas y fraudulentas,[36,37] y ofreció datos erróneos y engañosos[38,39] cuando el editor le exigió explicaciones al desatarse el escándalo tres años después de la publicación.

En efecto, fue Wirth quien dirigió el estudio, que revelaba una tasa de embarazo significativamente más alta en el grupo con rezo (50% frente a 26%, P = 0,001) después de la fertilización *in vitro* en un hospital coreano. Las oraciones se llevaron a cabo a larga distancia desde Estados Unidos, Canadá y Australia. Los que rezaban eran cristianos, a diferencia de los pacientes coreanos. Como curiosidad, cabe señalar que la Iglesia católica condena la fertilización *in vitro*. Por lo tanto, tan razonable sería llegar a la conclusión de que el papa no representa demasiado bien a Dios, como que los rezos favorecen a quienes se someten a una fertilización *in vitro*.

Parece ser que los revisores de Cochrane contemplaron un tercer ensayo fraudulento,[34,40] aunque finalmente se excluyó, no por sospechas de falta de ética, sino porque analizaba la curación a distancia en vez de la oración.

Estos también contribuyeron al esperpento sin pretenderlo cuando incluyeron un estudio que apuntaba a un mayor riesgo de complicaciones quirúrgicas por culpa de las oraciones, pero solo si los pacientes sabían que se rezaba por ellos. En lugar de poner en duda la credibilidad del hallazgo, sus autores consideraron que las personas que hacían las plegarias debían ser «cautelosas al informar de ellas» a quienes fueran a operarse, y aconsejaban a los hospitales que controlaran «los rezos junto a la cama de los pacientes que estuvieran a punto de someterse a una intervención quirúrgica».

Al examinar los efectos de la oración sobre el «estado clínico», los autores de la revisión Cochrane arguyeron que la falta de resultados podía deberse a que solo se rezó por los pacientes durante catorce días. Tal inclinación hacia el razonamiento teológico conduce a una tautología: «Es posible que Dios, en su bondad, no quiera prolongar el sufrimiento de sus hijos, por lo que la muerte podría ser un resultado positivo de la plegaria». Este es un ejemplo perfecto de la invulnerabilidad de la hipótesis de Dios que hace que los estudios sobre el rezo no tengan sentido. Si las personas sobreviven, es bueno para ellas, y si mueren, también es bueno. El razonamiento de los autores se basa en la suposición de un dios omnipotente y omnisciente.

Sin embargo, si ese dios ya sabe lo que nos conviene, ¿por qué íbamos a tratar de influir en nuestro destino?

Otro detalle gracioso es que la revisión la publicó el Grupo Cochrane de Esquizofrenia, ya que se englobaba en la categoría de los delirios. Así pues, advertimos al editor del grupo de sus defectos más graves, y este nos sugirió que dejáramos un comentario en la página, lo cual hicimos. También nos aseguró que la revisión no era una broma, como pensábamos nosotros.

La revisión se actualizó en 2009, tras nuestra crítica, cuando los autores cambiaron sus conclusiones. En un principio decían: «Las pruebas que se presentaron hasta ahora son suficientemente interesantes como para apoyar futuros estudios». Pero ahora dicen: «No estamos convencidos de que se deban emprender más ensayos, pues sería preferible dedicar los recursos disponibles para investigar otras cuestiones médicas».

Aun así, siguen incluyendo el estudio de la oración retrospectiva, que justifican calificándolo de «serio» y «relevante». Además, añaden que «algunas personas practican el rezo retrospectivo», y que fue un estudio con enmascaramiento doble, ya que los participantes no conocían los resultados de los destinatarios (!). Pues muy bien, pero, como el resultado ya era conocido por todos los pacientes, no tiene sentido darle crédito por ello. Los autores de esta revisión transgredieron todos los principios metodológicos de la investigación sin darse ni cuenta de que estaban haciendo el ridículo.

Sobre la posibilidad de despertar a los muertos a través de la oración, declaran: «El rezo retrospectivo puede suscitar polémica desde un punto de vista teológico, pero no nos preocupa la teología. Nuestro objetivo es examinar las pruebas empíricas de la eficacia del rezo como tratamiento para enfermedades, en lugar de considerar cuestiones metafísicas. Nos vemos obligados a analizar los resultados de todo ensayo que cumpla nuestros criterios originales (incluida nuestra definición inicial de rezo) y que esté metodológicamente bien construido. Tras fijar nuestro protocolo, estamos convencidos de que no sería científico modificarlo para excluir un estudio que cumple con los criterios de inclusión».

He aquí un ejemplo de dogmatismo científico de la peor calaña. Independientemente de lo que nos diga un protocolo, tenemos el deber de pensar por nosotros mismos. De lo contrario, no podríamos llamarnos científicos.

Por otro lado, los revisores aseguran no haber encontrado pruebas de que el estudio sobre el rezo retrospectivo fuera una broma, pero se equivocan: el mismo autor lo reconoció,[32] y así nos lo confirmó cuando le preguntamos.

Como colofón, apostillan: «Preferimos contemplar todos los estudios que cumplan con los criterios fijados (incluso si luego se afirma que han sido "escritos en broma"), a ocultarlos y perpetuar el sesgo de publicación». Como es evidente, ese argumento no se sostiene. Aunque el artículo humorístico cumpliera los requisitos en teoría, los revisores son libres de excluir los estudios poco fiables de sus análisis, y de hecho es lo más recomendable.

En definitiva, es vergonzoso que Cochrane no haya retirado aún esta absurda revisión de su biblioteca.

La osteopatía craneosacra

Según explica un osteópata en su web, este tratamiento se basa en el «pulso rítmico craneosacro» que recorre nuestro cuerpo, a pesar de que ningún estudio de fisiología humana lo haya localizado nunca.

Se supone que los toques ligeros alivian la tensión y los bloqueos, especialmente alrededor de la cabeza (cráneo y suturas), la columna vertebral y la pelvis. Al buscar el término «craneosacro» en la Biblioteca Cochrane, solo encontré una revisión[41] de métodos para prevenir y tratar el dolor lumbar y pélvico durante el embarazo, que incluía un único ensayo con ciento veintitrés pacientes. Según sus análisis, el tratamiento redujo el dolor pélvico matutino y aumentó la capacidad funcional ($P = 0{,}02$ en ambos resultados), un resultado muy incierto porque las pacientes sabían qué tratamiento estaban recibiendo. No obstante, los autores consideraron que existía poco riesgo de sesgo dado que el investigador que midió el dolor no conocía el tratamiento administrado, pero se equivocaban. El dolor es una sensación subjetiva que solo puede valorar cada paciente, y estas pacientes sabían bien cuál era el tratamiento. Además, la diferencia en el dolor matutino fue de ocho en una escala de dolor de cien milímetros, lo que carece de trascendencia clínica y debe atribuirse al sesgo de un estudio sin enmascaramiento. El efecto sobre la capacidad funcional también fue leve, y no hubo diferencias significativas en el dolor nocturno ni en los días de baja laboral o por enfermedad.

La homeopatía

El médico alemán Samuel Hahnemann inventó la homeopatía hace unos doscientos años, decepcionado por la medicina de su época, que consideraba perjudicial. Hahnemann observó que la quinina induce los mismos síntomas que el paludismo, por lo que llegó a la conclusión equivocada de que las enfermedades podían curarse administrando las sustancias que producían los mismos síntomas en las personas sanas. Así, para «resolver» los efectos secundarios, proponía diluir la solución en muchas partes de agua.

La hipótesis de Hahnemann se basa en el principio de la similitud, una creencia arraigada en la medicina medieval, primitiva e incorrecta, aunque se le podría perdonar porque en su época la medicina estaba dominada por todo tipo de supuestos seudocientíficos que ni siquiera eran sometidos a pruebas empíricas.[42] Aun en la primera mitad del siglo XIX, muchos galenos seguían aceptando la antigua teoría de los humores, según la cual las enfermedades se debían a un desequilibrio de los cuatro fluidos corporales (bilis negra y amarilla, sangre y flema). Por aquel entonces, también gozaron de cierta popularidad otras escuelas de pensamiento igual de especulativas.

El segundo principio de la homeopatía resulta aún más peculiar que el primero, pues sostiene que deben usarse dosis infinitesimales para que el paciente no ingiera ni una sola molécula del extracto original. Aunque los homeópatas actuales son conscientes de este hecho, siguen creyendo que las sustancias dejan algún tipo de impronta en la solución.[43] Dicho de otro modo, afirman que el agua puede «recordar» lo que contuvo una vez.

Es fácil adivinar a qué conduce todo esto.[44] Las diluciones centesimales de Hahnemann (CH) reducen sucesivamente el contenido del producto original, de tal manera que 2 CH significa tomar una parte del extracto y diluirla en noventa y nueve partes de agua, para luego tomar esa parte y diluirla otras noventa y nueve veces, lo que equivale a una parte de la sustancia original por diez mil partes de agua. Por lo tanto, para obtener una dilución de 12 CH, habría que repetir dicho proceso una docena de veces. Llegado a este punto, a partir de una sustancia contenida en una jeringuilla de un centilitro, el grado de dilución equivale a mezclar esa sustancia con el agua de todos los océanos. Pero aún no hemos terminado, porque Hahnemann abogó por alcanzar los 30 CH para la mayoría de los remedios; es decir, una dilución con un factor de 10^{60}, lo que sería como disolver la sustancia en un cubo de agua cuyos lados superasen la distancia que hay de la Tierra a la galaxia más cercana, Andrómeda, a dos millones y medio de años luz.

Por extraño que parezca, para los homeópatas, se trata de algo fantástico, pues suponen que las soluciones más diluidas son las más potentes y de acción más profunda.

Sinceramente, no creo que haya «disciplina médica» más ridícula que esta. Hacer ensayos aleatorizados sobre la homeopatía es tan absurdo como analizar el rezo por intercesor. El propósito de tales ensayos sería averiguar si la homeopatía es más efectiva que la homeopatía con placebo, pero ya sabemos que eso es imposible porque la homeopatía es un placebo de por sí. No estaríamos comparando nada, lo cual es un ejercicio inútil. Sin embargo, se han realizado muchos ensayos aleatorizados, y en 1997 se publicó un metaanálisis de ochenta y nueve ensayos en *The Lancet* que notificó un gran efecto, con un riesgo relativo de 2,45 (IC del 95%: 2,05 a 2,93) a favor de la homeopatía. Sus autores concluían diciendo que «los resultados de nuestro metaanálisis no son compatibles con la teoría de que los efectos clínicos de la homeopatía se deben completamente al placebo».

Cuatro años después, otro grupo de investigadores examinó los mismos ochenta y nueve ensayos, obteniendo resultados muy diferentes.[46] Cuando se representaron gráficamente, estos fueron muy desiguales. Los efectos del tratamiento eran mucho mayores en los estudios pequeños y en los de enmascaramiento deficiente, así como en los ensayos en idiomas distintos al inglés. No mostraron efecto alguno los ensayos más amplios con enmascaramiento doble (donde no fue posible hacer trampa al asignar deliberadamente a los pacientes con buenos pronósticos a la homeopatía y los demás al placebo).

Puesto que el fraude está a la orden del día, es incluso posible que los investigadores añadieran un medicamento activo al solvente homeopático para asegurarse de que funcionara, y que alterasen los resultados o se los inventaran sin más. Deberíamos emplear cada instrumento para lo que fue diseñado, y los ensayos aleatorizados se emplean para resolver dudas sobre la eficacia de los tratamientos. Por ende, no es necesario que hagamos ensayos ni revisiones sobre la homeopatía porque ya sabemos que no funciona.

No obstante, se ha redactado una farmacopea homeopática, y la Agencia de Medicamentos del Reino Unido permitió en 2006 que los fabricantes de productos homeopáticos anunciaran las indicaciones de sus preparados, a pesar de que no estaban obligados a demostrar sus efectos por medio de ensayos aleatorizados. Así, los remedios homeopáticos empezaron a ofrecerse a través del Servicio de Salud, lo que indignó a gran parte de los médicos, pero el ministro de Sanidad respondió que sus efectos no podían demostrarse a la manera de la medicina tradicional. Es muy posible que el príncipe Carlos, un defensor acérrimo de la homeopatía, desempeñara un papel importante en la decisión, y como todos sabemos, es difícil ganarse un título de caballero si vas en contra de la realeza.

La Unión Europea también contribuyó de manera notable a la locura. En 2011, el Comité de Agricultura del Parlamento Europeo acordó gastar dos millones de euros en investigar si el ganado bovino, ovino y porcino podía beneficiarse de la homeopatía.[47] Los críticos señalaron que los animales no pueden beneficiarse de un efecto placebo, porque no entenderán que se les ha dado un tratamiento.

Esto plantea un problema interesante, ya que cada vez que se receta un tratamiento homeopático, se está engañando a un paciente, lo que supone una falta de ética. Además, hay otra razón por la cual la homeopatía no es ética, y es que provoca daños graves.

Dado que en algunos países está autorizada para el tratamiento de síntomas específicos, es posible que se retrasen las visitas al médico, por lo que podrían pasarse por alto enfermedades graves. Del mismo modo, cuando los remedios homeopáticos se consideran alternativas a los tratamientos probados, se pone en peligro la vida de los pacientes.

Se sabe que ha habido homeópatas que convencieron a sus clientes de no tomar medidas contra el paludismo antes de viajar por zonas infestadas. En 2006, una periodista de la BBC acudió al mayor fabricante de remedios homeopáticos de Gran Bretaña con una cámara oculta[48] y dijo que planeaba ir a Malaui, un país de alto riesgo, pero en la tienda le recomendaron ajo, aceite de citronela y vitaminas, en lugar de ir al médico. Además, le aseguraron que los compuestos homeopáticos evitarían «que se formara un agujero en forma de paludismo en su campo energético, para que no lleguen los mosquitos transmisores y lo llenen». Un auténtico disparate, típico de la manera de «explicar» las cosas de muchos de los practicantes de la medicina alternativa.

La BBC también reveló que algunas farmacias homeopáticas afirmaban que sus productos podían tratar el paludismo mejor que los medicamentos antipalúdicos.[49] Los sitios web de farmacias homeopáticas muestran productos con todo tipo de indicaciones, por ejemplo, para la gripe, y hay sustitutos homeopáticos para las vacunas contra el sarampión, las paperas y la rubéola, y píldoras homeopáticas para tratar la hepatitis, la tuberculosis y la fiebre tifoidea.[49]

A veces ocurre al revés, y los remedios homeopáticos contienen más extracto del que debieran. En Estados Unidos, se sospecha que varios bebés fallecieron porque el mayor fabricante de remedios homeopáticos introdujo en sus tabletas de «dentición» demasiada belladona (*Atropa belladonna*), que es mortal.[50]

En 2017, un niño italiano de siete años murió de una infección en el oído que se extendió al cerebro.[51] El homeópata de la familia, que era médico, convenció a la madre de no darle antibióticos al niño, a pesar de que su estado empeoró a lo largo de un par de semanas, tras lo que volvió a insistir en el tratamiento homeopático. Por el contrario, un médico de guardia aconsejó llevar al niño al hospital inmediatamente. Aun cuando la infección era generalizada y el niño se encontraba en estado crítico, la familia se negó a darle antibióticos. Cuando sus padres llamaron por fin a una ambulancia, ya era demasiado tarde. El pequeño entró en coma y murió tres días después. Los padres han sido acusados de homicidio involuntario.

La homeopatía nunca ha gozado de gran aceptación entre los países nórdicos. En 2003, solo el 1% de los daneses tomaba remedios homeopáticos,[52] mientras que en Francia los usaba el 36% de la población en 1992.[53] En el Reino Unido hay hospitales homeopáticos adheridos al Servicio de Salud, y se puede estudiar en las universidades de varios países europeos.[53] En 1998, fue el tratamiento alternativo más utilizado en cinco de los catorce países encuestados en Europa, y en Alemania, aproximadamente seis mil médicos tenían títulos formales en homeopatía.[53]

Es poco lo que podemos hacer para combatir una estupidez tan abrumadora, más allá de evitar el uso de la homeopatía y otras medicinas alternativas en nosotros mismos y en nuestros seres queridos.

14

Pacientes, no patentes: un nuevo paradigma farmacológico

El sistema farmacológico actual nos ha fallado.[1] Solo 11 de cada 1.032 (1%) fármacos nuevos aprobados en Francia entre 2005 y 2014 se consideraron avances reales, y la mayoría de los ochenta y siete fármacos nuevos analizados en 2014 no eran mejores que las opciones de tratamiento existentes, sino peores.[2] Como señalé en el capítulo 1, los efectos secundarios son tan frecuentes que los estudios realizados en países de renta alta han demostrado que los medicamentos constituyen la tercera causa de muerte, después de las enfermedades cardiacas y el cáncer.

La Comisión Europea ha calculado que las reacciones adversas matan a unos doscientos mil ciudadanos de la UE anualmente, con un coste de unos setenta y nueve mil millones de euros.[3] Muchas de esas muertes son evitables. Este lucrativo sistema fomenta la sobremedicación, de tal modo que a muchos pacientes les habría ido bien sin el medicamento que los mató, como un AINE o un psicofármaco.[4,5] Mientras tanto, los problemas de salud más importantes no reciben la atención que merecen, como sucede con la resistencia a los antimicrobianos.

El mayor problema es que el sistema actual se basa en patentes y monopolios, lo que permite que las empresas fijen los precios que deseen. Este sistema no es ético porque la gente llega a morir si no puede permitirse comprar los medicamentos que necesita. También es ineficiente porque no se divulgan los resultados de las investigaciones, como los datos sobre toxicología y proyectos fallidos. Además, un acuerdo internacional sobre derechos de propiedad intelectual prohíbe a los fabricantes de medicamentos genéricos utilizar los datos de los ensayos clínicos que envían los fabricantes de las marcas a las autoridades sanitarias.[6] Esto significa que se deben realizar muchos ensayos superfluos y, por lo tanto, poco éticos para proporcionar a los ciudadanos medicamentos más baratos cuando las patentes de medicamentos caros han expirado.

Por todo ello, propongo un enfoque radicalmente diferente para reemplazar el codicioso modelo actual de patentes por un sistema centrado en el interés público y sin fines de lucro.[1]

Contrarrestar los mitos sobre las patentes y la innovación médica

Las patentes no resultan adecuadas para estimular la innovación necesaria en la asistencia sanitaria, sino que la reprimen porque los investigadores no pueden comunicar sus ideas libremente, y el sistema fomenta el desperdicio a gran escala.[6] De hecho, parece que una protección de las patentes más estricta ha frenado la creación de avances.[6] A medida que expiran las patentes, las empresas farmacéuticas interponen demandas a sus competidores para evitar que comercialicen genéricos más baratos.

La industria farmacéutica solo invierte en investigación básica para descubrir nuevas moléculas entre el 1 y el 2% de sus ingresos brutos, restando los impuestos de los contribuyentes.[7] Por el contrario, la mayor parte de las innovaciones provienen de laboratorios e instituciones financiados con fondos públicos. Para aumentar sus ganancias, la industria tiende a centrarse en los medicamentos que tratan dolencias crónicas que afectan a muchas personas, patentando variaciones menores de los fármacos existentes sin ningún valor terapéutico añadido. De todos modos, eso rara vez supone un obstáculo para venderlos en grandes cantidades a precios que pueden ser de diez a veinte veces más caros que los genéricos.[4,5] Para lograrlo, las farmacéuticas invierten mucho más en *marketing* que en investigación y desarrollo.[4]

El sistema actual ofrece pocos incentivos para estudiar y concebir métodos no farmacológicos menos costosos, como sería preferible. La mayor parte del gasto va a parar a medicamentos que tratan la diabetes de tipo 2, la hipertensión y el colesterol alto, afecciones que en gran medida son atribuibles a una dieta deficiente y falta de ejercicio. Otro ejemplo es la alta y creciente tasa de consumo de psicofármacos, a pesar de que los trastornos psiquiátricos se tratan mejor con psicoterapia.

La industria justifica las patentes y el alto precio de los medicamentos, aduciendo que es algo necesario para recuperar los grandes costes de la investigación y poder garantizar el suministro de nuevos medicamentos. Hace unos quince años, las farmacéuticas situaban el coste de crear un nuevo medicamento en alrededor de mil millones de dólares,[10,11] mientras que los analistas independientes llegaron a un total que representaba el 10% de esa cifra.[12] Actualmente, la Iniciativa Medicamentos para Enfermedades Olvidadas (DNDi) calcula que puede crear un nuevo medicamento por una cantidad entre ciento diez y ciento setenta millones de dólares, incluidos los costes teóricos de los proyectos fallidos.[13] En realidad, los precios no reflejan los costes de investigación y desarrollo, sino lo que los mercados fuertemente subsidiados están dispuestos a pagar.

Contrarrestar los mitos sobre la regulación de medicamentos

En los últimos años, las autoridades sanitarias han ido relajando sus criterios de aprobación, y las compañías farmacéuticas pagan unos impuestos que les otorgan influencia en el sistema regulador.[14] La industria farmacéutica contribuye con el 83% del presupuesto total de la Agencia Europea de Medicamentos (EMA),[15] pese al hecho de que no se debería permitir que nadie que recibe el 83% de su sueldo de la industria farmacéutica participe en ningún comité de evaluación de fármacos. A consecuencia de esas normas menos rigurosas, se han tenido que retirar del mercado más medicamentos que antes y se han recibido advertencias de seguridad graves.[4,16,17]

Los requisitos reglamentarios son particularmente bajos en el caso del cáncer, de tal manera que se han aprobado medicamentos oncológicos muy caros sin realizar un solo ensayo aleatorizado,[18,19] basándose solo en resultados indirectos, como la supervivencia sin cáncer, en lugar de una vida más larga. Por lo general, los nuevos tratamientos contra el cáncer no son mejores que los existentes,[4] o aumentan la supervivencia nada más que en uno o dos meses.[20,21]

Otro ejemplo es la reciente introducción de las vías adaptativas de la EMA, que permiten la aprobación de medicamentos sin más justificación que los datos observados.

Hay grupos de pacientes que apoyan las exigencias de la industria para acceder antes a los últimos medicamentos, pero es mentira que el sistema actual beneficie a las personas. Por otra parte, dado que la mayoría de estos grupos aceptan fondos de las empresas farmacéuticas, sus portavoces deberían abstenerse de hablar en nombre de los pacientes.[23,24]

Iniciativas públicas de investigación y desarrollo de fármacos

Urge adoptar un enfoque radicalmente distinto para estimular la innovación y reducir el gasto público en medicamentos. Puesto que el *marketing* no es necesario para convencer a los facultativos de que usen buenos tratamientos, el nuevo sistema prohibirá las estrategias de la industria para difundir información engañosa, como la formación patrocinada para médicos y grupos de pacientes, las visitas de representantes, los anuncios de medicamentos (incluidos los de revistas médicas) y los ensayos sin valor científico.[4]

Así, se debería crear un Instituto Europeo de Salud Pública y organizaciones similares en otros lugares, cuya responsabilidad sería diseñar medicamentos y llevarlos al mercado en colaboración con una red de instituciones, las cuales podrían contribuir a las diversas etapas del desarrollo. Excelentes ejemplos de organizaciones sin ánimo de lucro que han demostrado ser muy útiles son el Instituto Mario Negri,[25] el DNDi y el Instituto Pasteur. Evidentemente, estas nuevas entidades tendrían una estructura de gobernanza transparente que rindiera cuentas al público, que podría participar en la toma de decisiones. Las empresas con ánimo de lucro tendrían la oportunidad de licitar contratos para aportar experiencia y brindar servicios especializados, como estudios en animales o fabricación de medicamentos.

La fase de transición hacia cualquier nuevo sistema requerirá de una importante inversión inicial con la que implantar la infraestructura necesaria y sufragar la producción de medicamentos por parte del Estado. De hecho, ya existen varios modelos en algunas partes del mundo, uno de los cuales se basa en la imposición de impuestos. Las autoridades italianas exigen que las farmacéuticas contribuyan con el 5% de sus gastos promocionales, salarios excluidos, lo que ha creado un gran fondo que se utiliza en parte para la investigación clínica independiente.[26,27] España cuenta con una iniciativa semejante.[27] Un impuesto sobre las ventas generaría mayores ingresos, pero la principal ventaja será que el nuevo sistema evitaría los enormes desperdicios que tienen lugar en la actualidad. Se ha calculado que los ahorros que se obtendrían mediante el nuevo sistema sumarían un total entre cinco y diez veces superior a la cantidad que emplea la industria farmacéutica en investigación y desarrollo.[6] Por lo tanto, ahora mismo se invierte mucho más dinero público de lo que sería necesario en el futuro.

Para estimular la innovación, se podría otorgar una comisión a los inventores, por ejemplo, del 10% de los ahorros potenciales que puedan producir sus avances en un año. Dichas innovaciones no tendrían por qué limitarse a nuevos procedimientos, sino incluir también estudios que demuestren que las pruebas de diagnóstico, las intervenciones, las dosis o la duración de los tratamientos más caros no son mejores que los menos costosos, el tipo de estudios que la industria no tiene interés en realizar.

En el modelo sin ánimo de lucro, el precio de los medicamentos se establecería lo suficientemente bajo para que incluso los países del tercer mundo puedan permitirse comprar medicamentos (el coste de fabricación más un pequeño margen), lo que mejoraría la salud de sus habitantes y aumentaría el comercio internacional y la prosperidad general.

Algunos de los cambios se podrán introducir por la vía rápida; para otros, hará falta una fase de transición, durante la que se implantarán nuevas normas, se reforzará la educación pública y se investigarán las necesidades de los pacientes.

Patentes, leyes de patentes y acuerdos comerciales

Una vez implementado, este nuevo sistema abolirá para siempre las patentes de medicamentos y dispositivos. Durante el periodo de transición deberán neutralizarse todas las regulaciones que impiden la introducción de medicamentos genéricos y biosimilares en el mercado, así como denegar las nuevas patentes a causa de cambios menores (por ejemplo, no se permitiría registrar la eliminación de la parte inactiva en un estereoisómero). Habrá que subir el baremo para iniciar demandas contra los fabricantes de genéricos, y acortar los plazos judiciales y la exclusividad de las patentes. De hecho, las empresas que interpusieran demandas frívolas deberían estar sujetas a sanciones severas, dado que la mera amenaza de tales demandas suele reprimir la innovación en las empresas de nueva creación.[6]

Durante esta primera etapa, el uso de licencias y patentes por parte del Estado garantizará la disponibilidad de medicamentos que salvan vidas y previenen discapacidades graves. Estos métodos, permitidos por el derecho internacional, aunque infrautilizados, permiten a terceros (por ejemplo, empresas de genéricos o instalaciones propiedad del Gobierno) producir copias más baratas de medicamentos a cambio de pequeñas comisiones para los titulares de las patentes, una medida provisional que fomentaría la competencia desde el principio.

Por desgracia, los acuerdos comerciales internacionales que promueven el secretismo y la confidencialidad suponen una amenaza real para la introducción de un sistema centrado en el paciente. Así pues, nuestros políticos deberán controlar que dichos acuerdos no se conviertan en obstáculos para mejorar la sanidad pública, la equidad y el ahorro en nuestras economías nacionales. Será necesario renovar los acuerdos existentes, como los ADPIC (aspectos de los derechos de propiedad intelectual relacionados con el comercio).

Desvinculación, premios y fijación de precios

En la fase de transición, mientras las farmacéuticas sigan teniendo nuevos medicamentos en desarrollo, se les podría ofrecer la compra de las patentes, como una especie de «premio» acorde con los beneficios y los daños que indiquen los ensayos realizados públicamente con comparadores y resultados relevantes. El uso de un sistema de premios es coherente con las propuestas de la Organización Mundial de la Salud y el Consejo de la UE, que abogan por innovar y explorar otros modelos que desvinculen los supuestos costes de la investigación y el desarrollo del precio de los medicamentos.[28] Tendencias similares se presentaron en un proyecto de ley del Senado de Estados Unidos.[11]

Los países deberían negociar los precios con las empresas y utilizar sus poderes para rechazar los medicamentos caros, imponiendo prácticas que tengan en cuenta las inversiones públicas y el hecho de que los productos farmacéuticos son bienes públicos (a diferencia del enfoque de fijación de precios basado en su valor que aplica la industria, que le da un valor monetario a la vida como excusa para los altos precios de los medicamentos).

Educación pública e investigación de necesidades

Para involucrar al público en los cambios profundos del nuevo sistema, será necesario llevar a cabo un programa de educación y derribar las mentiras generalizadas que sostienen el sistema actual.

Ya existen importantes iniciativas educativas que ayudan a la ciudadanía a ser más crítica sobre los daños que comporta el abuso de medicamentos, así como a aceptar las muchas alternativas que hay.[29,30] Tales programas aumentarán la conciencia pública sobre las enormes ineficiencias que hacen que el sistema actual sea insostenible, económica y moralmente.

Como cualquier empresa farmacéutica, el nuevo sistema tendrá que afrontar el riesgo de que haya proyectos que no lleguen a buen puerto. Los contribuyentes podrían ver esos fracasos como un derroche de su dinero, a menos que comprendan las realidades de la investigación científica, incluida la escasez de avances. Se necesitará una educación continua del público y de los políticos que incluya cifras fiables y transparentes de los costes de investigación y desarrollo.

Para pasar de un sistema basado en la oferta y las ganancias a un sistema basado en la demanda, será preciso identificar las necesidades de la sociedad, teniendo en cuenta los datos epidemiológicos, el gasto público, las estadísticas de mortalidad y los resultados relevantes para los pacientes.[31]

Cambios necesarios en las agencias de medicamentos

En el nuevo sistema, los organismos reguladores contarán con fondos públicos y estarán mucho más enfocados en los daños que provocan los fármacos. Los ensayos presentados para obtener la autorización comercial deberán ser lo suficientemente amplios y prolongados para detectar la aparición de daños poco frecuentes, aunque letales, sobre todo porque las promesas de los estudios no suelen cumplirse después.[26,32]

El cambio más crucial que se debe adoptar es exigir la demostración de un efecto con significado estadístico que reúna los requisitos prefijados. Este efecto habrá de presentarse mediante ensayos independientes con muestras de pacientes adecuadas, con total transparencia en la metodología y los resultados, y teniendo en cuenta todos los estudios, no solo aquellos que muestren beneficios, como ocurre ahora.

Lamentablemente, hoy en día, se permite la comercialización de medicamentos que carecen de trascendencia clínica. Por ejemplo, el efecto de los neurolépticos y los antidepresivos está muy por debajo del umbral que los psiquiatras consideran mínimamente trascendente.

Los fármacos no deben aprobarse en función de los resultados indirectos (como la glucemia, en lugar de las complicaciones de la diabetes), salvo que puedan correlacionarse con los resultados principales, lo cual es muy poco habitual.[33-35] Los llamados ensayos de ausencia de inferioridad y de equivalencia también suelen ser engañosos,[36-38] y rara vez serán aceptables. La norma habrá de ser la obtención de resultados positivos en los ensayos acostumbrados (de superioridad), en comparación con los mejores procedimientos disponibles, en lugar de permitir que las empresas lleguen a conclusiones falaces, como «Nuestro medicamento fue al menos tan efectivo como el anterior», cuando lo que en realidad deberían decir es: «Estamos seguros al 95% de que nuestro nuevo y carísimo medicamento no mata a un 50% más de pacientes que el medicamento antiguo y barato».[36]

Se debe establecer un departamento nuevo y bien financiado en cada agencia de medicamentos, totalmente independiente del departamento que aprueba los medicamentos, para permitir que se tomen decisiones autónomas sobre la retirada de fármacos por motivos de seguridad.

Mejora de los ensayos clínicos

Los ensayos clínicos de medicamentos y dispositivos deberán llevarse a cabo por instituciones independientes sin ánimo de lucro, las cuales prepararán los protocolos, ejecutarán y supervisarán los ensayos, y garantizarán que ninguno de los involucrados tenga conflictos de intereses relacionados con las empresas farmacéuticas. Además se implementarán medidas adicionales, como el uso de datos enmascarados para el análisis y la divulgación de los resultados.[39]

Los ensayos realizados públicamente garantizarán que se comparen nuevos medicamentos con otros viejos y baratos en circunstancias justas, e incluso los procedimientos no farmacológicos. También serán mucho menos costosos que los ensayos dirigidos por la industria farmacéutica. La Sociedad Europea de Cardiología ha calculado que los centros universitarios podrían realizar estudios farmacológicos por alrededor de una décima a una vigésima parte del coste de los estudios de la industria, donde numerosos intermediarios con fines de lucro añaden grandes recargos.[40]

Para mejorar la utilidad de los ensayos de cara a los pacientes, los borradores de los protocolos estarán disponibles en un sitio web que permita la publicación de comentarios. Toda la información relacionada con los ensayos será de acceso público, desde los resultados esperables hasta los datos brutos y anónimos de los pacientes, lo que permitirá que otros realicen sus propios análisis. Los informes de los ensayos se publicarán en revistas de acceso abierto o en la web para que todos, incluidos los pacientes que se ofrecen como voluntarios para los ensayos, puedan acceder a ellos de forma gratuita. También se pondrán a su disposición estudios preclínicos (por ejemplo, estudios de toxicología animal), que incluyan los datos en bruto.

Creación de puestos de trabajo atractivos en el nuevo sistema

Los políticos suelen ver a las farmacéuticas como un factor de crecimiento que contribuye a las oportunidades laborales, el equilibrio comercial y la economía del conocimiento, una percepción que promueve la misma industria. Según la Asociación Europea de la Industria Farmacéutica, en 2013 emplearon directamente a más de seiscientas noventa mil personas en Europa, y generaron de tres a cuatro veces más empleos indirectos.[41] Sin embargo, muchos de estos trabajos están en departamentos legales y de ventas, pagados en última instancia por todos nosotros a través de una subida de los precios de los medicamentos. De la misma manera, el *marketing* intensivo causa muchas muertes innecesarias y es perjudicial para las economías nacionales.

Muchas de las personas de la industria farmacéutica cuentan con una experiencia inestimable, que quizá prefieran emplear para fines más nobles. Las investigaciones psicológicas han demostrado que inventar o contribuir a algo realmente útil para la gente puede ser una motivación muy poderosa. Por lo tanto, nunca faltarán incentivos para la creación de innovaciones provechosas. De hecho, parece que las inversiones de alto riesgo que llevaron a revoluciones tecnológicas en el pasado vinieron de la mano de instituciones del sector público.[42]

Al principio será posible que haya escasez de investigadores empleados por el Estado que posean un conocimiento detallado sobre la realización de las tareas necesarias para la aprobación de medicamentos, como estudios de toxicología animal y ensayos aleatorizados, pero podrá remediarse fácilmente mediante programas de capacitación.

Se necesita un futuro mejor

Hace falta voluntad política para tener un futuro mejor, y no nos queda más remedio que cambiar radicalmente el sistema actual. Nuestros líderes políticos están despertando poco a poco, por lo que en 2016 se realizaron dos talleres en Ámsterdam con la participación de treinta expertos y partes interesadas de Europa y América del Norte, incluidos representantes de pacientes, líderes de la industria, investigadores, reguladores, aseguradores y representantes gubernamentales. Durante los talleres se desarrollaron cuatro marcos hipotéticos, que se presentaron a un público más amplio bajo la presidencia holandesa de la UE en junio de 2016.[43,44] La idea era crear proyectos novedosos y sostenibles que garantizaran el acceso de los pacientes a fármacos más seguros y eficaces, a la vez que se seguía incentivando la innovación. Yo también participé en los talleres y propuse que abandonáramos las patentes sanitarias y que hiciéramos de la elaboración de medicamentos una empresa pública.

Participación en ensayos clínicos

Los ensayos clínicos aleatorizados son el tipo de análisis más fiable del que disponemos. Han demostrado repetidamente que los tratamientos que creíamos efectivos no funcionaban o eran perjudiciales, mientras que aquellos de los que dudábamos resultaban ser beneficiosos.

Es uso de la estreptocinasa para el infarto es un buen ejemplo de su valor. Sucede que el medicamento disuelve la coagulación, pero también puede causar hemorragias peligrosas, por lo que muchos médicos no estaban dispuestos a emplearlo y se hicieron muchos ensayos con resultados contradictorios. No fue hasta que se realizó un metaanálisis que quedó claro que la estreptocinasa salva vidas.[45] El uso del fármaco podría haberse generalizado entre diez y quince años antes si se hubiera llevado a cabo entonces.

Todos estos ensayos sirvieron también para otro fin. El periodo de tiempo entre el primer síntoma y el inicio del tratamiento variaba en cada ensayo, pero al correlacionar la mortalidad con el retraso del tratamiento, se observó un vínculo claro y lineal que demostró que la estreptocinasa y similares disminuían la mortalidad, aunque solo si se empezaban a administrar durante las primeras dieciséis horas.[46] Si el tratamiento se iniciaba más tarde, aumentaban la mortalidad.

Dado que todos nos beneficiamos de la disposición de los pacientes a participar en ensayos aleatorizados, considero que tenemos el deber de ofrecernos voluntarios para los ensayos cuyos propósitos sean nobles. Sin embargo, hay que estar muy en guardia. Numerosos ensayos farmacológicos carecen de justificación sólida, pues son puro *marketing* disfrazado de ciencia, a menudo mal diseñados con el objetivo de favorecer el medicamento del patrocinador.[4,5] Para averiguar si la justificación es sólida, será necesario leer el protocolo del ensayo al completo, y hasta consultarlo con alguien que esté familiarizado con el tema y sea experto en metodología científica. No es fácil encontrar a personas así, pero las organizaciones de pacientes podrían ayudar mucho si quisieran, lo que requeriría que rechazaran los favores de la industria y solo actuaran en interés de los pacientes.

De hecho, los pacientes deberían ser tratados como socios igualitarios en los ensayos clínicos. Si te piden que participes en un estudio, solicita copias de todos los documentos importantes que te ayuden a decidir. El cumplimiento del consentimiento informado es un imperativo ético fundamental para la realización de experimentos con personas. Si no se te informa como es debido, no sabrás qué estás consintiendo.

Si te planteas participar en un ensayo con medicamentos, es posible que el investigador o la farmacéutica te digan que no pueden darte algunos documentos porque contienen información comercial de carácter confidencial, pero no te lo creas. En mi centro, hemos visto cientos de protocolos y documentos afines, pero ni uno solo de ellos revelaba nada que pudiera calificarse de confidencial de manera razonable. En 2007, la Agencia Europea de Medicamentos (EMA) se negó a darnos copias de los protocolos de ensayo e informes de estudio de dos pastillas para adelgazar que había aprobado.[47] El argumento principal de la EMA era que permitirnos el acceso socavaría la protección de los intereses comerciales de la empresa porque los documentos mostraban todos los detalles del programa de desarrollo clínico y la parte más sustancial de la inversión del solicitante. Así, los competidores podrían usarlos como base para crear el mismo medicamento o uno similar, y recopilar información valiosa sobre la estrategia de desarrollo clínico a largo plazo de la empresa para su propio provecho.

Nosotros explicamos que los informes y protocolos de estudios clínicos se basan en principios bien conocidos que se pueden aplicar a cualquier ensayo farmacológico; que los informes de estudios clínicos describen los efectos clínicos de los medicamentos; y que no había nada en las pautas de la EMA para la preparación de dichos informes que indicara que cualquier información incluida en ellos pudiera considerarse secreto comercial. Los protocolos se envían siempre a los investigadores clínicos, por lo que es poco probable que las empresas incluyan información con valor comercial (como una descripción de la síntesis del medicamento). También señalamos que los informes de los estudios clínicos y los protocolos de los ensayos representan la última fase del desarrollo de medicamentos, precedida por muchos años de trabajo preclínico, y que difícilmente podrían usarlos otras empresas como base para producir medicamentos similares.

Nos quejamos ante el Defensor del Pueblo Europeo, que inspeccionó los informes y protocolos correspondientes de la EMA, y dictaminó que los documentos no contenían información comercial de carácter confidencial. En un comunicado de prensa, también acusó a la EMA de mala administración por seguir negándonos el acceso a los documentos. De esta manera, a la EMA no le quedó otra opción que entregarnos los documentos y cambiar su política.

Si alguien no tiene nada que ocultar, no debería ocultar nada, y si oculta algo, no deberías participar en el ensayo.

Niégate si no te permiten obtener una copia del protocolo completo y del resto de los documentos importantes relacionados con el ensayo, como el manual del investigador, los acuerdos financieros o de publicación y los cuadernos de recogida de datos que se empleen para registrar los resultados. Estos son muy importantes para descubrir si los investigadores están realmente interesados en divulgar los daños del fármaco. Además, asegúrate de que se publicarán los resultados sean cuales sean, y de que los datos brutos (anonimizados) se pondrán a disposición del público. Esto permitirá que otras personas los analicen para saber si están de acuerdo con los patrocinadores corporativos.

Un conejillo de indias humano exige estudios en animales

Si te piden que participes en el ensayo de un medicamento experimental, puede que también te interese consultar los estudios en animales. Este fue el caso de un cirujano veterinario que se unió al ensayo controlado con placebo de un nuevo medicamento, el darapladib, con el que se esperaba demostrar su efecto en pacientes con un ataque cardiaco previo y problemas similares.[48] El veterinario creía haber recibido el medicamento activo porque tenía diarrea constante y con un olor pronunciado, lo que era un efecto adverso conocido del tratamiento. Por ello, quería saber si corría el riesgo de padecer cáncer de colon, de modo que pedía ver los estudios en animales cada vez que visitaba el hospital. Allí le dijeron que GlaxoSmithKline, la empresa patrocinadora, no proporcionaba esa información, cosa que le pareció tan inaceptable que abandonó el ensayo después de dos años.

Como seguía estando indignado, se puso en contacto conmigo para pedirme consejo, por lo que le recomendé que le pidiera al médico del ensayo el protocolo y el manual del investigador que incluía los resultados de los estudios en animales. La empresa respondió arguyendo que «GSK tenía la política de no entregar los protocolos de ensayo al personal y los individuos que no pertenezcan a la investigación mientras se realice los ensayos clínicos correspondientes, dado que pueden contener información sensible de carácter comercial». Sin embargo, quien solicitó los documentos no era un individuo cualquiera, sino uno de los pacientes. Puesto que la empresa se negaba a proporcionar la información, el veterinario comenzó a sospechar que pasaba algo malo con el darapladib.

Entonces escribí una carta a GSK, en la que exponía que me costaba entender su postura ante un paciente que había corrido un riesgo personal al ofrecerse como voluntario para participar en un ensayo de su empresa, que tan orgullosa parecía de su apertura y transparencia en sus declaraciones. GSK no abordó mis preguntas en su réplica, pero me reiteró su interés general por la transparencia.

Dado que la farmacéutica seguía sin proporcionar la información que quería el paciente, se la pedí al Comité de Ética de la Investigación y a la Junta Nacional de Salud de Dinamarca. Ambas autoridades se pusieron en contacto con la organización de investigación por contrato (CRO) que llevó a cabo el ensayo en nombre de GSK, y con la misma GSK, para determinar si el material solicitado contenía información confidencial que hubiera que ocultar. La CRO dijo que no era así, a pesar de que cada página de los documentos estaba marcada como «confidencial». Al final recibí el apartado de toxicología del manual del investigador y el protocolo a través de GSK en Estados Unidos y también de la Junta Nacional de Salud danesa.

Entonces descubrí que uno de los motivos por los cuales el participante no recibió los resultados de los estudios a largo plazo en animales que solicitó en 2010 fue porque estos comenzaron en conjunto con los ensayos en humanos, de manera que era difícil que GSK pudiera entregarlos.

También resultó que algunos de los animales habían contraído cánceres raros de intestino delgado, lo que causó preocupación en GSK, pese a que no mencionaron la cuestión claramente al dirigirse a los investigadores. De hecho, la información de GSK era difícil de interpretar, y también le restaban importancia a los riesgos en su información actualizada para los pacientes.

De todos modos, los datos que había en el manual del investigador estaban muy claros, y me parecieron preocupantes, igual que al veterinario, quien me escribió: «Si lo hubiera sabido, no me habría inscrito como participante en el ensayo clínico. El hecho de que probablemente se siguieran las reglas no excusa que no me informaran de que no había estudios a largo plazo en animales cuando solicité ver los resultados por primera vez. Resulta inmoral e inaceptable». Sintió que él y otras trece mil personas habían servido como conejillos de Indias humanos y que lo engañaron al decirle que GSK no le daría los datos.

Tiempo después, la empresa realizó otro estudio sobre darapladip. Por increíble que parezca, las autoridades sanitarias de más de treinta países permitieron que GSK inscribiera a más de veintiocho mil pacientes antes de comunicarles los resultados de los estudios de carcinogenicidad en animales. Eso es algo que no debería ocurrir.

Esta historia alimenta el temor existente de que el contrato social entre pacientes y patrocinadores corporativos de ensayos farmacológicos se ha roto.[4] En resumen, los participantes no sabían que no se habían completado los estudios a largo plazo en animales, y el formulario de consentimiento del paciente declaraba que los datos de la investigación eran propiedad de GSK. Ningún paciente debería firmar tal acuerdo, ni ningún médico formar parte de semejantes ensayos.

15

Embarazo y parto

No hace demasiado tiempo, se utilizaban muchos procedimientos durante el embarazo y el parto que eran perjudiciales. Sin embargo, en los años ochenta del siglo XX, el fundador de la Colaboración Cochrane, el obstetra *sir* Iain Chalmers, se propuso poner las cosas en orden. Él y otros dos obstetras reunieron los ensayos aleatorizados sobre el tema y convencieron a muchos de sus colegas de que debían revisarlos para averiguar qué funcionó y qué no. Después publicaron sus revisiones y metaanálisis en una base de datos y escribieron un libro enorme de dos volúmenes.[1] También publicaron una breve guía[2] de la que ya se habían vendido más de cuarenta mil copias hace veinticinco años. Ahora se puede descargar de forma gratuita en Internet.

Los dos grupos Cochrane más antiguos, el Grupo de Embarazo y Parto y el Grupo Neonatal, han realizado cientos de revisiones. Si estás embarazada, quizá te convenga buscar los títulos sobre procedimientos durante el embarazo y el parto, y si tienes dificultades con tu hijo recién nacido, puedes consultar las revisiones sobre el periodo neonatal.

Cuando mi mujer se quedó embarazada de nuestra primera hija, cinco años después de que se publicara la guía, sentí que era mi deber protegerla contra los métodos inútiles y perjudiciales. Por lo tanto, cada vez que una partera o un médico querían intervenir, consultaba el libro. Tras demostrarle varias veces a nuestra matrona que lo que proponía no tenía base científica, se interesó tanto que compró la guía.

Además, mi mujer asistió a clases de preparación para el

parto junto a un pequeño grupo de embarazadas. Por desgracia, una de ellas dio a luz a un niño con discapacidad mental, porque el personal no estuvo lo bastante alerta, a pesar de que ya se había sometido a una cesárea, y tuvo un desgarro uterino que le provocó daños cerebrales al pequeño. Si ya te han hecho una cesárea, lo más seguro es que te hagan otra.

Para que no ocurran cosas así, hay que estar continuamente recordando a los médicos y al resto del personal sanitario las cuestiones más importantes relacionadas con nuestra salud.

Un último comentario sobre la Colaboración Cochrane

La atención médica está dominada por la política y los conflictos de intereses, y aún nos hallamos en la situación de que gran parte de la sanidad no se basa en datos fehacientes. Algunos tratamientos van directamente en contra de las mejores pruebas de las que disponemos y perjudican a las personas.

Las organizaciones que son idealistas desde el principio y tienen como objetivo proporcionar los resultados más fiables y recomendar los procedimientos más rentables corren el riesgo de ser clausuradas por políticos ineptos y corruptos.[3] La existencia de tales organizaciones es una amenaza demasiado grande para todo tipo de intereses especiales.

Como señalé en el capítulo 1, he visto desaparecer varias iniciativas loables en varios países, a pesar de que les ahorraron a los contribuyentes una gran cantidad de dinero y muchas vidas. Resulta aterrador comprobar cuánto poder tiene la industria farmacéutica. Nuestro sistema sanitario está mucho más podrido de lo que la gente cree.

Los grupos Cochrane suelen estar financiados por los Gobiernos o por los consejos nacionales de investigación, lo que los hace vulnerables a las decisiones políticas absurdas. Nadie está a salvo, independientemente de los beneficios que haya reportado. Tal como dije en el capítulo 1, calculo que tres de las revisiones que publiqué han ahorrado a los contribuyentes daneses unos quinientos millones de coronas a lo largo de muchos años.[4] Sin embargo, en 2014, nuestra ministra de Sanidad amenazó con destituirme de mi puesto como director del Centro Nórdico Cochrane por haber publicado un artículo periodístico sobre los diez mitos de la psiquiatría más perjudiciales para los pacientes.

El Grupo Cochrane de Neonatología, con sede en Canadá, es otro triste ejemplo de que nadie está a salvo, ya que se le retiraron los fondos públicos en 2017, lo que fue un craso error. Mantener un grupo de revisión Cochrane solo cuesta unos doscientos cincuenta mil euros al año, aunque el mundo entero se beneficia enormemente de sus investigaciones, del mismo modo que Canadá se beneficia enormemente de las numerosas revisiones Cochrane realizadas en otros países.

Cuesta más de quince millones de euros al año sufragar toda la Colaboración Cochrane, que dispone de un capital de reserva que puede usarse como financiación de transición cuando un grupo pierde las subvenciones. Sin embargo, la pérdida de fondos es perjudicial y no hay garantías de que el grupo sobreviva.

En la actualidad, los ingresos de las suscripciones son necesarios para cubrir los costes de producción, pero la prioridad sigue siendo que las revisiones Cochrane sean de libre acceso para todos.

Debería ser un derecho humano tener acceso gratuito a la información importante para nuestra salud, al igual que todos deberíamos tener acceso gratuito al agua potable. Es inmoral restringir el acceso a la investigación financiada con dinero público tras un muro de pago. Para remediarlo, muchas revistas médicas tienen ahora un sistema por el que los investigadores pagan por publicar sus artículos, cubriendo así los gastos de producción y asegurando el acceso abierto. El monto suele rondar los dos mil euros, que se incluye en los presupuestos para solicitar financiación.

Sin embargo, esa no parece ser una manera viable de que las revisiones Cochrane avancen. No es razonable esperar que la gente done muchos meses de su valioso tiempo, y luego exigirle que pague por consultar los resultados de sus generosas contribuciones. Además, obtener financiación para las revisiones Cochrane es mucho más difícil que para las llamadas investigaciones originales (la mayoría de las cuales no son ni originales ni útiles).

En 2017, fui elegido miembro de la Junta de Gobierno de Cochrane y escribí un breve artículo sobre mis experiencias en dos reuniones de la junta.[5] Puesto que acabábamos de volver de Sudáfrica, comenté qué gran líder moral había sido Nelson Mandela, no solo para su país, sino para todos nosotros.[6]

Mi deseo era que la Colaboración Cochrane se convirtiera en el líder moral de la atención sanitaria en todo el mundo. Se debía resaltar incesantemente la necesidad de un mundo mejor, en el que los ensayos clínicos no fueran diseñados, ejecutados y analizados por quienes tienen intereses directos en sus resultados, y en el que los datos no sean manipulados ni omitidos por no complacer a los patrocinadores.[3]

Por desgracia, Cochrane está lejos de ser un líder moral, ni ha luchado por obtener datos más fiables, a pesar de que ha sido alentado a hacerlo.

Creo haber contribuido bastante a que Cochrane se convirtiera en una de las instituciones científicas más prestigiosas del mundo. Sin embargo, en septiembre de 2018, fui expulsado sin ceremonias después de lo que solo se puede describir como uno de los peores ensayos académicos imaginables. Aunque me esforcé por mantener los valores originales de transparencia, rigor, apertura y colaboración de Cochrane, su director, que no es científico, sino periodista, optó por desterrar la integridad a cambio de gestionar la organización como un negocio, promocionando su marca y productos, y exigiendo la censura de los puntos de vista disidentes. No cabe duda de que se trata de un serio revés para lo que es una organización científica, por lo que urge tomar medidas al respecto.

Ya conté los detalles de este vergonzoso episodio en un libro,[7] en el que daba acceso a los lectores a grabaciones secretas que revelan cómo me traicionó mi propia organización, cómo engañó a millones de personas sobre los hechos y cómo pisoteó multitud de reglas y acuerdos para salirse con la suya. Todos los documentos importantes están en mi sitio web, www.deadlymedicines.dk. Sin duda, se trata de un relato fascinante sobre la corrupción institucional de una de las organizaciones sin ánimo de lucro más veneradas del mundo.

16

Epílogo

Mi abuelo fue un gran pianista aficionado. Al igual que Victor Borge, su profesor era el pianista danés más famoso de la época, Victor Schiøler. Sin embargo, aunque tuvo la posibilidad de dedicarse profesionalmente a la música, prefirió convertirse en médico. Durante la guerra, se unió al movimiento de resistencia, ya que como médico se le permitía conducir de noche y podía ayudar a los judíos a escapar a Suecia. Fue secuestrado por la Gestapo, la policía secreta nazi, que llegó a su casa acompañada del peor torturador que conoció Dinamarca durante la ocupación, Ib Birkedahl Hansen. Este danés fue el último traidor en ser ejecutado después de la guerra, tras un largo juicio en el que trató de fingir locura para salvar la vida.

Llevaron a mi abuelo a la sede de la Gestapo en Copenhague, donde lo amenazaron con torturarlo y le dijeron que los nazis podían violar a su esposa y a su hija si no hablaba. No obstante, logró mantener la calma y no lo torturaron. Como dominaba el alemán, de alguna manera logró crear una buena relación con el oficial nazi que lo interrogó. Los dos hombres compartían un interés común en la música y la religión, y es posible que también ayudara el hecho de que los alemanes sabían que iban a perder la guerra. Mi abuelo tuvo mucha suerte de que se lo llevaran tan solo dos meses antes de la liberación. Fue enviado a un campo de concentración cerca de Leipzig en Alemania; sin embargo, debido a que las fuerzas aliadas habían destruido las líneas ferroviarias en el norte de Alemania, terminó en un campo fronterizo. Acabada la guerra, pasó tres meses en Polonia ayudando lo mejor que pudo.

Mi abuelo escribió sus experiencias en un libro sobre médicos de la resistencia.[1] Murió en 1987. En 2001, vendí mi coche y el padre del comprador vino a buscarlo. Cuando vio mi nombre, comenzó a hablar sobre la guerra, y resultó que él y mi abuelo habían trabajado juntos en la resistencia. En una ocasión habían acordado reunirse en el bosque con un zapatero local que había revelado varios nombres de luchadores por la libertad a la Gestapo a cambio de una recompensa. El plan consistía en ejecutar al traidor, pero mi abuelo tuvo dudas en el último momento y no se presentó. Mientras me lo contaba, los ojos del anciano se llenaron de lágrimas. Le había pegado un tiro a una persona, y nunca olvidó lo terrible que fue, aunque estuviera justificado. Siempre llevaba una cápsula de cianuro en la boca durante estas acciones y estaba decidido a suicidarse si lo atrapaban.

Mi abuelo me ha inspirado mucho. Algunas personas, siempre demasiado pocas, no piensan en los riesgos que corren, sino que se limitan a hacer lo que deben. Durante la guerra y en otros momentos funestos es cuando descubres con quién puedes contar. La vida está llena de riesgos, pero si no estamos dispuestos a correr unos cuantos, renunciamos a vivir. No debemos obsesionarnos con la salud, sino centrarnos en tener una buena vida sin que nos paralice el miedo a la muerte. Karen Blixen, la autora de *Memorias de África,* escribió algo parecido a este respecto: «Si la vida tiene algún valor, es que no vale nada. Los que pueden morir viven en libertad».

Espero que este libro te haya animado a tomar menos medicamentos, o a dejar de tomarlos. Tal vez corras un riesgo algo mayor sin ellos, pero seguramente vivas mejor. Todos sobreviviremos mucho más tiempo si consumimos menos fármacos, ya sean los de venta con receta o los que se compran de manera ilegal en la calle.

Agradecimientos

Me siento muy honrado por la inspiración y los consejos que he recibido de mis pacientes y sus familias, así como de colegas, de amigos y de mi propia familia. Debo dar las gracias especialmente a David Hammerstein, Tom Jefferson y mi editor español Enrique Murillo por su lectura crítica de mi manuscrito, y a Steven Woloshin y Lisa Schwartz por sus sugerencias sobre el apartado de la angina de pecho. Del mismo modo, también estoy en deuda con los participantes de dos estimulantes talleres celebrados en Ámsterdam, pero sobre todo con Sharon Batt, Els Torrele, Irina Cleemput, Donald W. Light y Silvio Garattini, quienes comentaron conmigo las primeras versiones de un manuscrito anterior acerca de la abolición de las patentes en el ámbito sanitario, una cuestión que he abordado en el capítulo 14.

Referencias

1. Introducción

1 Weingart SN, Wilson RM, Gibberd RW, et al. «Epidemiology of medical error». *BMJ* 2000;320:774–7.

2 Starfield B. «Is US health really the best in the world?» *JAMA* 2000;284:483–5.

3 Lazarou J, Pomeranz BH, Corey PN. «Incidence of adverse drug reactions in hospitalized patients: a meta-analysis of prospective studies». *JAMA* 1998;279:12005.

4 Ebbesen J, Buajordet I, Erikssen J, et al. «Drug-related deaths in a department of internal medicine». *Arch Intern Med* 2001;161:2317–23.

5 Pirmohamed M, James S, Meakin S, et al. «Adverse drug reactions as cause of admission to hospital: prospective analysis of 18 820 patients». *BMJ* 2004;329:15-9.

6 van der Hooft CS, Sturkenboom MC, van Grootheest K, et al. «Adverse drug reaction-related hospitalisations: a nationwide study in The Netherlands». *Drug Saf* 2006;29:161-8.

7 Landrigan CP, Parry GJ, Bones CB, et al. «Temporal trends in rates of patient harm resulting from medical care». *N Engl J Med* 2010;363:2124-34.

8 James JTA. «A new, evidence-based estimate of patient harms associated with hospital care». *J Patient Saf* 2013;9:122-8.

9 Archibald K, Coleman R, Foster C. «Open letter to UK Prime Minister David Cameron and Health Secretary Andrew Lansley on safety of medicines». *Lancet* 2011;377:1915.

10 Makary MA, Daniel M. «Medical error - the third leading cause of death in the US». *BMJ* 2016;353:i2139.

11 Gøtzsche PC. *Deadly medicines and organised crime: How big pharma has corrupted health care*. Londres: Radcliffe Publishing; 2013.

12 Moynihan R, Glasziou P, Woloshin S, et al. «Winding back the harms of too much medicine». *BMJ* 2013;346:f1271.
13 Gøtzsche PC. *Deadly psychiatry and organised denial*. Copenhague: People's Press; 2015.
14 Gøtzsche PC. *Rational diagnosis and treatment. Evidence-based clinical decision-making*, cuarta edición. Chichester: Wiley; 2007.
15 Gøtzsche PC. *Mammography screening: truth, lies and controversy*. Londres: Radcliffe Publishing; 2012.
16 Zahl PH, Gøtzsche PC, Maehlen J. «Natural history of breast cancers detected in the Swedish mammography screening programme: a cohort study». *Lancet Oncol* 2011;12:1118-24.
17 Rasmussen LI. [Los daneses sufren 12 millones de enfermedades]. *Ugeskr Læger* 2011;173:1767.
18 Getz L, Sigurdsson JA, Hetlevik I, et al. «Estimating the high risk group for cardiovascular disease in the Norwegian HUNT 2 population according to the 2003 European guidelines: modelling study». *BMJ* 2005;331:551.
19 Getz L, Kirkengen AL, Hetlevik I, et al. «Ethical dilemmas arising from implementation of the European guidelines on cardiovascular disease prevention in clinical practice. A descriptive epidemiological study». *Scand J Prim Health Care* 2004;22:202–8.

20 Gøtzsche PC. «De mange usynlige medicindødsfald». *Ugeskr Læger* 2017;178:990-1.
21 http://medstat.dk/. Consultado en abril de 2016.
22 Kahnemann D. *Thinking, fast and slow*. Londres: Penguin Books; 2011.
23 Hawkes N. «Public's distrust of medicines needs urgent action, says academy». *BMJ* 2017;357:j2974.
24 Yarnall KS, Pollak KI, Østbye T, et al. «Primary care: is there enough time for prevention?». *Am J Public Health* 2003;93:635-41.

2. Cómo plantear preguntas y encontrar respuestas

1 Mark Spitz. Wikipedia. https://es.wikipedia.org/wiki/Mark_Spitz.
2 Gøtzsche PC. *Deadly medicines and organised crime: How big pharma has corrupted health care*. Londres: Radcliffe Publishing; 2013.
3 Gøtzsche PC. *Deadly psychiatry and organised denial*. Copenhague: People's Press; 2015.
4 Back pain [dolor de espalda]. Wikipedia https://en.wikipedia.org/wiki/Back_pain. Página consultada en agosto de 2017.

5 Kaiser J. «Supporters defend threatened health research agency». *Science*, 13 de julio de 2015. http://www.sciencemag.org/news/2015/07/supporters-defend-threatened-health-research-agency.
6 Yousef AA, Al-deeb AE. «A double-blinded randomised controlled study of the value of sequential intravenous and oral magnesium therapy in patients with chronic low back pain with a neuropathic component». *Anaesthesia* 2013;68:260-6.
7 Gøtzsche PC. «Believability of relative risks and odds ratios in abstracts: cross-sectional study». *BMJ* 2006;333:231-4.
8 Ioannidis JP. «Why most published research findings are false». *PLoS Med* 2005;2:e124.
9 Roelofs PDDM, Deyo RA, Koes BW, et al. «Non-steroidal anti-inflammatory drugs for low back pain». Revisión sistemática Cochrane 2008;1:CD000396.
10 Informe y revisión anual del Centro Nórdico Cochrane, 2015. http://nordic.cochrane.org/annual-reports.
11 Gøtzsche PC, Jørgensen KJ. «Screening for breast cancer with mammography». Revisión sistemática Cochrane 2013;6: CD001877.
12 Gøtzsche PC, Johansen HK. «Intravenous alpha-1 antitrypsin augmentation therapy for treating patients with alpha-1 antitrypsin deficiency and lung disease». Revisión sistemática Cochrane 2016;9:CD007851.
13 Krogsbøll LT, Jørgensen KJ, Grønhøj Larsen C, et al. «General health checks in adults for reducing morbidity and mortality from disease». Revisión sistemática Cochrane 2012;10:CD009009.
14 Gøtzsche PC. «Psykiatri på afveje». *Politiken;* 6 de enero de 2014.
15 Pedersen AT. *Diagnosing psychiatry*. https://diagnosingpsychiatry.com/filmen/
16 Ilic D, Neuberger MM, Djulbegovic M, et al. «Screening for prostate cancer». Revisión sistemática Cochrane 2013;1:CD004720.
17 National Research & Development Programme. Asthma management. Commissioned research: ongoing projects. «Woodcock A. The effect of mite allergen avoidance by the use of allergen impermeable bedding, on asthma control in adults». www.asthmar-d.org.uk/FUNDED/ONGOING/Default.htm.
18 Gøtzsche PC, Johansen HK. «House dust mite control measures for asthma». Revisión sistemática Cochrane 2008;2:CD001187.
19 Gøtzsche PC, Johansen HK. «House dust mite control measures for asthma: systematic review». *Allergy* 2008;63:646–59.
20 National Heart, Lung, and Blood Institute; National Asthma Edu-

cation and Prevention Program. Expert panel report 3: guidelines for the diagnosis and management of asthma. Washington, DC: US Department of Health, 2007. http://www.nhlbi.nih.gov/guidelines/7asthma/asthgdln.htm.
21 Gøtzsche PC. «Asthma guidelines on house dust mites are not evidence-based». *Lancet* 2007;370:2100–1.
22 Gøtzsche PC, Johansen HK. Respuesta de los autores sobre el artículo «House dust mite control measures for asthma». *Allergy* 2009;64:190.
23 Gøtzsche PC, Hammarquist C, Burr M. «House dust mite control measures in the management of asthma: meta-analysis». *BMJ* 1998;317:1105–10.
24 Bacharier LB, Boner A, Carlsen KH, et al. «Diagnosis and treatment of asthma in childhood: a PRACTALL consensus report». *Allergy* 2008;63:5–34.
25 Mitka M. «New evidence-based guidelines focus on treatment of children with asthma». *JAMA* 2008;299:1122-3.
26 Schmidt LM, Gøtzsche PC. «Of mites and men: reference bias in narrative review articles; a systematic review». *J Fam Pract* 2005;54:334–8.

27 Pingitore G, Pinter E. «Environmental interventions for mite-induced asthma: a journey between systematic reviews, contrasting evidence and clinical practice». *Eur Ann Allergy Clin Immunol* 2013;45:74-7.
28 Hallas HE. «House-dust mites in our homes are a contamination from outdoor sources». *Medical Hypotheses* 2010;74:777–9.
29 Hróbjartsson A, Thomsen AS, Emanuelsson F, et al. «Observer bias in randomised clinical trials with binary outcomes: systematic review of trials with both blinded and non-blinded outcome assessors». *BMJ* 2012;344:e1119.
30 Hróbjartsson A, Thomsen AS, Emanuelsson F, et al. «Observer bias in randomized clinical trials with measurement scale outcomes: a systematic review of trials with both blinded and nonblinded assessors». *CMAJ* 2013;185:E201-11.
31 Gøtzsche PC. «Blinding during data analysis and writing of manuscripts». *Controlled Clin Trials* 1996;17:285-90.
32 Gøtzsche PC. *Rational diagnosis and treatment. Evidence-based clinical decision-making*, cuarta edición. Chichester: Wiley; 2007.
33 EUROSCREEN Working Group. «Summary of the evidence of breast cancer service screening outcomes in Europe and first estimate of the benefit and harm balance sheet». *J Med Screen* 2012;19 Suppl 1:5-13.

34 Jørgensen KJ. «Flawed methods explain the effect of mammography screening in Nijmegen». *Br J Cancer* 2011;105:592-3.
35 Doll R, Peto R, Boreham J, et al. «Mortality in relation to smoking: 50 years' observations on male British doctors». *BMJ* 2004;328:1519.
36 Evans I, Thornton H, Chalmers I, et al. *Testing treatments: better research for better healthcare* (segunda edición). Londres: Pinter & Martin; 2011. http://www.testingtreatments.org.
37 Lenzer J. «Centers for Disease Control and Prevention: protecting the private good?». *BMJ* 2015;350:h2362.
38 Jakobsen JC, Nielsen EE, Feinberg J, et al. «Direct-acting antivirals for chronic hepatitis C». Revisión sistemática Cochrane 2017;9:CD012143.
39 Liu X, Wang Y, Zhang G, et al. «Efficacy and safety of sofosbuvir-based therapy for the treatment of chronic hepatitis C in treatment-naïve and treatment-experienced patients». *Int J Antimicrob Agents* 2014;44:145-51.
40 Vickers A, Goyal N, Harland R, Rees R. «Do certain countries produce only positive results? A systematic review of controlled trials». *Control Clin Trials* 1998;19:159-66.
41 Woodhead M. «80% of China's clinical trial data are fraudulent, investigation finds». *BMJ* 2016;355:i5396.
42 Wu T, Li Y, Bian Z, Liu G, et al. «Randomized trials published in some Chinese journals: how many are randomized?» *Trials* 2009;10:46.
43 Kohli A, Shaffer A, Sherman A, et al. «Treatment of hepatitis C: a systematic review». *JAMA* 2014;312:631-40.
44 Koretz RL, Lin KW, Ioannidis JP, et al. «Is widespread screening for hepatitis C justified?». *BMJ* 2015;350:g7809.
45 Powderly WG, Naggie S, Kim AY, et al. «IDSA/AASLD response to Cochrane review on direct-acting antivirals for hepatitis C». *Clin Infect Dis*; 17 de julio de 2017. https://doi.org/10.1093/cid/cix620.
46 Khan A , Faucett J, Morrison S, et al. «Comparative mortality risk in adult patients with schizophrenia, depression, bipolar disorder, anxiety disorders, and attention deficit/hyperactivity disorder participating in psychopharmacology clinical trials». *JAMA Psychiatry* 2013;70:1091-9.
47 Gøtzsche PC. *Mammography screening: truth, lies and controversy*. Londres: Radcliffe Publishing; 2012.
48 Política de la Colaboración Cochrane sobre el patrocinio comercial de los grupos y las revisiones Cochrane. 8 de marzo de 2014.

http://community.cochrane.org/organisational-policy-manual/appendix-5-commercial-sponsorship-policy.
49 Kew KM, Seniukovich A. «Inhaled steroids and risk of pneumonia for chronic obstructive pulmonary disease». Revisión sistemática Cochrane 2014;3:CD010115.
50 Calverley PM, Anderson JA, Celli B, et al. «Salmeterol and fluticasone propionate and survival in chronic obstructive pulmonary disease». *N Engl J Med* 2007;356:775–89.
51 Suissa S, Ernst P, Vandemheen KL, et al. «Methodological issues in therapeutic trials of COPD». *Eur Respir J* 2008;31:927–33.
52 Gøtzsche PC. «Questionable research and marketing of a combination drug for smoker's lungs». *J R Soc Med* 2014;107:256-7.
53 Nannini LJ, Lasserson TJ, Poole P. «Combined corticosteroid and long-acting beta$_2$-agonist in one inhaler versus long-acting beta$_2$-agonists for chronic obstructive pulmonary disease». Revisión sistemática Cochrane 2012; 9:CD006829.
54 Nannini LJ, Poole P, Milan SJ, et al. «Combined corticosteroid and long-acting beta$_2$-agonist in one inhaler versus placebo for chronic obstructive pulmonary disease». Revisión sistemática Cochrane 2013;11:CD003794.

3. Fuentes de información

1 Gøtzsche PC. *Deadly medicines and organised crime: How big pharma has corrupted health care*. Londres: Radcliffe Publishing; 2013.
2 Gøtzsche PC. *Deadly psychiatry and organised denial*. Copenhague: People's Press; 2015.
3 Giles J. «Internet encyclopaedias go head to head». *Nature* 2005;438: 900-1.
4 https://en.wikipedia.org/wiki/Wikipedia:Size_comparisons.
5 Gøtzsche PC. *Mammography screening: truth, lies and controversy*. Londres: Radcliffe Publishing; 2012.
6 Zahl PH, Gøtzsche PC, Maehlen J. «Natural history of breast cancers detected in the Swedish mammography screening programme: a cohort study». *Lancet Oncol* 2011;12:1118-24.
7 Deber RB, Kraetschmer N, Urowitz S, et al. «Patient, consumer, client, or customer: what do people want to be called?» *Health Expectations* 2005;8:345-51.
8 von Elm E, Ravaud P, MacLehose H, et al. «Translating Cochrane reviews to ensure that healthcare decision-making is informed by high-quality research evidence». *PLoS Med* 2013;10: e1001516.

9 Gøtzsche PC, Johansen HK. «House dust mite control measures for asthma». Revisión sistemática Cochrane 2008;2:CD001187.

4. *¿Es necesaria la prueba y correcto el diagnóstico?*

1 Gøtzsche PC. *Deadly medicines and organised crime: How big pharma has corrupted health care*. Londres: Radcliffe Publishing; 2013.
2 Roehr B. «Health care in US ranks lowest among developed countries, Commonwealth Fund study shows». *BMJ* 2008;337:a889.
3 Starfield B, Shi L, Grover A, et al. «The effects of specialist supply on populations' health: assessing the evidence». *Health Aff* (Millwood). 15 de marzo de 2001. DOI: 10.1377/hlthaff.w5.97.
4 Nolte E, McKee CM. «Measuring the health of nations: updating an earlier analysis». *Health Aff* (Millwood) 2008;27:58–71.
5 Avendano M, Glymour MM, Banks J, et al. «Health disadvantage in US adults aged 50 to 74 years: a comparison of the health of rich and poor Americans with that of Europeans». *Am J Public Health* 2009;99:540–8.
6 Gøtzsche PC, Bygbjerg IC, Olesen B, et al. «Yield of diagnostic tests of opportunistic infections in AIDS: a survey of 33 patients». *Scand J Infect Dis* 1988;20:395- 402.
7 Gøtzsche PC. *Mammography screening: truth, lies and controversy*. Londres: Radcliffe Publishing; 2012.
8 Gjørup T, Agner E, Jensen LB, et al. «The endoscopic diagnosis of duodenal ulcer disease. A randomized clinical trial of bias and of interobserver variation». *Scand J Gastroenterol* 1986;21:261–7.
9 Gøtzsche PC. *Deadly psychiatry and organised denial*. Copenhague: People's Press; 2015.
10 Groopman J, Hartzband P. «Putting profits ahead of patients». *New York Review of Books*; 13 de julio de 2007.
11 Asociación Estadounidense del Corazón. Angina de pecho (dolor torácico). http://www.heart.org/HEARTORG/Conditions/HeartAttack/Diag nosingaHeartAttack/Angina-Chest-Pain_UCM_450308_Article.jsp#.WX8mBVFpyT9.
12 Banerjee A, Newman DR, Van den Bruel A, et al. «Diagnostic accuracy of exercise stress testing for coronary artery disease: a systematic review and meta-analysis of prospective studies». *Int J Clin Pract* 2012;66:477-92.
13 Jackson PPR, Aarabi M, Wallis E. «Aspirin for primary prevention of coronary heart disease (Protocol)». Revisión sistemática Cochrane 2004;1:CD004586.

14 Squizzato A, Keller T, Romualdi E, et al. «Clopidogrel plus aspirin versus aspirin alone for preventing cardiovascular disease». Revisión sistemática Cochrane 2011;1:CD005158.
15 Feinberg J, Nielsen EE, Greenhalgh J, et al. «Drug-eluting stents versus bare-metal stents for acute coronary syndrome». Revisión sistemática Cochrane 2017;8:CD012481.
16 Bakalar N. «No extra benefits are seen in stents for coronary artery disease». *New York Times*; 27 de febrero de 2012.
17 Stergiopoulos K, Brown DL. «Initial coronary stent implantation with medical therapy vs medical therapy alone for stable coronary artery disease: meta-analysis of randomized controlled trials». *Arch Intern Med* 2012;172:312-9.
18 Al-Lamee R, Thompson D, Dehbi HM, et al. «Percutaneous coronary intervention in stable angina (ORBITA): a double-blind, randomised controlled trial». *Lancet* 2018;391:31-40.
19 Hansen UM. [Medición de la temperatura por vía oral. Uso clínico de un termómetro electrónico (Craftemp)]. *Ugeskr Læger* 1991; 153:3535–7.
20 Christensen PM, Christensen VB, Matzen LE. [Evaluación de los termómetros de oído en un departamento geriátrico]. *Ugeskr Læger* 1998; 160:5175-7.

21 Dodd SR, Lancaster GA, Craig JV, et al. «In a systematic review, infrared ear thermometry for fever diagnosis in children finds poor sensitivity». *J Clin Epidemiol* 2006;59:354–7.
22 Krogsbøll LT, Jørgensen KJ, Gøtzsche PC. «Screening with urinary dipsticks for reducing morbidity and mortality». Revisión sistemática Cochrane 2015;1:CD010007.
23 Krogsbøll LT. «Guidelines for screening with urinary dipsticks differ substantially-a systematic review». *Dan Med J* 2014; 61: A4781.
24 Andermann A, Blancquaert I, Beauchamp S, et al. «Revisiting Wilson and Jungner in the genomic age: a review of screening criteria over the past 40 years». Boletín de la Organización Mundial de la Salud, 2008. www.who.int/bulletin/volumes/86/4/07-050112/en/.

5. *Infecciones*

1 Burcharth J, Pommergaard HC, Alamili M, et al. [Uno de cada cinco cirujanos no se lava las manos después de ir al baño: un estudio de campo etnográfico]. *Ugeskr Læger* 2014;176:V66434.
2 Stranden AL. Pas på: «Her er turistlandene med flest resistente bakterier». Videnskab.dk; 18 de julio de 2017.

3 Deer B. «How the case against the MMR vaccine was fixed». *BMJ* 2011;342:c5347.

4 Godlee F, Smith J, Marcovitch H. «Wakefield's article linking MMR vaccine and autism was fraudulent». *BMJ* 2011;342:c7452.

5 Gøtzsche PC. *Deadly medicines and organised crime: How big pharma has corrupted health care.* Londres: Radcliffe Publishing; 2013.

6 Gøtzsche PC. *Rational diagnosis and treatment. Evidence-based clinical decision-making,* cuarta edición. Chichester: Wiley; 2007.

7 Edward Jenner. Wikipedia; 28 de julio de 2017. https://en.wikipedia.org/wiki/Edward_Jenner.

8 Aaby P. «Malnourished or overinfected. An analysis of the determinants of acute measles mortality». *Dan Med Bull* 1989;36:93-113.

9 Aaby P. «Severe measles in Copenhagen, 1915-1925». *Rev Infect Dis* 1988;10:452-6.

10 Aaby P, Ravn H, Benn CS. «The WHO review of the possible nonspecific effects of diphtheria-tetanus-pertussis vaccine». *Pediatr Infect Dis J* 2016;35:1247-57.

11 Mogensen SW, Andersen A, Rodrigues A, et al. «The introduction of diphtheria-tetanus-pertussis and oral polio vaccine among young infants in an urban African community: a natural experiment». *EBioMedicin*e 2017;17:192-8.

12 Oganización Mundial de la Salud. Introducción de vacunas antirrotavíricas. 31 de julio de 2013. http://www.who.int/immunization/monitoring_surveillance/burden/vpd/surveillance_type/sentinel/rotavirus_intro_guidance_who_july31_2013.pdf.

13 Nothdurft HD, Jelinek T, Marschang A, et al. «Adverse reactions to Japanese encephalitis vaccine in travellers». *J Infect* 1996;32:119-22.

14 Arbyn M , Xu L , Simoens C , et al. «Prophylactic vaccination against human papillomaviruses to prevent cervical cancer and its precursors». Revisión sistemática Cochrane 2018; 5: CD009069.

15 Jørgensen L, Gøtzsche PC, Jefferson T. «The Cochrane HPV vaccine review was incomplete and ignored important evidence of bias: Response to the Cochrane editors». 17 de septiembre de 2018. https://ebm.bmj.com/content/early/2018/07/27/bmjebm-2018-111012.responses#the-cochrane-hpvvaccine-review-was-incomplete-and-ignored-important-evidence-of-bias-response-to-the-cochraneeditors.

16 Jørgensen L. «Benefits and harms of the human papilloma virus (HPV) vaccines». Tesis doctoral defendida en la Universidad de Copenhague el 12 de marzo de 2019. Disponible en: http://bit.ly/PhDHPVvaccines.
17 Gøtzsche PC. *Death of a whistleblower and Cochrane's moral collapse*. Copenhague: People's Press; 2019.
18 Beppu H, Minaguchi M, Uchide K, et al. «Lessons learnt in Japan from adverse reactions to the HPV vaccine: a medical ethics perspective». *Indian J Med Ethics* 2017;2:82-8.
19 Chandler RE, Juhlin K, Fransson J, et al. «Current safety concems with human papillomavirus vaccine: a cluster analysis of reports in Vigibase (R)». *Drug Saf*; 16 de septiembre de 2016.
20 Carta de la EMA al Centro Nórdico Cochrane. 1 de julio de 2016. http://www.ema.europa.eu/docs/en_GB/document_library/Other/2016/07/WC500210543.pdf.
21 Martínez-Lavín M, Amezcua-Guerra L. «Serious adverse events after HPV vaccination: a critical review of randomized trials and post-marketing case series». *Clin Rheumatol*; 20 de julio de 2017.
22 Capilla A. «Justice recognizes what health authorities do not want to recognize».16 de abril de 2017. http://sanevax.org/hpv-vaccine-death-spain/.

23 Tozzi AE, Asturias EJ, Balakrishnan MR, et al. «Assessment of causality of individual adverse events following immunization (AEFI): a WHO tool for global use». *Vaccine* 2013;31:5041-6.
24 Puliyel J, Phadke A. «Deaths following pentavalent vaccine and the revised AEFI classification». *Indian J Med Ethics*; 4 de julio de 2017.
25 Donegan K, Beau-Lejdstrom R, King B, et al. «Bivalent human papillomavirus vaccine and the risk of fatigue syndromes in girls in the UK». *Vaccine* 2013;31:4961-7.
26 Kyrgiou M, Athanasiou A, Paraskevaidi M, et al. «Adverse obstetric outcomes after local treatment for cervical preinvasive and early invasive disease according to cone depth: systematic review and meta-analysis». *BMJ* 2016;354:i3633.
27 Fulbright YK. «Think twice about that HPV vaccine». 16 de julio de 2008. http://www.huffingtonpost.com/dr-yvonne-k-fulbright/think-twice-about-that-hp_b_111486.html.
28 Marquardsen M, Ogden M, Gøtzsche PC. «Redactions in protocols for drug trials: what industry sponsors concealed». *J R Soc Med* 2018;111:136-41.
29 GlaxoSmithKline. Protocol Amendment 1 & Agreement_HPV-029 PRI (110886) (07-DEC-2007).pdf.

30 Fedorowski A, Li H, Yu X, Koelsch KA, Harris VM, Liles C, et al. «Antiadrenergic autoimmunity in postural tachycardia syndrome». *Europace*; 4 de octubre de 2016. DOI:10.1093/europace/euw154.
31 Demicheli V, Jefferson T, Al-Ansary LA, et al. «Vaccines for preventing influenza in healthy adults». Revisión sistemática Cochrane 2014;3:CD001269.
32 Jefferson T, Di Pietrantonj C, Al-Ansary LA, et al. «Vaccines for preventing influenza in the elderly». Revisión sistemática Cochrane 2010;2:CD004876.
33 McCartney M. «New York University sacks professor for refusing flu shot». *BMJ* 2017;357:j1975.
34 Thomas RE, Jefferson T, Lasserson TJ. «Influenza vaccination for healthcare workers who care for people aged 60 or older living in long-term care institutions». Revisión sistemática Cochrane 2016;6:CD005187.
35 Iacobucci G. «NHS staff who refuse flu vaccine this winter will have to give reasons». *BMJ* 2017;359:j4766.
36 Jefferson T, Jones M, Doshi P, et al. «Oseltamivir for influenza in adults and children: systematic review of clinical study reports and summary of regulatory comments». *BMJ* 2014;348:g2545.
37 Lenzer J. «Centers for Disease Control and Prevention: protecting the private good?». *BMJ* 2015;350:h2362.
38 Hemilä H, Chalker E. «Vitamin C for preventing and treating the common cold». Revisión sistemática Cochrane 2013;1:CD000980.
39 Goldacre B. *Bad science*. Londres: Fourth State; 2008.
40 Karlowski TR, Chalmers TC, Frenkel LD, et al. «Ascorbic acid for the common cold. A prophylactic and therapeutic trial». *JAMA* 1975;231:1038-42.
41 US Food and Drug Administration. The Vitamin C Foundation 4/17/17. 17 de abril de 2017. https://www.fda.gov/ICECI/EnforcementActions/WarningLetters/2017/ucm553653.htm.
42 Boseley S. «Matthias Rath drops libel action against Guardian». *BMJ* 2008;337:a1710.
43 Smith SM, Schroeder K, Fahey T. «Over-the-counter (OTC) medications for acute cough in children and adults in community settings». Revisión sistemática Cochrane 2014;11:CD001831.
44 Sharfstein JM, North M, Serwint JR. «Over the counter but no longer under the radar – pediatric cough and cold medications». *N Engl J Med* 2007;357:2321–4.
45 Mann D. «FDA pulls 500 cold medicines from the market». 2

de marzo de 2001. http://www.webmd.com/cold-and-flu/news/20110302/fda-pulls-500-cold-medicines-from-market#1.

46 IBISWorld. «Cough & Cold Medicine Manufacturing OTC: Market Research Report». Agosto de 2016. https://www.ibisworld.com/industry-trends/specialized-market-research-reports/life-sciences/otc-medicines/cough-cold-medicine-manufacturing-otc.html.

47 Evans SS, Repasky EA, Fisher DT. «Fever and the thermal regulation of immunity: the immune system feels the heat». *Nat Rev Immunol* 2015;15:335-49.

48 Boas M. «Mathias døde af meningitis, men kunne have været i live». *MetroXpress;* 11 de octubre de 2017.

49 Sørensen LM, Gertsen L, Frederiksen M, et al. «Mathias Baadsgaard-Lund døde af meningitis efter fejl på hospital». 2 de abril de 2017. http://www.dr.dk/nyheder/indland/mathias-baadsgaard-lund-doede-af-meningitis-efter-fejl-paa-hospital.

50 Thompson MJ, Ninis N, Perera R, et al. «Clinical recognition of meningococcal disease in children and adolescents». *Lancet* 2006;367:397-403.

51 Gøtzsche PC. *På safari i Kenya.* Copenhague: Samlerens Forlag; 1985.

52 Rønn AM, Rønne-Rasmussen J, Gøtzsche PC, et al. «Neuropsychiatric manifestations after mefloquine therapy for Plasmodium falciparum malaria: comparing a retrospective and a prospective study». *Trop Med Int Health* 1998;3:83-8.

53 Fogh S, Schapira A, Bygbjerg IC, et al. «Malaria chemoprophylaxis in travellers to east Africa: a comparative prospective study of chloroquine plus proguanil with chloroquine plus sulfadoxine-pyrimethamine». *BMJ* 1988;296:820-2.

6. Más datos sobre el corazón y las arterias

1 DuBroff R, de Lorgeril M. «Cholesterol confusion and statin controversy». *World J Cardiol* 2015;7:404–9.

2 Taylor F, Huffman MD, Macedo AF, et al. «Statins for the primary prevention of cardiovascular disease». Revisión sistemática Cochrane 2013;1:CD004816.

3 Gøtzsche PC. *Deadly medicines and organised crime: How big pharma has corrupted health care.* Londres: Radcliffe Publishing; 2013.

4 Taylor F, Ward K, Moore THM, et al. «Statins for the primary prevention of cardiovascular disease». Revisión sistemática Cochrane 2011;1:CD004816.

5 Abramson J. «Prescribing statins: time to rein it in». *Pharm J*; 19 de marzo de 2015.
6 Grupo CCT. «The effects of lowering LDL cholesterol with statin therapy in people at low risk of vascular disease: meta-analysis of individual data from 27 randomised trials». *Lancet* 2012;380:581–90.
7 Abramson J, Rosenberg HG, Jewell N, et al. «Should people at low risk of cardiovascular disease take a statin?» *BMJ* 2013;347:f6123.
8 Kmietowicz Z. «Boehringer Ingelheim withheld safety analyses on new anticoagulant, the BMJ investigation finds». *BMJ* 2014;349:g4756.
9 Sudlow CLM, Mason G, Maurice JB, et al. «Thienopyridine derivatives versus aspirin for preventing stroke and other serious vascular events in high vascular risk patients». Revisión sistemática Cochrane 2009;4:CD001246.
10 Squizzato A, KellerT, Romualdi E, et al. «Clopidogrel plus aspirin versus aspirin alone for preventing cardiovascular disease». Revisión sistemática Cochrane 2011;1:CD005158.

7. Más datos sobre el cribado

1 Dotts T. «Debate persists over mammography's benefits». *HemOnc Today* 2000:11,14.
2 Gøtzsche PC. *Mammography screening: truth, lies and controversy*. Londres: Radcliffe Publishing; 2012.
3 Welch HG. *Should I be tested for cancer? Maybe not and here's why*. Berkeley: University of California Press; 2004.
4 Light of Life Foundation. «Check your neck». http://lightoflifefoundation.org/advocacy/campaigns/check-your-neck/.
5 Singer N. «Forty years' war in push for cancer screening, limited benefits». *New York Times*; 16 de julio de 2009.
6 Lee JH, Shin SW. «Overdiagnosis and screening for thyroid cancer in Korea». *Lancet* 2014;384:1848.
7 Jørgensen KJ. «Mammography screening. Benefits, harms, and informed choice». *Dan Med J* 2013;60:B4614.
8 Gøtzsche PC. «Time to stop mammography screening?». *CMAJ* 2011;183:1957-8.
9 Gøtzsche PC. «Mammography screening is harmful and should be abandoned». *J R Soc Med* 2015;108:341-5.
10 Marmot MG, Altman DG, Cameron DA, et al. «The benefits and harms of breast cancer screening: an independent review». *Lancet* 2012;380:1778-86.

11 Duffy S, Tabar L, Olsen A, et al. «Absolute numbers of lives saved and overdiagnosis in breast cancer screening, from a randomized trial and from the Breast Cancer Screening Programme in England». *J Med Screen* 2010;17:25-30.

12 Gøtzsche PC, Jørgensen KJ, Zahl PH. «Breast screening: why estimates differ by a factor of 20-25». *J Med Screen* 2010;17:158-9.

13 Gøtzsche PC, Jørgensen KJ. «Screening for breast cancer with mammography». Revisión sistemática Cochrane 2013;6:CD001877.

14 Brodersen J, Siersma VD. «Long-term psychosocial consequences of false-positive screening mammography». *Ann Fam Med* 2013; 11:106-15.

15 Baum M. «Harms from breast cancer screening outweigh benefits if death caused by treatment is included». *BMJ* 2013;346:f385.

16 Autier P, Boniol M, Middleton R, et al. «Advanced breast cancer incidence following population-based mammographic screening». *Ann Oncol* 2011;22:1726-35.

17 Kalager M, Adami HO, Bretthauer M, et al. «Overdiagnosis of invasive breast cancer due to mammography screening: results from the Norwegian screening program». *Ann Intern Med* 2012;156:491-9.

18 Jørgensen KJ, Gøtzsche PC, Kalager M, et al. «Breast cancer screening in Denmark: a cohort study of tumor size and overdiagnosis». *Ann Intern Med* 2017;166:313-23.

19 Jørgensen KJ, Gøtzsche PC. «Presentation on websites of possible benefits and harms from screening for breast cancer: cross sectional study». *BMJ* 2004;328:148-51.

20 Jørgensen KJ, Gøtzsche PC. «Content of invitations to publicly funded screening mammography». *BMJ* 2006;332:538-41.

21 Gøtzsche P, Hartling OJ, Nielsen M, Brodersen J, Jørgensen KJ. «Breast screening: the facts - or maybe not». *BMJ* 2009;338:446-8.

22 Jørgensen KJ, Gøtzsche PC. «Who evaluates public health programmes? A review of the NHS Breast Screening Programme». *J R Soc Med* 2010;103:14-20.

23 Gøtzsche PC, Jørgensen KJ. «The Breast Screening Programme and misinforming the public». *J R Soc Med* 2011;104:361-9.

24 Gøtzsche PC, Hartling OJ, Nielsen M, Brodersen J. «Mammography screening leaflet». 2012. nordic.cochrane.org/mammography-screening-leaflet.

25 Biller-Andorno N, Jüni P. «Abolishing mammography screening programs? A view from the Swiss Medical Board». *N Engl J Med* 2014; 370:1965-7.

26 Krogsbøll LT, Jørgensen KJ, Gøtzsche PC. «General health checks in adults for reducing morbidity and mortality from disease». Revisión sistemática Cochrane 2019;1:CD009009.
27 Krogsbøll LT, Jørgensen KJ, Grønhøj Larsen C, et al. «General health checks in adults for reducing morbidity and mortality from disease: Cochrane systematic review and meta-analysis». *BMJ* 2012;345:e7191.
28 Gøtzsche PC. *Deadly medicines and organised crime: How big pharma has corrupted health care.* Londres: Radcliffe Publishing; 2013.
29 Jørgensen T, Jacobsen RK, Toft U, et al. «Effect of screening and lifestyle counselling on incidence of ischaemic heart disease in general population: Inter99 randomised trial». *BMJ* 2014;348:g3617.
30 Andersen TK. «10 forslag til mere sundhed for pengene». *Mandag Morgen*; 21 de febrero de 2011.
31 Gould M. «Expert panel will assess cost effectiveness of health checks». *BMJ* 2013;347:f5222.
32 Gøtzsche PC. «I don't want the truth, I want something I can tell Parliament! » *BMJ* 2013;347:f5222.
33 Krogsbøll LT, Jørgensen KJ, Gøtzsche PC. «Universal health checks should be abandoned». *BMJ* 2013;347:f5227.
34 *NICE support for local government to encourage people to attend NHS Health Checks and make changes for better health.* Comunicado de prensa; 26 de febrero de 2014.
35 Price C. «NHS Health Checks programme stalling amid poor uptake and critical MPs' report». *Pulse*; 28 de febrero de 2014.
36 Grønhøj Larsen C, Jørgensen KJ, Gøtzsche PC. «Regular health checks: cross-sectional survey». *PLoS One* 2012;7:e33694.
37 Holme Ø, Schoen RE, Senore C, et al. «Effectiveness of flexible sigmoidoscopy screening in men and women and different age groups: pooled analysis of randomised trials». *BMJ* 2017;356:i6673.
38 Gøtzsche PC. *Deadly psychiatry and organised denial.* Copenhague: People's Press; 2015.
39 Siu ALy el Grupo de Trabajo de Servicios Preventivos de los Estados Unidos. «Screening for depression in adults: US Preventive Services Task Force Recommendation Statement». *JAMA* 2016;315:380-7.
40 Gilbody S, House A, Sheldon T. «Screening and case finding instruments for depression». Revisión sistemática Cochrane 2005;4:CD002792.

41 Henkel V, Mergl R, Kohnen R, et al. «Identifying depression in primary care: a comparison of different methods in a prospective cohort study». *BMJ* 2003;326:200-1.
42 Lee D. «Google will ask: 'Are you depressed?'» BBC; 24 de agosto de 2017. http://www.bbc.com/news/technology-41034618.

8. El dolor emocional

1 Gøtzsche PC. *Deadly psychiatry and organised denial.* Copenhague: People's Press; 2015.
2 Whitaker R. *Anatomy of an epidemic.* Nueva York: Broadway Books; 2015.
3 Jakobsen JC, Katakam KK, Schou A, et al. «Selective serotonin reuptake inhibitors versus placebo in patients with major depressive disorder. A systematic review with meta-analysis and Trial Sequential Analysis». *BMC Psychiatry* 2017;17:58.
4 Breggin PR. *Brain-disabling treatments in psychiatry: drugs, electroshock, and the psychopharmaceutical complex.* Nueva York: Springer; 2008.
5 Breggin P. *Medication madness.* Nueva York: St. Martin's Griffin; 2008.

6 Breggin P. *Psychiatric drug withdrawal: A guide for prescribers, therapists, patients and their families.* Nueva York: Springer; 2012.
7 Whitaker R, Cosgrove L. *Psychiatry under the influence: Institutional corruption, social injury, and prescriptions for reform.* Nueva York: Palgrave Macmillan; 2015.
8 Kirsch I. *The emperor's new drugs. Exploding the antidepressant myth.* Londres: Bodley Head; 2009.
9 Danborg PB, Gøtzsche PC. «Benefits and harms of neuroleptic drugs in drug-naïve patients with psychosis: systematic review». Enviado para su publicación.
10 Leucht S, Tardy M, Komossa K, et al. «Antipsychotic drugs versus placebo for relapse prevention in schizophrenia: a systematic review and meta-analysis». *Lancet* 2012;379:2063-71.
11 Wunderink L, Nieboer RM, Wiersma D, et al. «Recovery in remitted first-episode psychosis at 7 years of follow-up of an early dose reduction/discontinuation or maintenance treatment strategy: long-term follow-up of a 2-year randomized clinical trial». *JAMA Psychiatry* 2013;70:913-20.
12 Cole JO. «Phenothiazine treatment in acute schizophrenia; effectiveness: the National Institute of Mental Health Psychophar-

macology Service Center Collaborative Study Group». *Arch Gen Psychiatry* 1964;10:246-61.

13 Whitaker R. *Mad in America: Bad Science, Bad Medicine, and the Enduring Mistreatment of the Mentally Ill.* Cambridge: Perseus Books Group; 2002.

14 Leucht S, Kane JM, Etschel E, et al. «Linking the PANSS, BPRS, and CGI: clinical implications». *Neuropsychopharmacology* 2006;31:2318-25.

15 Moncrieff J. *The bitterest pills.* Basingstoke: Palgrave Macmillan; 2013.

16 Khin NA, Chen YF, Yang Y, et al. «Exploratory analyses of efficacy data from schizophrenia trials in support of new drug applications submitted to the US Food and Drug Administration». *J Clin Psychiatry* 2012;73:856–64.

17 Leucht S, Fennema H, Engel R, et al. «What does the HAMD mean?» *J Affect Disord* 2013;148:243-8.

18 Kirsch I, Deacon BJ, Huedo-Medina TB, et al. «Initial severity and antidepressant benefits: A meta-analysis of data submitted to the Food and Drug Administration». *PLoS Med* 2008;5:e45.

19 Fournier JC, DeRubeis RJ, Hollon SD, et al. «Antidepressant drug effects and depression severity: a patient-level meta-analysis». *JAMA* 2010;303:47–53.

20 Gøtzsche PC, Gøtzsche PK. «Cognitive behavioural therapy halves the risk of repeated suicide attempts: systematic review». *J R Soc Med* 2017;110:404-10.

21 Hróbjartsson A, Thomsen AS, Emanuelsson F, et al. «Observer bias in randomized clinical trials with measurement scale outcomes: a systematic review of trials with both blinded and nonblinded assessors». *CMAJ* 2013;185:E201-11.

22 Healy D. *Let them eat Prozac.* Nueva York: New York University Press; 2004.

23 Moncrieff J, Wessely S, Hardy R. «Active placebos versus antidepressants for depression». Revisión sistemática Cochrane 2004;1:CD003012.

24 Moncrieff J. *The myth of the chemical cure.* Basingstoke: Palgrave Macmillan; 2008.

25 Hamilton M. «A rating scale for depression». *J Neurol Neurosurg Psychiat* 1960;23:56-62.

26 Michelson D, Fava M, Amsterdam J, et al. «Interruption of selective serotonin reuptake inhibitor treatment. Double-blind, placebo-controlled trial». *Br J Psychiatry* 2000;176:363-8.

27 Rosenbaum JF, Fava M, Hoog SL, et al. «Selective serotonin reup-

take inhibitor discontinuation syndrome: a randomised clinical trial». *Biol Psychiatry* 1998;44:77-87.

28 FDA. «Antidepressant use in children, adolescents, and adults». http://www.fda.gov/drugs/drugsafety/informationbydrug-class/ucm096273.htm.

29 Belmaker RH, Wald D. «Haloperidol in normals». *Br J Psychiatry* 1977;131:222-3.

30 Dold M, Li C, Tardy M, et al. «Benzodiazepines for schizophrenia». Revisión sistemática Cochrane 2012;11:CD006391.

31 Cipriani A, Hawton K, Stockton S, et al. «Lithium in the prevention of suicide in mood disorders: updated systematic review and meta-analysis». *BMJ* 2013;346:f3646.

32 Hughes S, Cohen D, Jaggi R. «Differences in reporting serious adverse events in industry sponsored clinical trial registries and journal articles on antidepressant and antipsychotic drugs: a cross-sectional study». *BMJ Open* 2014;4:e005535.

33 Börjesson J, Gøtzsche PC. «Effect of lithium on suicide and mortality in mood disorders: systematic review». Enviado para su publicación.

34 Gøtzsche PC. «Antidepressants increase the risk of suicide and violence at all ages». *Mad in America*; 16 de noviembre de 2016. https://www.madinamerica.com/2016/11/antidepressants-increase-risk-suicide-violence-ages/.

35 Bielefeldt AØ, Danborg PB, Gøtzsche PC. «Precursors to suicidality and violence on antidepressants: systematic review of trials in adult healthy volunteers». *J R Soc Med* 2016;109:381-92.

36 Sharma T, Guski LS, Freund N, et al. «Suicidality and aggression during antidepressant treatment: systematic review and meta-analyses based on clinical study reports». *BMJ* 2016;352:i65.

37 Maund E, Guski LS, Gøtzsche PC. «Considering benefits and harms of duloxetine for treatment of stress urinary incontinence: a meta-analysis of clinical study reports». *CMAJ* 2017; 189:E194-203.

38 Sharma T, Guski LS, Freund N, et al. «Drop-out rates in placebo-controlled trials of antidepressant drugs: systematic review and meta-analysis based on clinical study reports». Enviado para su publicación e incluido en la tesis doctoral de Tarang Sharma.

39 Sharma T, Rasmussen K, Paludan-Müller A, et al. «Selective reporting of SF-36 and EQ-5D health related quality of life outcomes in clinical study reports and publications of antidepressant trials». Artículo inédito, incluido en la tesis doctoral de Tarang Sharma.

40 Grupo Cooperativo MTA. «A 14-month randomized clinical trial of treatment strategies for attention-deficit/hyperactivity disorder». *Arch Gen Psychiatry* 1999;56:1073-86.
41 Jensen PS, Arnold LE, Swanson JM, et al. «3-year follow-up of the NIMH MTA study». *J Am Acad Child Adolesc Psychiatry* 2007;46:989-1002.
42 Molina BS, Flory K, Hinshaw SP, et al. «Delinquent behavior and emerging substance use in the MTA at 36 months: prevalence, course, and treatment effects». *J Am Acad Child Adolesc Psychiatry* 2007;46:1028-40.
43 Molina BS, Hinshaw SP, Swanson JM, et al. «The MTA at 8 years: prospective follow-up of children treated for combined-type ADHD in a multisite study». *J Am Acad Child Adolesc Psychiatry* 2009;48:484-500.
44 Swanson JM, Arnold LE, Molina BSG, et al. «Young adult outcomes in the follow-up of the multimodal treatment study of attention-deficit/hyperactivity disorder: symptom persistence, source discrepancy, and height suppression». *J Child Psychol Psychiatry* 2017;58:663-78.
45 Borcherding BG, Keysor CS, Rapoport JL, et al. «Motor/vocal tics and compulsive behaviors on stimulant drugs: is there a common vulnerability?» *Psychiatry Res* 1990;33:83-94.

46 Breggin PR. «The rights af children and parents in regard to children receiving psychiatric diagnoses and drugs». *Children & Society* 2014;28:231-41.
47 Danborg PB, Simonsen AL, Gøtzsche PC. «Impaired reproduction after exposure to ADHD drugs: Systematic review of animal studies». *Int J Risk Saf Med* 2017;29:107-24.
48 Cherland E, Fitzpatrick R. «Psychotic side effects of psychostimulants: a 5-year review». *Can J Psychiatry* 1999;44:811-3.
49 Boesen K, Saiz LC, Erviti J, et al. «The Cochrane Collaboration withdraws a review on methylphenidate for adults with attention deficit hyperactivity disorder». *Evid Based Med* 2017;22: 143-7.
50 Ghaemi SN. «The failure to know what isn't known: negative publication bias with lamotrigine and a glimpse inside peer review». *Evid Based Ment Health* 2009;12:65-8.
51 Gøtzsche PC. «Chemical or psychological psychotherapy?» *Mad in America;* 29 de enero de 2017. https://www.madinamerica.com/2017/01/chemical-psychological-psychotherapy/.
52 Krupnick JL, Sotsky SM, Simmens S, et al. «The role of the therapeutic alliance in psychotherapy and pharmacotherapy outcome:

Findings in the National Institute of Mental Health Treatment of Depression Collaborative Research Program». *J Consult Clin Psychol* 1996;64:532–9.

53 Demyttenaere K, Donneau A-F, Albert A, et al. «What is important in being cured from: Does discordance between physicians and patients matter? (2)». *J Affect Disord* 2015;174:372–7.

54 Sørensen A, Gøtzsche PC. «Antidepressant drugs are a type of maladaptive emotion regulation». Enviado para su publicación.

55 Spielmans GI, Berman MI, Usitalo AN. «Psychotherapy versus second-generation antidepressants in the treatment of depression: a meta-analysis». *J Nerv Ment Dis* 2011;199:142–9.

56 Cuijpers P, Hollon SD, van Straten A, et al. «Does cognitive behaviour therapy have an enduring effect that is superior to keeping patients on continuation pharmacotherapy? A meta-analysis». *BMJ Open* 2013;26;3(4).

57 Breggin PR. «Intoxication anosognosia: the spellbinding effect of psychiatric drugs». *Ethical Hum Psychol Psychiatry* 2006;8:201–15.

58 Hawton K, Witt KG, Taylor Salisbury TL, et al. «Psychosocial interventions for self-harm in adults». Revisión sistemática Cochrane 2016;5:CD012189.

59 Morrison AP, Turkington D, Pyle M, et al. «Cognitive therapy for people with schizophrenia spectrum disorders not taking antipsychotic drugs: a single-blind randomised controlled trial». *Lancet* 2014;383:1395-403.

60 Seikkula J, AaltonenJ, Alakare B, et al. «Five-year experience of first-episode nonaffective psychosis in open-dialogue approach: Treatment principles, follow-up outcomes, and two case studies». *Psychotherapy Research* 2006;16:214-28.

61 Svedberg B, Mesterton A, Cullberg J. «First-episode non-affective psychosis in a total urban population: a 5-year follow-up». *Soc Psychiatry Psychiatr Epidemiol* 2001;36:332-7.

62 Harnisch H, Montgomery E. «"What kept me going": A qualitative study of avoidant responses to war-related adversity and perpetration of violence by former forcibly recruited children and youth in the Acholi region of northern Uganda». *Soc Sci Med* 2017;188:100-8.

63 Nilsonne Å. *Processen: möten, mediciner, beslut*. Estocolmo: Natur & Kultur; 2017.

64 Gøtzsche P. «Psychiatry ignores an elephant in the room». *Mad in America*; 21 de septiembre de 2017. https://www.madinamerica.com/2017/09/psychiatry-ignores-elephant-room/.

65 Gøtzsche PC. «Editorial misconduct: Finnish Medical Journal rejects paper on suicide risk». *Mad in America;* 22 de febrero de 2017. https://www.madinamerica.com/2017/02/editorial-misconduct-finnish-medical-journal-rejects-paper-suicide-risk/.
66 Whitaker R. «Thou shall not criticize our drugs». *Mad in America;* 22 de septiembre de 2017. https://www.madinamerica.com/2017/09/thou-shall-not-criticize-our-drugs/.
67 Gøtzsche PC. «Antidepressiva skader mere end de gavner». *Dagens Medicin;* 15 de marzo de 2017.
68 Gøtzsche P. «The meeting was sponsored by merchants of death». *Mad in America;* 7 de julio de 2014. http://www.madinamerica.com/2014/07/meeting-sponsored-merchants-death/.
69 Pedersen AT. «Debat: Vi har ret til at undre os». *Journalisten;* 8 de mayo de 2017.
70 Gøtzsche PC. *Deadly medicines and organised crime: How big pharma has corrupted health care.* Londres: Radcliffe Publishing; 2013.
71 Simposio «Wetenschap en Economie». *Geneesmiddelenbulletin* 2016; 50:99-110.

9. El dolor físico

1 Gøtzsche PC. *Deadly medicines and organised crime: How big pharma has corrupted health care.* Londres: Radcliffe Publishing; 2013.
2 Hench PS, Kendall EC, Slocumb CH, et al. «The effect of a hormone of the adrenal cortex (17-hydroxy-11-dehydrocorticosterone; compound E) and of pituitary adrenocorticotropic hormone on rheumatoid arthritis». *Proc Staff Meet Mayo Clin* 1949;24:181–97.
3 Moore RA, Straube S,Wiffen PJ, et al. «Pregabalin for acute and chronic pain in adults». Revisión sistemática Cochrane 2009;3:CD007076.
4 Ficha técnica del medicamento LYRICA destinada a los médicos estadounidenses. http://labeling.pfizer.com/ShowLabeling.aspx?id=561.
5 Wise J. «Gabapentinoids should not be used for chronic low back pain, meta-analysis concludes». *BMJ* 2017;358:j3870.
6 Porter J, Jick H. «Addiction rare in patients treated with narcotics». *N Engl J Med* 1980;302:123.
7 McCook A. «NEJM issues unusual warning for readers about 1980 letter on opioid addiction». *Retraction Watch;* 2 de junio

de 2017. http://retractionwatch.com/2017/06/02/nejm-issues-unusual-warning-readers-1980-letter-opioid-addiction/.

8 Leung PTM, Macdonald EM, Stanbrook MB, et al. «A 1980 letter on the risk of opioid addiction». *N Engl J Med* 2017;376:2194-5.

9 Schmidt AL, Rasmussen LI. «Overlæge: Vi vil gerne tro på den magiske medicin». *Politiken*; 15 de junio de 2017.

10 Christiansen MØ, Nansen L, Fischer A, et al. «Læger advarer mod populær smertepille: Du kan blive afhængig». *DR Nyheder*; 11 de junio de 2017. http://www.dr.dk/nyheder/indland/laeger-advarer-mod-populaer-smertepille-du-kan-blive-afhaengig.

11 Towheed T, Maxwell L, Anastassiades TP, et al. «Glucosamine therapy for treating osteoarthritis». Revisión sistemática Cochrane 2005;2:CD002946.

12 Wandel S, Jüni P, Tendal B, et al. «Effects of glucosamine, chondroitin, or placebo in patients with osteoarthritis of hip or knee: network meta-analysis». *BMJ* 2010;341:c4675.

13 Reichenbach S, Sterchi R, Scherer M, et al. «Meta-analysis: chondroitin for osteoarthritis of the knee or hip». *Ann Intern Med* 2007;146:580-90.

10. Los tratamientos contra el cáncer

1 Gøtzsche PC. *Mammography screening: truth, lies and controversy*. Londres: Radcliffe Publishing; 2012.

2 Rostgaard K, Vaeth M, Rootzén H, et al. «Why did the breast cancer lymph node status distribution improve in Denmark in the premammography screening period of 1978–1994?». *Acta Oncol* 2010;49:313 –21 .

3 Tougaard H. «Flere kvinder overlever brystkræft». *Jyllands-Posten*; 22 de mayo de 2008.

4 Larsen K. «Kræft – er koden knækket?». *Ugeskr Læger* 2016;178:1566-9.

5 Jørgensen KJ, Zahl P-H, Gøtzsche PC. «Overdiagnosis in organised mammography screening in Denmark: a comparative study». *BMC Women's Health* 2009;9:36.

6 Welch HG, Schwartz L, Woloshin S. *Overdiagnosed: making people sick in the pursuit of health*. Boston: Beacon Press; 2011.

7 Jørgensen KJ, Brodersen J, Gøtzsche PC. «Screening for modermærkekræft: amerikanske tilstande?». *Ugeskr Læger* 2014;176:1250-1.

8 Wise PH. «Cancer drugs, survival, and ethics». *BMJ* 2016;355:i5792.

9 Gøtzsche PC. *Deadly medicines and organised crime: How big pharma has corrupted health care.* Londres: Radcliffe Publishing; 2013.
10 Gøtzsche PC. *Deadly psychiatry and organised denial.* Copenhague: People's Press; 2015.
11 Sturgeon B. «Breast cancer detection: trick or treatment?». *Senior News* 1999;18:7 Oct.
12 Butters DJ, Ghersi D, Wilcken N, et al. «Addition of drug/s to a chemotherapy regimen for metastatic breast cancer». Revisión sistemática Cochrane 2010;11:CD003368.
13 Grupo Colaborativo para la detección temprana del cáncer de mama (EBCTCG). «Effects of chemotherapy and hormonal therapy for early breast cancer on recurrence and 15-year survival: an overview of the randomised trials». *Lancet* 2005;365:1687-717.
14 Ferguson T, Wilcken N, Vagg R, et al. «Taxanes for adjuvant treatment of early breast cancer». Revisión sistemática Cochrane 2007;4:CD004421.
15 Prigerson HG, Bao Y, Shah MA, et al. «Chemotherapy use, performance status, and quality of life at the end of life». *JAMA Oncol* 2015;1:778-84.

16 Gøtzsche PC. «Hun fik den sidste kemo på vej til kapellet». *Politiken;* 2 de julio de 2017.
17 Slevin ML, Stubbs L, Plant HJ, et al. «Attitudes to chemotherapy: comparing views of patients with cancer with those of doctors, nurses, and general public». *BMJ* 1990;300:1458–60.
18 Prasad V. «Do cancer drugs improve survival or quality of life?». *BMJ* 2017;359:j4528.

11. El tracto digestivo

1 Brøgger S. «Patienten, der fik nok: Hospital får hård kritik». *TV2 Lorry;* 26 de noviembre de 2015.
2 Andersen KV. «Hvidovre Hospital til TV 2-journalist: Undskyld». *TV2 Nyheder;* 25 de septiembre de 2015.
3 Højsgaard L. «Dokumentarist med 40 i feber». *Journalisten;* 25 de septiembre de 2015.
4 Andersen KV, Jensen M. «Læge klager over egen behandling på sygehus: Frygtede jeg skulle dø». *TV2 Nyhederne Online;* 26 de septiembre de 2015.
5 Gøtzsche PC. «Din overvægt er en selvskabt plage - derfor skal du selv betale». *Berlingske;* 12 de agosto de 2017.

6 Domonoske C. «50 Years ago, sugar industry quietly paid scientists to point blame at fat». *NPR;* 13 de septiembre de 2016.
7 Hozer M. *Sugar Coated.* Película documental de 2015.
8 Raben A, Vasilaras TH, Møller AC, et al. «Sucrose compared with artificial sweeteners: different effects on ad libitum food intake and body weight after 10 wk of supplementation in overweight subjects». *Am J Clin Nutr* 2002;76:721-9.
9 Winther J. «Sukkervenlig ekspert». *Jyllands-Posten;* 26 de enero de 2003.
10 Findalen J, Cuculiza M. «Fik millioner af Coca-Cola: Forskere frikender sukker og fastfood». *MetroXpress;* 19 de agosto de 2015.
11 Dinu M, Abbate R, Gensini GF, et al. «Vegetarian, vegan diets and multiple health outcomes: a systematic review with meta-analysis of observational studies». *Crit Rev Food Sci Nutr* 2017;57:3640-9.
12 Abramson J. *Overdo$ed America.* Nueva York: HarperCollins; 2004.
13 Gøtzsche PC. *Deadly medicines and organised crime: How big pharma has corrupted health care.* Londres: Radcliffe Publishing; 2013.

14 Hagman M, Helge EW, Hornstrup T, et al. «Bone mineral density in lifelong trained male football players compared with young and elderly untrained men». *J Sports Health Sci* 2018;7:159-68.
15 Bjelakovic G, Nikolova D, Gluud LL, et al. «Antioxidant supplements for prevention of mortality in healthy participants and patients with various diseases». Revisión sistemática Cochrane 2012;3:CD007176.
16 Taubes G. «Epidemiology faces its limits». *Science* 1995;269:-164–9.
17 Palatini P, Fania C, Mos L, et al. «Alcohol intake more than doubles the risk of early cardiovascular events in young hypertensive smokers». *Am J Med* 2017;130:967-74.
18 Smarius LJ, Strieder TG, Loomans EM, et al. «Excessive infant crying doubles the risk of mood and behavioral problems at age 5: evidence for mediation by maternal characteristics». *Eur Child Adolesc Psychiatry* 2017;26:293-302.
19 Aune D, Giovannucci E, Boffetta P, et al. «Fruit and vegetable intake and the risk of cardiovascular disease, total cancer and all-cause mortality—a systematic review and dose-response meta-analysis of prospective studies». *Int J Epidemiol* 2017; 46:1029-56.
20 Freedman ND, Park Y, Abnet CC. «Association of coffee drin-

king with total and cause-specific mortality». *N Engl J Med* 2012;366:1891-904.

21 Drayer L. «Is coffee healthy?». CNN; 29 de septiembre de 2017.

22 Park SY, Freedman ND, Haiman CA, et al. «Association of coffee consumption with total and cause-specific mortality among non-white populations». *Ann Intern Med* 2017;167:228-35.

23 Schroll JB, Penninga EI, Gøtzsche PC. «Assessment of adverse events in protocols, clinical study reports, and published papers of trials of orlistat: a document analysis». *PLoS Med* 2016;13:e1002101.

24 Manson JE, Faich GA. «Pharmacotherapy for obesity -- do the benefits outweigh the risks?». *N Engl J Med* 1996;335:659-60.

25 Jørgensen AW, Lundstrøm LH, Wetterslev J, et al. «Comparison of results from different imputation techniques for missing data from an anti-obesity drug trial». *PLoS One* 2014;9:e111964.

12. Otras dolencias

1 Gøtzsche PC, Berg S. «Sleep apnoea: from person to patient, and back again». *BMJ* 2010;340:c360.

2 Sundaram S, Lim J, Lasserson TJ. «Surgery for obstructive sleep apnoea in adults». Revisión sistemática Cochrane 2005;4:CD001004.

3 Elshaug AG, Moss JR, Hiller JE, et al. «Upper airway surgery should not be first line treatment for obstructive sleep apnoea in adults». *BMJ* 2008;336:44-5.

4 Kribbs NB, Pack AI, Kline LR, et al. «Objective measurement of patterns of nasal CPAP use by patients with obstructive sleep apnoea». *Am Rev Respir Dis* 1993;147:887-95.

5 Young T, Palta M, Dempsey J, et al. «The occurrence of sleep disordered breathing among middle-aged adults». *N Engl J Med* 1993; 328:1230-5.

6 Gøtzsche PC. *Deadly psychiatry and organised denial.* Copenhague: People's Press; 2015.

7 Gøtzsche PC. *Deadly medicines and organised crime: How big pharma has corrupted health care.* Londres: Radcliffe Publishing; 2013.

8 Petersen M. *Our daily meds.* Nueva York: Sarah Crichton Books; 2008.

9 Larson JC, Ensrud KE, Reed SD, et al. «Efficacy of escitalopram for hot flashes in healthy menopausal women: a randomized controlled trial». *JAMA* 2011;305:267–74.

10 Montori VM, Isley WL, Guyatt GH. «Waking up from the DREAM of preventing diabetes with drugs». *BMJ* 2007;334:-882–4.
11 Lee HS, Chun KH, Moon D, et al. «Trends in receiving chemotherapy for advanced cancer patients at the end of life». *BMC Palliat Care* 2015;14:4.
12 «Syncope with cholinesterase inhibitors». *Rev Prescrire* 2011;31:434.
13 Gøtzsche PC. «Måske kan du blive medicinfri». *Jyllands-Posten;* 13 de mayo de 2017.

13. La medicina alternativa no es la alternativa

1 Gøtzsche PC. «Alternativ behandling». En: Ove B, de Muckadell S, Haunsø S, Vilstrup H (eds.), *Medicinsk Kompendium*. Copenhague: Nyt Nordisk Forlag Arnold Busck 2013;2789-98.
2 Vist GE, Bryant D, Somerville L, et al. «Outcomes of patients who participate in randomized controlled trials compared to similar patients receiving similar interventions who do not participate». Revisión sistemática Cochrane v 2008;3:MR000009.
3 Hróbjartsson A, Gøtzsche PC. «Placebo interventions for all clinical conditions». Revisión sistemática Cochrane 2010;1: CD003974.
4 Ramsay HM, Goddard W, Gill S, et al. «Herbal creams used for atopic eczema in Birmingham, UK illegally contain potent corticosteroids». *Arch Dis Child* 2003;88:1056-7.
5 Mostefa-Kara N, Pauwels A, Pines E, et al. «Fatal hepatitis after herbal tea». *Lancet* 1992;340:674.
6 Bjelakovic G, Nikolova D, Gluud LL, et al. «Antioxidant supplements for prevention of mortality in healthy participants and patients with various diseases». Revisión sistemática Cochrane 2012;3:CD007176.
7 Schmidt K, Ernst E. «Survey shows that some homeopaths and chiropractors advise against MMR». *BMJ* 2002;325:597.
8 O'Connor A. «Alternative medicine: What's in those supplements?». *New York Times;* 3 de febrero de 2015.
9 Rubinstein SM, Terwee CB, Assendelft WJJ, et al. «Spinal manipulative therapy for acute low-back pain». Revisión sistemática Cochrane 2012;9:CD008880.
10 Rubinstein SM, van Middelkoop M, Assendelft WJJ, et al. «Spinal manipulative therapy for chronic low-back pain». Revisión sistemática Cochrane 2011;2:CD008112.

11 Gross A, Langevin P, Burnie SJ, et al. «Manipulation and mobilisation for neck pain contrasted against an inactive control or another active treatment». Revisión sistemática Cochrane 2015;9:CD004249.
12 Bertino RE, Talkad AV, DeSanto JR, et al. «Chiropractic manipulation of the neck and cervical artery dissection». *Ann Intern Med* 2012;157:150-2.
13 Sing S. «Beware the spinal trap». 29 de julio de 2009. http://resources.bmj.com/bmj/about-bmj/about-bmj/web-extras/Singh_chiropractic_2-D0B0BB.DOC.pdf.
14 Hondras MA, Linde K, Jones AP. «Manual therapy for asthma». Revisión sistemática Cochrane 2005;2:CD001002.
15 Beckmann MM, Stock OM. «Antenatal perineal massage for reducing perineal trauma». Revisión sistemática Cochrane 2013;4:CD005123.
16 Bennett C, Underdown A, Barlow J. Massage for promoting mental and physical health in typically developing infants under the age of six months». Revisión sistemática Cochrane 2013;4:CD005038.
17 Patel KC, Gross A, Graham N, et al. «Massage for mechanical neck disorders». Revisión sistemática Cochrane 2012;9:CD004871.
18 Furlan AD, Giraldo M, Baskwill A, et al. «Massage for low-back pain». Revisión sistemática Cochrane 2015;9:CD001929.
19 Loew LM, Brosseau L, Tugwell P, et al. «Deep transverse friction massage for treating lateral elbow or lateral knee tendinitis». Revisión sistemática Cochrane 2014;11:CD003528.
20 Tang JL, Zhan SY, Ernst E. «Review of randomised controlled trials of traditional Chinese medicine». *BMJ* 1999;319:160-1.
21 Wang Y, Wang L, Chai Q, et al. «Positive results in randomized controlled trials on acupuncture published in Chinese journals: a systematic literature review». *Journal of Alternative and Complementary Medicine* 2014;20:A129.
22 Ernst E. «And this is why we might as well forget about Chinese acupuncture trials». 21 de mayo de 2014. http://edzardernst.com/2014/05/and-this-is-why-we-might-as-well-forget-about-chinese-acupuncture-trials/.
23 Madsen MV, Gøtzsche PC, Hróbjartsson A. «Acupuncture treatment for pain: systematic review of randomised clinical trials with acupuncture, placebo acupuncture, and no acupuncture groups». *BMJ* 2008;338:330-3.
24 El profesor Richard Dawkins entrevista al profesor Michael Baum en el programa *Enemies of reason* de la cadena Channel 4. 2007.

25 Sørensen TK, Pihl M. «Vi må advare om de risici, der er, for at en nål punkterer en eller begge lunger». *Jyllands-Posten*; 30 de septiembre de 2017.
26 O'Mathúna DP. «Therapeutic touch for healing acute wounds». Revisión sistemática Cochrane 2016;9:CD002766. WITHDRAWN.
27 So PS, Jiang Y, Qin Y. «Touch therapies for pain relief in adults». Revisión sistemática Cochrane 2008;4:CD006535. WITHDRAWN.
28 Robinson J, Biley FC, Dolk H. «Therapeutic touch for anxiety disorders». Revisión sistemática Cochrane 2007;3:CD006240.
29 Joyce J, Herbison GP. «Reiki for depression and anxiety». Revisión sistemática Cochrane 2015;4:CD006833.
30 Roberts L, Ahmed I, Hall S. «Intercessory prayer for the alleviation of ill health». Revisión sistemática Cochrane 2007;24(1):CD000368.
31 Jørgensen KJ, Hróbjartsson A, Gøtzsche PC. «Diviné intervention? A Cochrane review on intercessory prayer gone beyond science and reason». J *Negat Results Biomed* 2009;8:7.
32 Leibovici L. Respuesta del autor del artículo «Effects of remote, retroactive intercessory prayer on outcomes in patients with bloodstream infection: randomised controlled trial». *BMJ* 2002;324:1037.

33 Olshansky B, Dossey L. «Retroactive prayer: a preposterous hypothesis?». *BMJ* 2003;327:1465-8.
34 Bishop JP, Stenger VJ. «Retroactive prayer: lots of history, not much mystery, and no science». *BMJ* 2004;329:1444-6.
35 Fe de erratas del artículo «Does prayer influence the success of in vitro fertilization-embryo transfer? Report of a masked, randomized trial». *J Reprod Med* 2004;9:100A. Lobo, RA [eliminado].
36 Flamm B. «The Columbia University 'miracle' study: flawed and fraud». *Skeptical Inquirer* 2004;28(5): http://www.csicop.org/si/2004-09/miracle-study.html.
37 James Randi Educational Foundation: The Columbia University scandal. 2004 http://www.randi.org/jr/121704no.html#2.
38 Flamm BL. «Prayer and the success of IVF». *J Reprod Med* 2005;50:71.
39 Cha KY. «Clarification: influence of prayer on IVF-ET». *J Reprod Med* 2004;49:944-5.
40 Bronson P. «A prayer before dying». *Wired* 2002;10. http://www.wired.com/wired/archive/10.12/prayer_pr.html.

41 Liddle SD, Pennick V. «Interventions for preventing and treating low-back and pelvic pain during pregnancy». Revisión sistemática Cochrane 2015;9:CD001139.
42 Gøtzsche PC. *Rational diagnosis and treatment. Evidence-based clinical decision-making*, cuarta edición. Chichester: Wiley; 2007.
43 Coulter HL. «Homeopathy». En: Salmon JW, ed. *Alternative Medicines*. Londres: Tavistock; 1985.
44 Dilución homeopática. https://en.wikipedia.org/wiki/Homeopathic_dilutions.
45 Linde K, Clausius N, Ramirez G, et al. «Are the clinical effects of homeopathy placebo effects? A meta-analysis of placebo-controlled trials». *Lancet* 1997;350:834–43.
46 Sterne JA, Egger M, Smith GD. «Systematic reviews in health care: Investigating and dealing with publication and other biases in meta-analysis». *BMJ* 2001;323:101-5.
47 Martin D. «EU votes to spend £1.8 million on homeopathy for farm animals». *Daily Mail*; 30 de agosto de 2011.
48 «Lethal advice from homeopaths about malaria prevention». 13 de julio de 2006. http://www.dcscience.net/2006/07/13/malaria_prevention/.
49 House of Commons, Science and Technology Committee. Evidence check 2: homeopathy. Fourth report of session 2009-10.
50 Kaplan S. «Hundreds of babies harmed by homeopathic remedies, families say». *Scientific American*; 21 de febrero de 2017. https://www.scientificamerican.com/article/hundreds-of-babies-harmed-by-homeopathic-remedies-families-say/
51 Maressa JE. «Syv-årig drengs død udløser debat om naturmedicin i Italien». *Jyllands-Posten*; 4 de junio de 2017.
52 Lønroth HL, Ekholm O. «Alternativ behandling i Danmark – brug, brugere og årsager til brug». *Ugeskr Læger* 2006;168:-682-6.
53 Ullman D. «Homeopathic medicine: Europe's #1 Alternative for Doctors». 17 de noviembre de 2011. http://www.huffingtonpost.com/dana-ullman/homeopathic-medicine-euro_b_402490.html.

14. Pacientes, no patentes: un nuevo paradigma farmacológico

1 Gøtzsche PC. «Patients not patents: drug research and development as a public enterprise». *Eur J Clin Invest* 2018;e12875.
2 «New drugs and indications in 2014». *Prescrire International* 2015;24:107-10.

3 Archibald K, Coleman R, Foster C. «Open letter to UK Prime Minister David Cameron and Health Secretary Andrew Lansley on safety of medicines». *Lancet* 2011;377:1915.
4 Gøtzsche PC. *Deadly medicines and organised crime: How big pharma has corrupted health care*. Londres: Radcliffe Publishing; 2013.
5 Gøtzsche PC. *Deadly psychiatry and organised denial*. Copenhague: People's Press; 2015.
6 Baker D. *Rigged: How globalization and the rules of the modern economy were structured to make the rich richer*. Washington: Center for Economic and Policy Research; 2016.
7 Light DW, Lexchin J. «Foreign free riders and the high price of US medicines». *BMJ* 2005;331:958-60.
8 Mintzberg H. «Patent nonsense: evidence tells of an industry out of social control». *CMAJ* 2006;175:374.
9 Stevens AJ, Jensen JJ, Wyller K, et al. «The role of public-sector research in the discovery of drugs and vaccines». *N Engl J Med* 2011;364:535–41.
10 Goozner M. *The $800 Million Pill: the truth behind the cost of new drugs*. Berkeley: University of California Press; 2005.

11 Light DW, Lexchin JR. «Pharmaceutical research and development: what do we get for all that money?». *BMJ* 2012;345:e4348.
12 Relman AS, Angell M. «America's other drug problem: how the drug industry distorts medicine and politics». *The New Republic*; 16 de diciembre de 2002; 16:27–41.
13 Maxmen A. «Busting the billion-dollar myth: how to slash the cost of drug development». *Nature* 2016;536:388-90.
14 Lexchin J. «Drug approval times and user fees: an international perspective in a changing world». *Pharmaceutical Medicine* 2007; 22:1-11.
15 Garattini S. «The European Medicines Agency is still too close to industry: Two decades after its inception, the agency still fails to put patients' interests first». *BMJ* 2016;353:i2412.
16 Frank C, Himmelstein DU, Woolhandler S, et al. «Era of faster FDA drug approval has also seen increased black-box warnings and market withdrawals». *Health Aff* (Millwood) 2014;33:-1453-9.
17 Lexchin J. «Post-market safety warnings for drugs approved in Canada under the Notice of Compliance with conditions policy». *Br J Clin Pharmacol* 2015;79:847-59.
18 Garattini S, Bertele V. «Efficacy, safety, and cost of new anticancer drugs». *BMJ* 2002;325:269–71.

19 Apolone G, Joppi R, Bertele V, et al. «Ten years of marketing approvals of anticancer drugs in Europe: regulatory policy and guidance documents need to find a balance between different pressures». *Br J Cancer* 2005;93:504–9.
20 Wise PH. «Cancer drugs, survival, and ethics». *BMJ* 2016;355:i5792.
21 Fojo T, Mailankody S, Lo A. «Unintended consequences of expensive cancer therapeutics—the pursuit of marginal indications and a me-too mentality that stifles innovation and creativity: the John Conley Lecture». *JAMA Otolaryngol Head Neck Surg* 2014;140:1225-36.
22 Davis C, Lexchin J, Jefferson T, et al. «"Adaptive pathways" to drug authorisation: adapting to industry?». *BMJ* 2016;354:i4437.
23 Arie S, Mahony C. «Should patient groups be more transparent about their funding?». *BMJ* 2014;349:g5892.
24 Batt S, Fugh-Berman A. «EpiPen furor: patient groups take money, stay mum». Hastings Center; 29 de agosto de 2016. http://www.thehastingscenter.org/epipen-furor-patient-groups-take-money-stay-mum/.
25 Light DW, Maturo, AF. *Good pharma: the public-health model of the Mario Negri Institute*. Basingstoke: Palgrave Macmillan; 2015.
26 Garattini S, Bertele V. «How can we regulate medicines better?». *BMJ* 2007;335:803–5.
27 Liberati A, Traversa G, Moja LP, et al. «Feasibility and challenges of independent research on drugs: the Italian Medicines Agency (AIFA) experience». *Eur J Clin Invest* 2010;40:69–86.
28 Bloemen S, Hammerstein D. «Time for the EU to lead on innovation». *Health Action International Europe and Trans Atlantic Consumer Dialogue*. Abril de 2012.
29 Mosconi P, Colombo C, Villani W, et al. 2011. «PartecipaSalute: A research project and a training program tailored on consumers and patients». En: *Healthcare Systems Ergonomics and Patient Safety*. Albolino et al. (eds). Londres: Taylor & Francis Group.
30 Levinson W, Kalleward M, Bhatia RS, et al. «'Choosing Wisely': a growing international campaign». *BMJ Quality & Safety* 2015;24:167-174.
31 Cleemput I, Devriese S, Christiaens W, et al. «Multi-criteria decision analysis for the appraisal of medical needs: a pilot study». Health Services Research (HSR) Brussels: Belgian Health Care Knowledge Centre (KCE). 2016. KCE Reports 272. D/2016/10.273/68.

32 Banzi R, Gerardi C, Bertele V, et al. «Approvals of drugs with uncertain benefit-risk profiles in Europe». *Eur J Intern Med* 2015;26:572-84.
33 Gøtzsche PC, Liberati A, Luca P, et al. «Beware of surrogate outcome measures». *Int J Technol Ass Health Care* 1996;12:238-46.
34 Svensson S, Menkes D, Lexchin J. «Surrogate outcomes in clinical trials: a cautionary tale». *JAMA Intern Med* 2013;173:611-12.
35 Kim C, Prasad V. «Cancer drugs approved on the basis of a surrogate end point and subsequent overall survival: an analysis of 5 years of US Food and Drug Administration approvals». *JAMA Intern Med* 2015;175:1992-4.
36 Gøtzsche PC. «Lessons from and cautions about noninferiority and equivalence randomized trials». *JAMA* 2006;295:1172-4.
37 Le Henanff A, Giraudeau B, Baron G, et al. «Quality of reporting of noninferiority and equivalence randomized trials». *JAMA* 2006;295:1147-51.
38 Piaggio G, Elbourne DR, Altman DG, et al. «Reporting of noninferiority and equivalence randomized trials: an extension of the CONSORT statement». *JAMA* 2006;295:1152-60.
39 Gøtzsche PC. «Blinding during data analysis and writing of manuscripts». *Controlled Clin Trials*. 1996;17:285–90.

40 Bassand J-P, Martin J, Rydén L, et al. «The need for resources for clinical research: The European Society of Cardiology calls for European, international collaboration». *Lancet*. 2002;360:1866–9.
41 «The pharmaceutical industry in figures». EFPIA (European Federation of Pharmaceutical Industries and Associations) 2014. http://www.efpia.eu/uploads/Figures_2014_Final.pdf.
42 Mazzucato M. «The entrepreneurial state: debunking public vs. private sector myths». *Anthem*; 2013.
43 Vandenbroeck P, Raeymakers P, Wickert R, et al. «Future scenarios about drug development and drug pricing». Bruselas: Belgian Health Care Knowledge Centre, Diemen: Zorginstituut Nederland. 2016. D/2016/10.273/58.
44 Vandenbroeck P, Raeymakers P, Wickert R, et al. «Future Scenarios about Drug Development and Drug Pricing». Research (HSR) Brussels: Belgian Health Care Knowledge Centre (KCE). 2016. KCE Reports 271. D/2016/10.273/59.
45 Antman EM, Lau J, Kupelnick B, et al. «A comparison of results of meta-analyses of randomized control trials and recommendations of clinical experts: treatments for myocardial infarction». *JAMA* 1992;268:240–8.

46 Peto R, Collins R, Gray R. «Large-scale randomized evidence: large, simple trials and overviews of trials». En: Warren KS, Mosteller F (eds.). «Doing more good than harm: the evaluation of health care interventions». *Ann New York Acad Sci* 1993;703:314-40.
47 Gøtzsche PC, Jørgensen AW. «Opening up data at the European Medicines Agency». *BMJ* 2011;342:d2686.
48 Gøtzsche PC. «"Human guinea pig" asks for animal studies». *BMJ* 2014;349:g6714.

15. Embarazo y parto

1 Chalmers I, Enkin M, Keirse MJNC (eds.). *Effective care in pregnancy and childbirth*. Oxford: Oxford University Press; 1989.
2 Enkin M, Keirse MJNC, Renfrew M, Neilson J (eds.). *A guide to effective care in pregnancy and childbirth* (segunda edición). Oxford: Oxford University Press; 1995.
3 Gøtzsche PC. *Deadly medicines and organised crime: How big pharma has corrupted health care*. Londres: Radcliffe Publishing; 2013.
4 Informe y revisión anual del Centro Nórdico Cochrane, 2015. http://nordic.cochrane.org/annual-reports.
5 Gøtzsche PC. «What is it like being on the Governing Board?» 27 de septiembre de 2017. http://community.cochrane.org/news/what-it-being-governing-board.
6 Mandela N. *Long walk to freedom*. Boston: Little, Brown & Co; 1994.
7 Gøtzsche PC. *Death of a whistleblower and Cochrane's moral collapse*. Copenhague: People's Press; 2019.

16. Epílogo

1 Gøtzsche PC. «Gjorde Gestapo gavn?». En: Aggebo A (ed.). *Danske lægememoirer*. Copenhague: Nyt Nordisk Forlag; 1946.

Índice onomástico

Este libro utiliza el tipo Aldus, que toma su nombre
del vanguardista impresor del Renacimiento
italiano, Aldus Manutius. Hermann Zapf
diseñó el tipo Aldus para la imprenta
Stempel en 1954, como una réplica
más ligera y elegante del
popular tipo
Palatino

Cómo sobrevivir en un mundo sobremedicado
se acabó de imprimir
un día de otoño de 2019,
en los talleres gráficos de Liberdúplex, s. l. u.
Crta. BV-2249, km 7,4. Pol. Ind. Torrentfondo
Sant Llorenç d'Hortons (Barcelona)